インターベンション医必携

PCI基本ハンドブック

編著
伊苅裕二

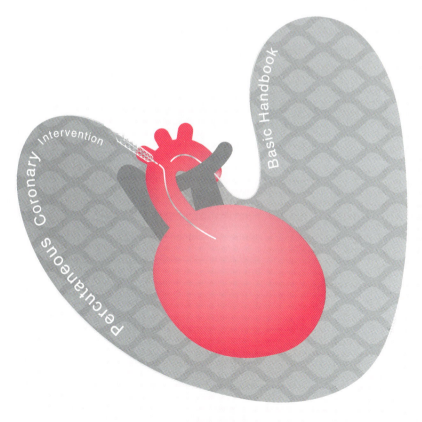

南江堂

■編　著

伊苅　裕二　　いかり　ゆうじ　　　　　東海大学医学部内科学系循環器内科　教授

■執　筆 （執筆順）

伊苅　裕二　　いかり　ゆうじ　　　　　東海大学医学部内科学系循環器内科　教授
中澤　　学　　なかざわ　がく　　　　　東海大学医学部内科学系循環器内科　准教授
河村　洋太　　かわむら　ようた　　　　東海大学医学部付属八王子病院循環器内科　講師
清岡　崇彦　　きよおか　たかひこ　　　東海大学医学部付属大磯病院循環器内科　准教授
鈴木　伸明　　すずき　のぶあき　　　　帝京大学医学部附属溝口病院第四内科　准教授
上妻　　謙　　こうづま　けん　　　　　帝京大学医学部内科学講座（循環器内科）　教授
奥津　匡暁　　おくつ　まさあき　　　　川崎医科大学総合医療センター内科　医長
中村　真理　　なかむら　まり　　　　　東邦病院循環器内科
田中　重光　　たなか　しげみつ　　　　東海大学医学部付属大磯病院循環器内科
板家　直樹　　いたや　なおき　　　　　久留米大学医学部心臓・血管内科
上野　高史　　うえの　たかふみ　　　　久留米大学循環器病センター　教授
棗田　　誠　　なつめだ　まこと　　　　東海大学医学部内科学系循環器内科
吉町　文暢　　よしまち　ふみのぶ　　　東海大学医学部内科学系循環器内科　准教授
駒井　太一　　こまい　たいち　　　　　東邦病院循環器内科　部長
松陰　　崇　　まつかげ　たかし　　　　東海大学医学部付属八王子病院循環器内科　准教授
坂田　芳人　　さかた　よしひと　　　　池上総合病院　ハートセンター長
緒方　信彦　　おがた　のぶひこ　　　　上尾中央総合病院心臓血管センター循環器内科　科長
藤井　敏晴　　ふじい　としはる　　　　東海大学医学部内科学系循環器内科　講師
長岡　優多　　ながおか　まさかず　　　海老名総合病院心臓血管センター循環器内科　部長
森野　禎浩　　もりの　よしひろ　　　　岩手医科大学循環器内科　教授
中野　将孝　　なかの　まさたか　　　　東海大学医学部内科学系循環器内科　講師
増田　尚己　　ますだ　なおき　　　　　上尾中央総合病院心臓血管センター循環器内科　副科長
笠井　智司　　かさい　さとし　　　　　海老名総合病院心臓血管センター循環器内科
篠崎　法彦　　しのざき　のりひこ　　　東海大学医学部内科学系循環器内科　准教授
鳥居　　翔　　とりい　しょう　　　　　東海大学医学部内科学系循環器内科
伊藤　大起　　いとう　だいき　　　　　相模原協同病院循環器内科　副部長
村上　　力　　むらかみ　つとむ　　　　東海大学医学部内科学系循環器内科
後藤　信哉　　ごとう　しんや　　　　　東海大学医学部内科学系循環器内科　教授

序　文

　このたび「インターベンション医必携　PCI基本ハンドブック」を出版することになりました.

　PCI（経皮的冠動脈インターベンション）は，低侵襲で患者さんが楽に受けられる冠動脈疾患の治療法です.使用するデバイスは改良が重ねられ，治療成績も向上してきました.今では，循環器内科領域において特殊な技術ではなく，一般的なものになり，裾野が広がっています.患者さんが享受するメリットも多く，循環器内科医であれば一度は試みていただきたい治療法です.

　PCIの領域を扱う本はすでに多数出版されていますが，本書は"PCI初心者が最初に読む本"と位置付けて，必須の基本事項のみをわかりやすく解説するよう心掛けました.初心者に必要なPCIの基本手技・治療戦略はもちろんのこと，心臓の解剖や病態の理解，画像の読影ポイント，デバイスの種類と特徴，関連する薬剤の知識までカバーし，この一冊があれば，初心者が知っておくべきPCIの全体像をひと通り把握できるようにしました.

　PCIの優れた術者になるには，PCIの技術を磨くことはもちろん，技術の進歩への対応や，手技中の迅速・的確な判断力，困難な状況でも動揺しないメンタルの強さなど，"総合力"が問われます.本書がこれらを支えるための知識の一部となれば幸いです.

　また，PCIは新しいデバイス開発のチャンスがある領域です.私が1990年代に開発したIkariカテーテルも新規デバイスとして評価をいただいています.比較的単純な工夫で新規デバイス開発が可能であり，それが世界を変える可能性もあります.若いドクターには，ぜひデバイス開発にも興味を持っていただきたいと思います.そのためにもPCIに関する全般的な知識を得ることが必要です.

　本書が読者の皆様にとってPCI習得の一助となることを祈ります.

2017年7月

伊苅裕二

目　次

Ⅰ．PCI とは何か　　　　　　　　　　　　　　　　1

- **01**．PCI についての総論 ……………………………… 伊苅裕二　1
- **02**．一流の PCI 術者になるためには ……………………… 伊苅裕二　4

Ⅱ．PCI 術者のための心臓の解剖　　　　　　　　　7

- **01**．イラストで学ぶ心臓と冠動脈の解剖 ………………… 伊苅裕二　7
- **02**．PCI 術者に役立つ心臓血管病理 ……………………… 中澤　学　14

Ⅲ．知っておくべき病態の知識　　　　　　　　　　19

- **01**．PCI の適応——総論 ………………………………… 伊苅裕二　19
- **02**．安定狭心症 …………………………………………… 伊苅裕二　22
- **03**．ST 上昇型心筋梗塞（STEMI）……………………… 伊苅裕二　24
- **04**．不安定狭心症・非 ST 上昇型心筋梗塞（NSTEMI）… 伊苅裕二　29
- **05**．血液透析患者の特殊性 ……………………………… 伊苅裕二　33

Ⅳ．カテーテル室の基本的理解　　　　　　　　　　37

- **01**．カテーテル室の設備 ………………………………… 河村洋太　37
- **02**．カテーテル室のスタッフとその役割 ………………… 河村洋太　43
- **03**．放射線防護の基本 …………………………………… 清岡崇彦　45

Ⅴ．PCI のための画像診断・読影法　　　　　　　　49

- **01**．冠動脈造影（CAG）とその読影 …………………… 伊苅裕二　49
- **02**．定量的冠動脈造影（QCA）………………… 鈴木伸明・上妻　謙　55
- **03**．心臓 CT とその読影 ………………………………… 奥津匡暁　61
- **04**．心筋シンチグラフィとその読影 …………………… 中村真理　69
- **05**．血管内超音波（IVUS）とその読影 ………………… 田中重光　74
- **06**．光干渉断層撮影（OCT/OFDI）とその読影 ………… 中澤　学　81
- **07**．血管内視鏡（CAS）とその読影 …………… 板家直樹・上野高史　87
- **08**．冠血流予備量比（FFR）による機能評価 …………… 棗田　誠　90

VI. PCI デバイスの種類・特徴・基本手技・デバイス関連合併症　　95

01. シースおよびシースレスシステム ················· 吉町文暢　95
02. 0.035 インチガイドワイヤー ················· 吉町文暢　101
03. ガイディングカテーテル ················· 伊苅裕二　106
04. 冠動脈用ガイドワイヤー ················· 駒井太一・松陰　崇　115
05. バルーン ················· 坂田芳人　125
06. ステント（ベアメタルステント，薬剤溶出性ステント）················· 中澤　学　132
07. 生体吸収性スキャフォールド（BRS）················· 伊苅裕二　138
08. ロータブレーター（PTCRA）················· 緒方信彦　143
09. 血栓吸引デバイス ················· 藤井敏晴　149
10. 末梢保護機器 ················· 長岡優多　154
11. IVUS ················· 森野禎浩　160
12. OCT/OFDI ················· 中野将孝　166
13. エキシマレーザー ················· 緒方信彦　173

VII. 患者管理・PCI 施行時のワークフロー　　177

01. インフォームドコンセント・患者説明 ················· 藤井敏晴　177
02. PCI 施行前の患者管理とチェックポイント ················· 吉町文暢　180
03. TFI（経大腿動脈アプローチ）················· 吉町文暢　184
04. TRI（経橈骨動脈アプローチ）················· 吉町文暢　189
05. 術中活性化凝固時間（ACT）の測定とその解釈 ················· 清岡崇彦　195
06. PCI 中の合併症 ················· 伊苅裕二　197
07. PCI 施行後 24 時間以内の合併症 ················· 伊苅裕二　201

VIII. 各病変における PCI 基本治療戦略とその手技　　205

01. ステントサイズと長さ，ステントポジショニングの考え方 ················· 森野禎浩　205
02. ステント拡張のエンドポイント ················· 森野禎浩　214
03. 分岐部病変のアプローチ ················· 増田尚己　221
04. 特異的な病変に関する理解 ················· 229
　　A. 左主幹部病変 ················· 笠井智司　229
　　B. 入口部病変 ················· 篠崎法彦　232
　　C. 石灰化病変 ················· 藤井敏晴　235
　　D. 血栓性病変 ················· 鳥居　翔　238
　　E. 慢性完全閉塞病変 ················· 増田尚己　241
　　F. 再狭窄病変 ················· 藤井敏晴　246

IX. 合併症の予防および対策　251

01. 冠動脈穿孔・破裂，心タンポナーデ	緒方信彦　251
02. ガイディングカテーテルによる冠動脈解離	伊苅裕二　256
03. 造影剤アレルギーとアナフィラキシーショック	伊苅裕二　259
04. 末梢塞栓・slow flow	藤井敏晴　262
05. 後腹膜出血	伊藤大起　267
06. 造影剤腎症	緒方信彦　269
07. ヘパリン起因性血小板減少症（HIT）	駒井太一　273
08. 脳血管障害	篠崎法彦　276
09. カテーテルがねじれて抜けない	村上　力　279
10. コレステロール塞栓	伊苅裕二　282
11. 偽性動脈瘤・動静脈瘻	藤井敏晴　284
12. 橈骨動脈のスパスム	吉町文暢　288
13. IVUS カテーテルのスタック	森野禎浩　292

X. PCI に関連する薬剤とその使い方　295

01. ステント血栓症──総論	伊苅裕二　295
02. 抗血小板薬	後藤信哉　301
トピックス PPI 併用と CYP2C19 についての理解	後藤信哉　306

索　引　309

謹告　著者ならびに出版社は，本書に記載されている内容について最新かつ正確であるよう最善の努力をしております．しかし，薬の情報および治療法などは医学の進歩や新しい知見により変わる場合があります．薬の使用や治療に際しては，読者ご自身で十分に注意を払われることを要望いたします．　**株式会社　南江堂**

Ⅰ. PCIとは何か

01 | PCIについての総論

PCI（percutaneous coronary intervention）とは，経皮的に冠動脈疾患の治療を行う治療手技である．手術的に治療を行う冠動脈バイパス術（CABG）とともに冠動脈血行再建術の双璧をなしている．治療手技を学ぶためにはその対象となる疾患の理解が重要なのは言うまでもない．

1. 冠動脈疾患の理解──安定狭心症と急性冠症候群

PCIの治療対象となる冠動脈疾患は，主に動脈硬化に伴う冠動脈狭窄により心筋虚血を起こす疾患で，安定狭心症と急性冠症候群に分類される．これは冠動脈病変が安定している場合が安定狭心症，不安定な場合が急性冠症候群であり，プラークの安定性がその分類の根本であるが，治療方針，予後などがすべて異なってくる．

安定狭心症

冠動脈狭窄のため，安静時には症状はないが，労作時に胸痛を生じる疾患である．内科治療をした場合，5年生存率は90％（COURAGE試験）であった．残念ながら本書出版の時点では，PCIがこれらの予後を改善するというエビデンスはないが，一方PCIが安定狭心症の症状を改善し，生活の質（QOL）を向上させることに疑いはない．さらに，運動療法が適切に行われることでリスクコントロールを容易にする．

急性冠症候群（ACS）

ST上昇型心筋梗塞（STEMI），非ST上昇型心筋梗塞（NSTEMI），不安定狭心症（UA）に分類されるが，いずれも短期的な死亡リスクが高い状態である．STEMIの場合，病院のドアをくぐってからPCIで再灌流させるまで90分以内が推奨されており，1分1秒を争ってPCIを完結させなければならない．すべての医療技術の中でここまで緊急を要する状態はほかにはない．STEMIに対するprimary PCIは血栓溶解療法よりも死亡率を減らし，第一選択の治療法として確立されている．かつて30％以上あったSTEMIの死亡率が10％以下になった優れた治療法である．一方，不安定狭心症では，STEMIほどPCIを急がなくてもよいが，突然死を避けるため直ちにICUへの入院が推奨されている．

PCIにおける考え方

PCI対象疾患である冠動脈疾患には，1分1秒を争ってPCIをしなければならないSTEMIと，5年先10年先の慢性期の予後とQOLを考えて治療する安定狭心症の両者が

あり，それぞれで心構え，対応，PCI手技すべてが異なってくる．たとえば，STEMIの場合，現在の心筋虚血を解除するため，良好なフロー（TIMI 3）を一刻も早く達成することが最重要事項である．一方で，安定狭心症の場合は最初からTIMI 3であり安静時には心筋虚血はないものの，負荷時の虚血を解除することが目的であり，側枝に配慮し，さらに数ヵ月後から数年後にかけて再治療がなく安定した状態を保てるようステントの仕上がりをきめ細かく考える必要がある．つまり，STEMIへのPCIの場合は荒削りでも素早いこと，安定狭心症のPCIの場合は時間がかかってもきめ細かいことが重要なのである．

2. 手技のオーバービュー

　PCI手技は，カテーテル検査法の延長線上にあり，まずカテーテル全般の知識が必須である．そして，そのすべてのステップにおいて重大な合併症を起こすことがある．

動脈穿刺

　動脈穿刺は，カテーテルの第一歩であるが，死亡につながる後腹膜出血など重大な合併症の頻度の高いパートである．穿刺部出血の少ない経橈骨動脈冠動脈インターベンション（TRI）が死亡率も減らすとの優位性が論じられている．橈骨動脈穿刺は初心者でも大きな合併症は少ないが，大腿動脈穿刺は実は危なく，上級者といえども合併症を避ける細心の注意が必要な手技である．

ガイドワイヤー

　次にカテーテルを体外から冠動脈まで持っていくが，これはガイドワイヤーの発展とともに安全になった．しかし，安全なはずのガイドワイヤーに伴う動脈解離などの合併症もあるため，操作の理解が必要である．

ガイディングカテーテル挿入

　次にカテーテルの冠動脈への挿入である．ガイディングカテーテルは冠動脈解離という最大の合併症を起こしうる器具であり，カテーテルの形状の理解，挿入方法などの習熟が必要である．

冠動脈造影

　冠動脈狭窄を分離よく示す冠動脈造影の所見の理解は正しい治療に必須である．冠動脈造影で狭窄が分離できなければPCIには進めない．普段から論理的に狭窄部位を分離する手早い技量がなければSTEMIのPCIを素早くこなすことはできない．ここまでは診断カテーテルと同じであり，診断カテーテルの習熟がPCI熟練への道であることに疑いはない．

PCI に特異的なものはこの次からである．ガイドワイヤーの冠動脈への通過，デバイスの選択とその注意点．エンドポイントの判定と長期成績の関連などが PCI 特異的なものである．これらについて本書で詳細に述べていく．

3. 優れた PCI 術者とは？

　PCI では，基本通りの手技で安定した成績を高率に収めることができる．しかしながら，一旦トラブルになると生命に関わる合併症が極めて速いスピードで進展していく．トラブルになったときの対応，またトラブルになりそうな事象を未然に防ぐことなど，PCI を安全に確実に施行するために学ぶべき点は多い．PCI の場合の臓器虚血は心筋虚血であり血行動態も不安定化する．それをモニターするのが心電図と血圧変化であり，リアルタイムの評価が要求される．PCI は冠動脈以外のほかの部位のインターベンションよりも圧倒的に素早い対応が求められるため，トラブルへの対処に関しては，PCI 術者は飛行機のパイロットに近いといえるかもしれない．常に迅速な対応のイメージトレーニングをする必要がある．また，現場での能力には生まれ持った個人差もあり，特にトラブルをいち早く察知する能力は重要である．真の上級者は，トラブルを事前に予測し，それをすべて避けて通れる術者であろう．PCI 術者を目指して本書を参考にされることを願う．

Ⅰ．PCIとは何か

02 | 一流のPCI術者になるためには

1. これからPCIを始める方へ

　一流になるための長いトレーニングでは，とにかく他の誰よりも基本をしっかり叩きこむことが第一歩である．相撲でも横綱は誰よりも熱心に基本のすり足の稽古をするし，一流の野球選手もしっかりと基礎トレーニングをする．しかし，基礎トレーニングは単純で，楽しくない，逆に苦しいことが多い．この苦しさを承知で続けられる心の強さもプロとして一流になるためには必要である．

　では，PCIにおける基本とは具体的に何か？　それは，冠動脈造影を安全に素早く的確に行い，それを正しく読影することであると筆者は考える．

　『白い巨塔』という小説で主人公の財前助教授は，自分の手術は教授よりも速く，速いことこそ手術が上手いことであると信念を持っていた．消化器がんの手術で分単位の手術の時間差が予後に影響を与えるとは思えないが，ST上昇型心筋梗塞（STEMI）のPCIにおいては再灌流までの時間が短いほど生命予後がよく，PCIの世界では手技が速いほどPCIが上手いというのは正しい．

　スピードアップには何が必要か？　すべてのステップは時間短縮ができる．常に自分の操作を振り返って速く安全に行う習慣を持つ．穿刺が安全で的確であること，カテーテルの操作に無駄がないことである．さらに，カテーテルが通常の操作で挿入できないときの論理的な対応も重要である．患者の冠動脈が通常と違うのか，自分の操作が悪いのか，カテーテルの選択が悪いのか，この判断のスピードはカテーテルの所要時間に大きく影響する．また，狭窄を分離して冠動脈造影が素早く的確にできることもカテーテル時間に大きく影響する．考えられる虚血領域の血管をきちんと分離した造影で的確に撮影し，狭窄を診断することはPCIの前提として非常に重要である．結局スピードアップは手ではなく，頭脳のほうが大切であるかもしれない．

　筆者の経験では，診断カテーテルにおいて，基本的なカテーテル操作と冠動脈病変の描出力と手技時間を現場でみれば，術者のレベルを正しく判定できる．術者がおおよそ何を考えているかもわかる．

　PCIを術者として早く行いたい，という話を初心者からよく聞くが，早く始めることと一流になることはあまり関係がない．いかに基礎がしっかりしているかが一流であることに重要であり，最初の診断カテーテルを学ぶところから重要な基礎トレーニングである．PCIに進む前に，冠動脈造影をどれだけ大事に行ってきたかで，その後のPCIの上達度は全く異なる．筆者の尊敬するJudkinsカテーテルを開発したJudkins先生は40歳まで開業医であり，40歳以後にDotterに弟子入りし超一流となったと聞いている．

2. 上級医を目指す方へ

　一流のPCI術者とは何か，色々な定義があるが，たとえば自分がその施設のトップオペレーターになったときに何が求められるか？　その要望に応えられるのも1つの要素である．かつて，筆者の師匠である山口徹先生に「演劇の世界では主役が病気で倒れたら，すぐにそのセリフをすべてマスターして代役をするつもりの連中がいる．そうしてチャンスをつかむものらしい．今，病院のトップオペレーターが倒れたら，その通りに君がPCI術者の代役ができるか？　常にそのことを考えながら日々助手を務めるように」と言われたことがある．今一流でないとしても，自分が一流であったらどうするかを常に自問自答して日々精進するのが大切である．そう思えば，すべてのことに手抜きはできず，1つひとつ丁寧に考え自分のものにしていくことができる．

　中級者から上級者への道は，基本がしっかりしていれば数をこなすことも必要である．最先端は常に変化する．現在の最先端を学んでも，すぐに過去の知識になっていく．速く大きな学問の潮流の中で一流で在り続けるための努力も必要である．すべてのPCIデバイスは凶器になりうる．つまりデバイス特異的な合併症を持っていることを理解しなければならない．さらに，イメージングの上手な使用法，バイパス手術との長期予後の差など，この段階で初めてエビデンスなどの知識が要求されてくる．

　PCIの成績も重要である．高い成功率と低い合併症率を維持しなければならない．「高名の木登り」という徒然草の話をご存じだろうか？　これは，昔高名の木登りが若手に木登りの指導をしていたところ，危険な高いところでは何も言わず，もう大丈夫なところまで来てから「注意して降りなさい」と指導したという話である．難しいところは本人が注意しているのでトラブルはないが，その後のもう大丈夫そうなところで事故は起きやすいというこの話は，PCIにも通じる話であり，特に中級から上級者の方に覚えておいてほしい．

　技術の習得というのは，できるようになれば楽しくなるが1つひとつのステップの習得は苦しいことが多い．相撲の世界では「心技体」と言われるが，医療技術者においてもこの3要素は重要であろう．PCIは技術であり，技そのものは大切である．そして，それを支える自分自身の健康も重要であり，敏感であるべき心と鈍感であるべき心をバランスよく保ち続けなければならない．

3. 一流を目指す方へ

　実は，上級者からその上の一流への壁が一番厚く，苦しい戦いである．すでにPCIを教えてくれる人は誰もいない，孤高の旅である．

　かつて，ある講演会で東京女子医科大学の名誉教授，故太田和夫先生に座長をしていただいたことがある．そのときに「君たち若者は氷の下で泳ぐ魚のようなものだ．私は何でもできますでは駄目だ．氷を破ってその上に出てこなければ駄目だ．氷を破る錐の一穴こ

そが必要だ」という言葉をいただいた．つまり，一流となるためには自分なりの「錐の一穴」が必要で，大きな世界に出たときに自分はこの一点で突き抜けてきたというものが必要なのである．上級者には，すべての PCI に対応できることがその要件であるが，一流になるには自分しか持っていない「錐の一穴」を持たなければならない．

Ⅱ. PCI術者のための心臓の解剖

01 イラストで学ぶ心臓と冠動脈の解剖

　PCI術者は透視装置から得られる情報が治療手段であることから，冠動脈造影から心臓の解剖をいろいろと想像できる必要がある．イメージング器具が発達し，慢性疾患であればそれらを駆使して診断するが，緊急の場合は唯一の手掛かりが冠動脈造影のこともあるので，緊急ベイルアウトのときにはこれらの知識も必要である．冠動脈造影そのものについては，「Ⅴ-01．冠動脈造影とその読影」（p49）を参照されたい．

1. 右冠動脈（RCA）の解剖 （図1, 2）

RCAの解剖

　RCAは右冠尖より分岐し，右心房と右心室の間の房室間溝を走り心臓の下部に至り，

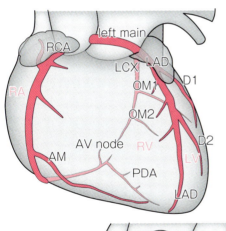
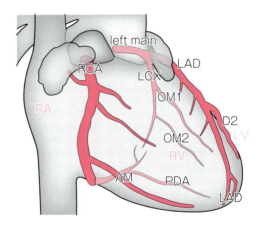
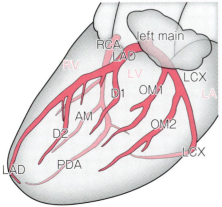

図1 冠動脈の解剖

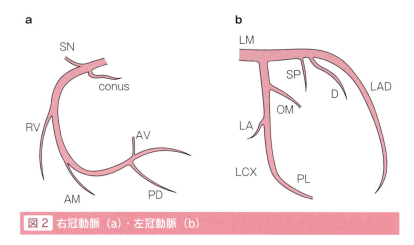

図2 右冠動脈（a）・左冠動脈（b）

心室中隔に至って十字型に分岐し，1本（#4PD）は心室中隔下部に沿って下壁を心尖部に向かう．もう1本（#4AV）は左室後壁側壁へ至る．

重要な枝
❶近位部
　conus branch と sinus branch がある．前方右室側へ出るのが conus branch，後方右房側へ出るのが sinus branch である．conus branch は，大動脈から直接分岐している場合がある．conus branch が右室前面を通り，時に左前下行枝（LAD）が慢性完全閉塞（CTO）の場合に側副血行路の donor となることから，LAD の側副血行路が見つけられないのにあまり虚血が強くない場合には conus branch が造影できていないことがあるので注意を要する．sinus branch の虚血は，頻度は高くないが洞不全症候群を起こす可能性があるため，注意を要する．

❷中部
　RV branch と acute marginal branch がある．いずれも右室を栄養する血管であり，両者虚血となれば右室梗塞となりうる．これも PCI 合併症として頻度は低い．

❸遠位部
　AV node branch がある．#4の分岐から#4AVの方向へ入り，直ちに垂直に上がる枝である．これは虚血により完全房室ブロックとなるため有名な枝である．

2. 左冠動脈（LCA）の解剖 (図1, 2)

LCAの解剖
　LCA は左冠尖から左主幹部が出て，LAD と左回旋枝（LCX）に分岐する．
　LAD は心室中隔の前壁側を心尖部に向かう．多くの症例では心尖部をぐるりと回って心室中隔の下壁側にまで到達する．したがって，LAD は冠動脈3本のうちで最も大きい．

中隔領域および左心室側壁領域と心尖部を栄養する.

LCX は左心房と左心室の房室間溝を通り, 左心室後壁を栄養する枝を出す. 後壁領域は RCA と LCX の両者から栄養される領域で, どちらから栄養されるかは個人差がある.

重要な枝

LAD の枝は, 心室中隔への枝である中隔枝と左室側壁方面への対角枝の 2 種類のみである. 中隔枝 (septal perforator : SP) は手前から順に SP1, SP2 と名付ける. 対角枝 (diagonal branch : D) も同様に手前から, D1, D2 と順に名付ける. 右室を栄養する枝を認めることもあるが, 通常あまり大きな枝ではない.

Cx の枝は左室側壁方向への枝が主体である. 1 番目の大きな枝を鈍角枝 (obtuse marginal branch : OM) といい, 後側壁での枝を後側壁枝 (postero lateral branch : PL) という. 左房側への左房枝も認める. RCA と LCX のいずれかから, 心室中隔下側を走行する後下行枝 (posterior descending artery : PD) を出している. RCA から出る場合が 9 割であるが, LCX からの場合もある. この場合を LCX dominant と呼ぶ.

3. 冠動脈の先天性変位

冠動脈の異所大動脈起始

冠動脈の起始異常としては, さまざまなタイプがあり, 約 0.2% から 2% に存在すると報告されている (図3).

起始異常は必ずしも臨床的に問題を生じるわけではないが, 冠動脈が大動脈と肺動脈の間を走行するタイプや, 解剖学的に何らかの外部からの圧迫で虚血を生じる可能性があるタイプはハイリスクである. 若年者の運動時の突然死の原因の第 2 位 (第 1 位は肥大型心筋症) といわれている.

臨床に問題を生じるか生じないかは別として, 冠動脈造影はいずれの場合も難しい.

よく遭遇するのは RCA の前方から左方にかけての起始である. 大動脈前面の肺動脈との間を回り込む. 冠動脈造影においては, Judkins R で RCA が造影できないとき, まず次に考えるのがこの変位であろう. すぐに右冠尖下にカテーテルを押し, 多めの造影剤で造影をして RCA がない場合には, 左冠尖で造影を行う. この変位に知らずにあたってしまったときに冠動脈造影にかかる時間は, 術者のレベルを示す 1 つの指標ともなる. この変位を心得ていることで, 冠動脈造影の時間はずいぶん短縮される.

左冠動脈肺動脈起始 [Bland-White-Garland (BWG) 症候群]

BWG 症候群では左主幹部の入口が肺動脈から出ている. つまり RCA から側副血行路を通じて LCA すべてが栄養され, かつ左主幹部から肺動脈へ左右シャントとなって動脈血液が肺動脈へ流れ込む. 成人で認める場合は側副血行路がかなり発達している場合であり, そうでなければ乳児期もしくは幼児期に心筋虚血で死亡する. 右冠動脈造影をすると

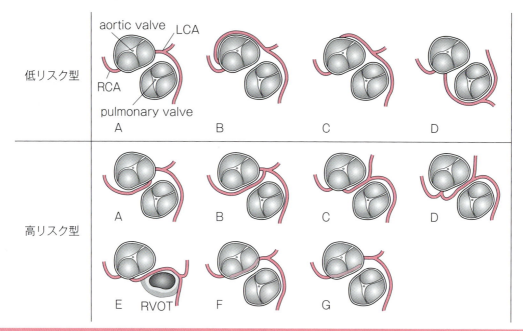

図3 冠動脈の起始異常

さまざまな起始異常がある．低リスク型と高リスク型の違いは，冠動脈が大動脈と肺動脈の間を走行しているか否かである．高リスク型では運動時の突然死の原因となる．高リスク型Eでは右室流出路との間を，FとGは大動脈壁内を走行する．RVOT：右室流出路

巨大なRCAからやはり大きなLCAが映ったあげくに肺動脈まで造影されてくる．一度経験すると決して忘れない冠動脈造影である．LCAは当然ながら入口がないので大動脈からは造影できない．

4. 心臓の解剖と冠動脈の解剖の対応

理解を助けるために便宜的にハート型を用いて，四腔の区切りと四腔の関係を示す（図4）．

これを立体的にして冠動脈を重ねたのが図5である．冠動脈造影を図5のごとく理解できていることが望ましい．

RCAとLCXは房室間溝を走行する．すなわち，房室間を区切る僧帽弁と三尖弁を取り巻くようにRCAとLCXは走行する（図6）．

逆に言うと，RCAは三尖弁の，LCXは僧帽弁の輪郭を形成するため，これらの冠動脈は弁の位置の目印である．

図7では，RCAと対応する弁と腔の位置を示す．LAO viewでRCAが取り囲むのが三尖弁である（図7a）．RAO viewで三尖弁は垂直に切れているため，RCA自体が右室と右房の境界線であると考えてよい（図7b）．

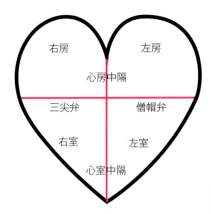

図4 心臓の解剖の模式図

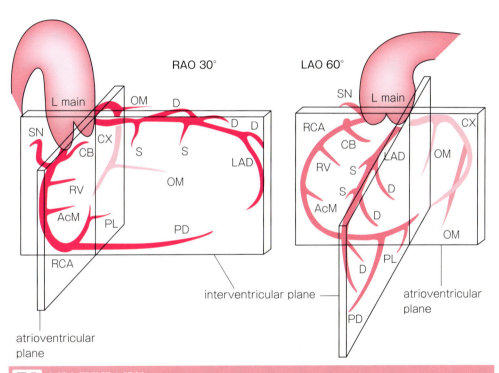

図5 心臓と冠動脈の解剖

(Baim DS, Grossman W：Cardiac Catheterization, Angiography and Intervention, 5th Ed, Williams & Wilkins, 1996 より引用)

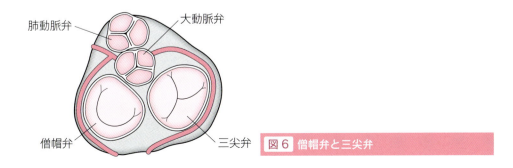

図6 僧帽弁と三尖弁

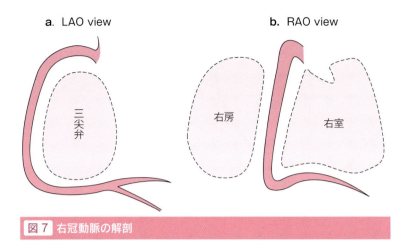

図7 右冠動脈の解剖

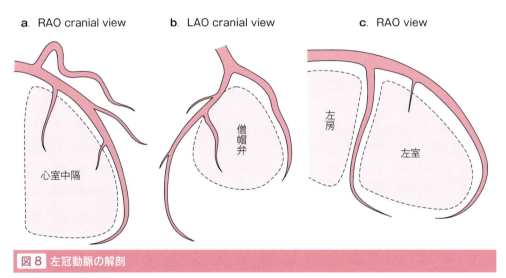

図8 左冠動脈の解剖

5. 冠動脈と心室中隔の位置関係

　さらに，LADは心室中隔の上側の目印であり，RCAの4PD枝は心室中隔の下側の目印である．それぞれから中隔枝が垂直に心室中隔へ分布するため，心室中隔の曲面がこの分布で推定できる．

　図8ではLCAとの位置関係を示す．RAO cranial viewでは，LADと中隔枝がよく見える方向であるが，これはすなわち心室中隔を面として見ていることになる（図8a）．LAO cranial viewで回旋枝が取り囲まれるのが僧帽弁である（図8b）．RAO viewでは，Cxは僧帽弁をほぼ垂直に切っているので，Cxが左室と左房の境界と考えてよい（図8c）

6. 応用問題

CTO のレトログレードアプローチの際，心室中隔を見るのはどの方向がよいか？

　　肺動脈圧が正常であれば，左室は短軸で円形であり，すなわち心室中隔は右室側に凸の曲面となる．平面ではない．LAD に近い側の心室中隔は RAO cranial view がよいし，RCA の PD 枝に近い心室中隔は RAO caudal view がよい．

経皮的僧帽弁交連切開術（PTMC）はどの view で行うか？

　　僧帽弁が垂直に切れるのは RAO view であり，この view で Cx が想定されるラインで左房と左室の境界である．PCI の術者であれば，透視陰影から Cx が想定できるので，拡張バルーンが左房から左室へ通れば透視のみで理解可能である．拡張時も Cx のラインに合わせて拡張する．上が前交連，下が後交連となる．

　　注意すべきは PTMC の最初は心房中隔に対するブロッケンブロー法である．心房中隔は実は目印のない場所であり，正面像で行う．左房にイノウエバルーンが入ってから RAO にするのがよい．

心タンポナーデに対する緊急心嚢穿刺

　　PCI 時の心嚢水は造影剤を含んでおり，透視で確認できる．心タンポナーデの際は緊急で穿刺を行うが，量は少ないため右室を穿刺してしまう場合がある．この場合にはガイドワイヤーが右室内を走行する．上記の透視画像で四腔をとらえる訓練をしていれば，ワイヤーの動きのみで心嚢腔か，心腔か鑑別できる．

冠穿孔時の出血方向

　　これも四腔が理解できていれば，冠動脈造影で直ちに鑑別可能である．腔内へのものであれば経過観察で十分なことが多いが，心外膜側であれば止血操作や心嚢穿刺が必要で，対応が異なる．

　　解剖の基本がわかっていれば応用できる．実は，いざというときの危機回避能力には解剖がどれだけわかっているかは必要条件である．

Ⅱ．PCI術者のための心臓の解剖

02 PCI術者に役立つ心臓血管病理

1. 血管の基本構造

　動脈は内膜，中膜，外膜の三層構造からなり，内弾性板と外弾性板の2つの弾性板が，各層の間（内膜と中膜の間に内弾性板，中膜と外膜の間に外弾性板）に存在する（図1）．静脈も動脈と同様に内膜，中膜，外膜の三層構造であるが，弾性板を有さず，これが動脈との一番の違いである．

　動脈は中膜が平滑筋に加えて弾性線維が豊富な弾性（型）動脈（大動脈，鎖骨下動脈，

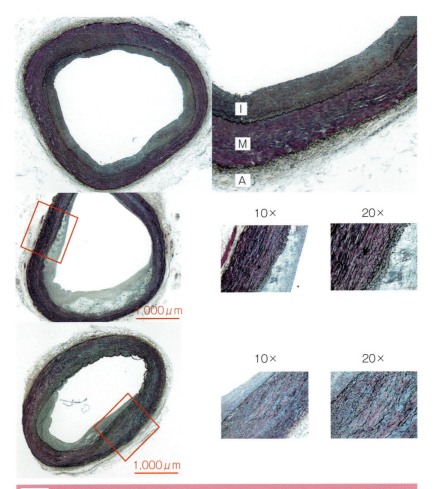

図1 正常血管

ごくわずかな内膜増殖を認めるのみ．I：intima（内膜），M：media（中膜），A：adventitia（外膜）

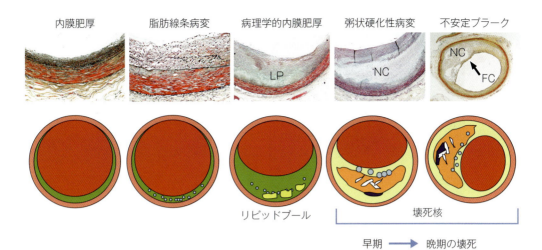

図2 冠動脈における動脈硬化性病変の進行

総頸動脈，総腸骨動脈など）と，中膜が比較的薄い平滑筋からなる筋性動脈（冠動脈，内頸動脈，椎骨動脈，腎動脈）に分類される．弾性（型）動脈は弾性線維に富むため圧力に対して耐久性が強く，このため大動脈を始めとして心臓の拍出をダイレクトに受ける動脈がこの構造をとるのに対して，各臓器への絶妙な血流供給調節が必要な冠動脈や腎動脈は筋性動脈でできており，血管の収縮，拡張によって血流を適宜調整できるようになっている．PCIを行う医師が治療を主に行う冠動脈は筋性動脈であるが，右冠動脈（RCA）入口部や左主幹部入口部の大動脈との移行部においては弾性線維が非常に多く弾性動脈の要素が強いことを知っておく必要がある（図1）．

2. 病的な血管の組織像

冠動脈疾患の家族歴という遺伝的要素のほかに加齢，糖尿病，高血圧，脂質異常症，喫煙などの外的要因が加わることで冠動脈に動脈硬化性病変が出現する．動脈硬化性病変の進行は一般的には下記の通り徐々に起こると考えられている（図2）．

早期冠動脈病変：（順応性）内膜肥厚，fatty streak（脂肪線条病変）

一般的に内膜肥厚は内弾性板の内側，つまり内皮層に平滑筋の増殖が起こってくる．この時期の病変は一般的に可逆性と言われており，特に冠動脈の内膜肥厚は胎児や幼少期でも分岐部などにみられることが報告されている．

病理学的内膜肥厚（pathological intimal thickness：PIT）

平滑筋優位の細胞増殖により内膜肥厚が強くなると，中膜に近い部位に「リピッドプール（lipid pool）」が出現する．この段階になると，病変は不可逆性である．内膜肥厚によ

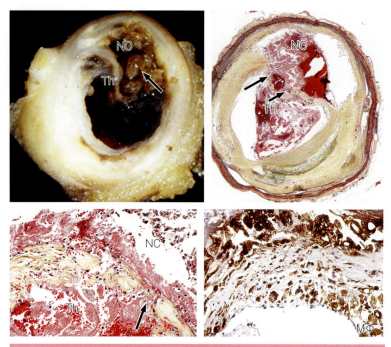

図3 プラークの破綻

プラークの破綻像を示す．壊死性コアの表層の線維性皮膜が破綻している．マクロファージとTリンパ球が線維性皮膜に浸潤している．

り深層の平滑筋が酸欠となりアポトーシスを起こすと考えられている．マクロファージはプラークの表層（浅層）に存在することが多い．

粥状硬化性病変

　粥状硬化性病変（fibroatheroma）は病理学的内膜肥厚がさらに進行した状態で，リピッドプールの部位が壊死性コア（necrotic core）へと変化すると考えられている．この変化にはマクロファージのリピッドプールへの浸潤が関係しており，壊死性コアは晩期になると細胞外基質を欠き，より脆弱なものになる．

不安定プラーク

　粥状硬化性病変がさらに進行すると壊死性コアの拡大，壊死性コアと血管内腔を隔てる線維性皮膜の菲薄化が見られる．病理学的検討からこの線維性皮膜の厚さが65μm以下になると不安定プラーク（vulnerable plaque，TCFA：thin-cap fibroatheroma）と呼ばれる．

プラークの破綻（plaque rupture）

　線維性皮膜が破れて壊死性コアが血管内腔に接し，同部位に血栓が付着した状態．しばしば大きなプラーク内に壊死性コアの占める面積も大きく，このため狭窄度は中等度から

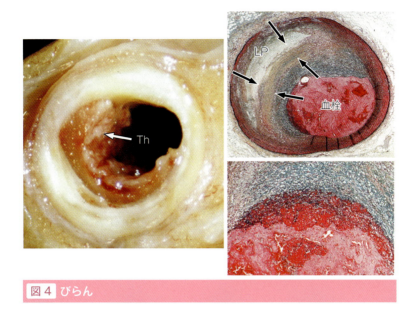

図4 びらん

高度となっていることが多い（図3）．冠動脈血栓性イベントの60〜70％を占める．

びらん（erosion）

　線維性皮膜の破綻などを認めないが，血管内腔に接する表層のびらん（erosion）が起こり，同部位に血栓が付着する（図4）．冠動脈血栓性イベントの20〜30％を占めると報告されている．しばしば，びらんは病理学的内膜肥厚などの病期のプラークの部位に発症する．比較的若年者や女性に多いと言われている．また，冠動脈の攣縮と関連があることが示唆されている．

石灰化病変（calcified nodule を含む）

　石灰化はマクロファージや平滑筋細胞のアポトーシスなどが原因で起こると考えられている．病期の進行に伴って石灰化の程度はより高度になってくる．石灰化には砂粒状石灰化，板状石灰化，結節状石灰化（calcified nodule）がある．特に，calcified nodule は冠動脈血栓性イベントの5％程度を占めると言われており，結節状（nodule）の石灰化が血管内腔面に突出し，同部位に血栓が付着することによって発症する．結節状の石灰化は板状の石灰化が折れることでプラーク内に出血が起こり発症すると考えられている．

Ⅲ．知っておくべき病態の知識

01 | PCI の適応──総論

　安定狭心症と急性冠症候群では PCI の適応が異なる．急性冠症候群は短期的死亡率が高く救命のための PCI である．適応は積極的であるほうが好ましい．一方，狭心症は症状が安定している場合，死亡率そのものは高い疾患ではない．長期予後と生活の質を考慮する．適応は熟慮するほうが好ましい．

　安定狭心症に PCI をすることで狭心症を劇的に改善させることができ，生活の質が向上する．仕事に制限なく復帰できることは人生を豊かにし，スポーツや身体活動は人生の楽しみでもある．ところが，PCI だけでなく冠動脈バイパス術（CABG）ですら，心筋梗塞が予防できるか，予後を改善できるのかという問題は明らかになっておらず，このテーマを複雑にしている原因でもある．

1. 常識を覆した COURAGE 試験と STICH 試験 （図1）

　COURAGE 試験[1]という安定狭心症に対し PCI と内科治療を無作為化し5年フォローした試験では，内科治療と PCI で生命予後に全く差がないという驚愕の結果が示された．センセーショナルな話題になったが，その後の FAME 2 試験[2]において FFR ガイド PCI は内科治療に対し緊急再治療を減らし，PCI の有用性は証明されているので安心していただきたい．

　しかしながら，COURAGE 試験はきちんとデザインされた試験であり，しっかりデータを知っておくべきである．よくみると，差がないのは一次エンドポイントの総死亡であり，再治療は PCI 群で圧倒的に少ない．内科治療群では5年間ずっと内科治療していたわけではなく，5年の経過中に PCI や CABG を受けた例が 1/3 存在する．死亡率に差はないが，再治療率は PCI 群で少ない．またサブ解析により PCI は早期に狭心症を改善する．まとめると，安定狭心症に PCI を行うことで狭心症は内科治療より改善し，悪化による再治療は減らせるが，生命予後は同じというのが COURAGE 試験に基づく正しい見解である．すると，COURAGE 試験と FAME2 試験は基本的に同じことを違う角度から述べているように筆者は感じる．

　もう1つ驚愕の試験が，左室機能低下例での内科治療と CABG の無作為化試験である STICH 試験[3]である．総死亡に有意差が認められないという結果であった．CABG は予後を改善するとかつて信じられてきたことに疑問が投げかけられる結果であった．

　さらに言えば，CABG と PCI の無作為化試験である SYNTAX 試験[4]でも，一次エンドポイントである死亡＋心筋梗塞＋脳梗塞＋再治療では CABG で良好な結果であったが，5年の総死亡率には PCI と CABG に有意差はなかった．

20　Ⅲ．知っておくべき病態の知識

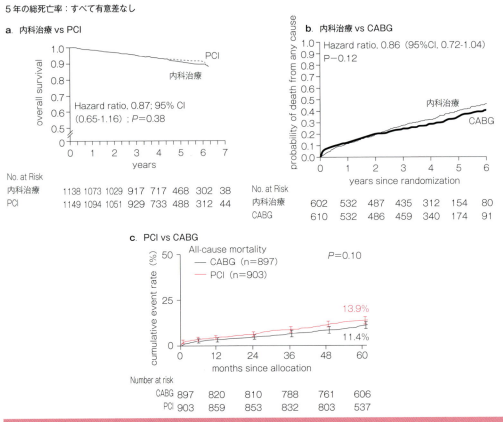

図1 総死亡率に関する比較

　すなわち，安定狭心症に対し，PCI vs CABG vs 内科治療の3者の間に総死亡率に有意差がないということになりそうである．内科治療の予後がスタチン，抗血小板薬などにより改善したことが大きいと考えられる．

2. 冠血流予備量比（FFR）ガイド PCI

　血管造影ガイド PCI と FFR ガイド PCI を無作為化した FAME 試験[5]に注目したい．血管造影での有意狭窄病変を FFR で測定すると虚血陽性なのは63％であった．結果は，FFR ガイド群で死亡＋心筋梗塞というハードエンドポイントで有意に良好であり，FFR の有用性が証明された．FFR は PCI の適応を的確に示す．
　注目すべきは，アンギオで狭窄あり FFR で虚血なしとされた病変にステントを入れた群と PCI をしなかった DEFER 群では，DEFER 群のほうが良好であったことである．すなわち，ステント植込みは血管の質を落とす．しかし虚血を改善することの利益はそれに勝るということである．虚血が証明できない軽度狭窄に対するステント植込みは患者にとっては不利益であり，厳に慎まれるべきである．

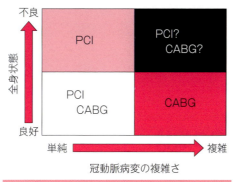

図2 PCIとCABGの適応

3. 安定狭心症：PCIかCABGか？　もしくは内科治療か？

　狭心症の改善度は，内科治療に対しPCIやCABGで勝る．SYNTAXのサブ解析では，PCIでは身体能力の改善に優れ，CABGではメンタルの改善に優れているという結果であった．

　最近ハートチームの重要性が強調されている．ハートチームで議論されるべき問題は，治療のリスク・ベネフィットの評価であろう．PCIはSYNTAXスコアで示される冠動脈病変の複雑さで成績が低下する．一方，CABGは患者の全身状態にて悪化する．これらのバランスを考え適応を検討する（図2）．さらにいうと，PCIかCABGかだけでもまだ不十分であり，内科治療の選択肢を捨ててはいけない．内科治療が最適と考える第三極もハートチームに入るのが理想である．総合的，包括的な治療の適応とその利点と欠点，それぞれの予後などを考える必要がある．新しいデータとともに適応は常に変化していくので，新しい研究成果，新しい情報に常に敏感である必要もある．ただし，すべては患者の得につながるという精神が古くなることはなく，若々しい精神をもって臨床に臨むことは臨床医の基本である．

文献

1) Boden WE et al : Optimal medical therapy with or without PCI for stable coronary disease. N Engl J Med **356** : 1503-1516, 2007
2) De Bruyne B et al : Fractional flow reserve-guided PCI for stable coronary artery disease. N Engl J Med **371** : 1208-1217, 2014
3) Velazquez EJ et al : Coronary-artery bypass surgery in patients with left ventricular dysfunction. N Engl J Med **364** : 1607-1616, 2011
4) Mohr FW et al : Coronary artery bypass graft surgery versus percutaneous coronary intervention in patients with three-vessel disease and left main coronary disease : 5-year follow-up of the randomised, clinical SYNTAX trial. Lancet **381** : 629-638, 2013
5) Tonino PA et al : Fractional flow reserve versus angiography for guiding percutaneous coronary intervention. N Engl J Med **360** : 213-224, 2009

Ⅲ. 知っておくべき病態の知識

02 | 安定狭心症

1. 安定狭心症の症状

　労作時に胸痛が発症し，安静にて数分間で改善する．また，ニトログリセリンの舌下が有効であるなどの症状を示す．胸痛をきたす疾患は多いが，労作時に発症し，数分間で改善する疾患はほかにない．

2. 問診のコツ

　「労作時」と「数分間」という2つの鍵を聞き出すのがポイントである．ただ，「痛みはどんなときに起きますか」，「どれくらい続きますか」という質問では患者は明確に答えられず，「うーん」，「ちょっと」などの答えである．そこで，以下のような具体的な質問をすると，患者は答えやすい．

- 胸が痛くなるのは，動いているときですか，じっとしているときですか？（2択）
- 胸が痛む時間は，数時間，数分，数秒のどれですか？（3択）

　問診のみで狭心症の9割は正しく診断できるといわれている．
　もう1つ忘れてはいけないのが，安定狭心症か，不安定狭心症かである．この違いで対応が異なる．「1ヵ月以内に悪化していますか？」という質問に対して，もしYesの回答であれば，不安定狭心症として緊急対応が必要となる．

3. 安定狭心症の診断

　運動ができる症例の場合には運動負荷心電図を行う．トレッドミルやエルゴメーターで負荷をかけ，ST変化を観察する．さらに可能な施設では，冠動脈CTもしくは負荷心筋シンチグラムにて検査を行う．これらが陽性であれば，冠動脈造影を行い，冠動脈狭窄を確定する．

4. 治療の選択とそのタイミング

　安定狭心症の治療の目的は，心筋梗塞予防と狭心症を安定させ生活の質を改善することである．

心筋梗塞予防

　これは動脈硬化進展を予防することであり，リスクファクターのコントロールが必要である．高血圧，糖尿病，高コレステロールなどを適切に治療し，禁煙指導を行う．適切な栄養管理と適度の運動など生活習慣を改善させる．メタボリックシンドロームの場合は減量を要する．

狭心症の改善

　内科治療，PCI，CABG の 3 種の選択肢がある．内科治療は，β 遮断薬，Ca 拮抗薬，硝酸薬などを使用する．PCI や CABG に比べると狭心症の改善は遅いが，内科治療で安定する場合にはあえて PCI や CABG をする必要はない．

　生活の質の向上が内科治療で不十分な場合は血行再建を考慮する．PCI と CABG があり，ハートチームによる検討で選択する．以前，左主幹部は CABG の適応と言われていたが，SYNTAX 試験で冠動脈病変が複雑ではない（SYNTAX スコアの低い）左主幹部病変は PCI でも成績は良好であり，全体の冠動脈病変の複雑さ（SYNTAX スコア）で PCIと CABG の適応を考えるようになっている．つまり SYNTAX スコアが低い場合には PCI，高い場合には CABG である．Syntax スコアは下記のサイトで調べることができる．

- http://www.syntaxscore.com/

　では，CABG の成績に影響を与える要素は何であろうか？　それは患者の全身状態である．CABG の手術リスクに関しては，EuroSCORE や STS スコアなどで大規模な研究がすでになされている．EuroSCORE で判定する手術リスクの要素としては，年齢，性別，腎機能，心臓以外の血管病変，運動能力（神経または筋肉疾患），心臓手術の既往，慢性肺疾患，術前に大動脈内バルーンパンピング術（IABP）を要するような重篤な心不全状態，インスリン使用の糖尿病，NYHA，CCS，左室機能，肺高血圧，緊急手術などである．以下のサイトで入力すると手術リスクが何 % と数値で得ることができる．

- http://www.euroscore.org/
- http://riskcalc.sts.org/

　症例を 4 分割すればおのずと適応は決まってくる［「Ⅲ-01．PCI の適応―総論」図 2（p21）］．ただし，冠動脈病変が複雑で全身状態も悪い症例については，どちらも成績がよくない．この PCI でも CABG でもよい成績が得られない症例こそ，ハートチームでよくよく検討することも重要である．

Ⅲ. 知っておくべき病態の知識

03 | ST上昇型心筋梗塞（STEMI）

1. STEMI の診断

①胸痛，②心電図：ST上昇，③血液検査：心筋マーカーの上昇，の3兆候をもって診断する．心筋マーカーは，CK（creatin kinase）やトロポニンなどの特異度が高いが，CKは上昇までに発症から4時間から6時間くらい，トロポニンも発症から2時間くらいかかる．すなわち，発症から2時間以内のSTEMIでは心筋マーカーは陰性である．一方，心電図のSTは，発症1分程度で上昇しており極めて早期から所見を認める．発症2時間以内では心電図のST上昇のみで診断する必要があり，心電図読影の力量が問われる．

心電図の領域で出現するST上昇（たとえば，下壁を示すⅡ，Ⅲ，aV_Fや前壁中隔を示すV_1〜V_4など）は感度，特異度が高くSTEMIを示している．心筋梗塞は冠動脈閉塞による領域の壊死であり，壊死領域は1つの塊である．よって，連続する2つ以上のST上昇所見であり，とびとびに起こったり，まだらに起こったりはしない．また新規左脚ブロックの出現は，中隔の虚血を示しているため，胸痛と新規左脚ブロックの組み合わせはSTEMIと判断する．

2. STEMI に対する PCI のポイント

STEMIに対するPCIは，第一選択の治療法であり，最も死亡率が低い．最も重要なことは，できるだけ早くPCIを行うことである．発症から12時間以内，かつ病院のドアをくぐってから90分以内のPCIの施行が推奨されている．しかしながら，PCIを行う側から言えば，たった90分しかないのである．1分でも時間のロスをしてはいけない．受付から心電図までの時間の短縮には各施設での工夫が必要である．心臓カテーテル室へたどり着くまでの時間のロスをいかに減らすかも工夫が必要である．さらにカテーテルの準備，およびカテーテルを速く安全に行う技術も重要である．

3. 血栓吸引

STEMIに対する血栓吸引療法を，最初に行うことは推奨されてきた．吸引カテーテルを用いたマニュアル吸引が推奨される．rheolytic deviceによる吸引では臨床的予後改善の有意差は示されていない．筆者らもVAMPIRE試験という無作為化試験を行ったが，

血栓吸引により末梢循環の指標である blush grade を有意に改善した．TAPAS 試験など
で生命予後改善が示されている．ところが，最近の TASTE 試験，TOTAL 試験にて差が
ない結果が出ており，血栓吸引の推奨度が低下しつつある．TOTAL 試験では脳梗塞が多
いとされた．ただし，海外ではスローフローを合併したときに用いられる GPIIb/IIIa 阻
害薬の適応ではわが国では使用できないことなどから，これらの結果をそのまま受け入れ
られるか大きな議論がある．脳梗塞を起こさなければ悪くはないため，今も積極的に利用
している施設もある．

しかし，その一方で末梢保護器具を用いた PCI は STEMI の予後を改善しないばかりか
逆に悪化させるという報告が多く，再灌流までの時間がかかる，器具が複雑などの欠点に
よるものと考えられており，第一選択として末梢保護器具は推奨されていない．

4. ステント

STEMI に対する PCI でステント使用は推奨されている．ベアメタルステント（BMS）
でも薬剤溶出性ステント（DES）でもどちらを使用してもよい．明らかに出血のリスクが
高く抗血小板薬 2 剤（DAPT）の使用困難が予測される場合のみには DES ではなく BMS
を使用するべきである．

5. 抗血小板薬

2 剤の抗血小板薬，すなわちアスピリンと $P2Y_{12}$ 阻害薬（クロピドグレル，プラスグレ
ル，チカグレロル）を primary PCI 前に内服させる．ローディング量として，アスピリ
ンは 162 mg から 325 mg の間である．$P2Y_{12}$ 阻害薬は海外と量が異なることもあり，わが
国の用量を守って使用する．STEMI 症例には DAPT を基本 1 年間継続することが推奨さ
れている．

6. 経橈骨動脈冠動脈インターベンション（TRI）

TRI は STEMI の primary PCI での死亡率を低下させる．その理由は出血が有意に減る
ためである．ただし，TRI を行うことで再灌流の時間が余分にかかってしまう施設ではそ
の利益は認められないため，熟練することが必要である．

TRI で左右両用カテーテルを使うことでカテーテル交換時間を短縮する試みも行われて
いる．Ikari L は TRI での左右両用カテーテルであり，筆者は STEMI での使用を推奨して
いる．

7. 遅れてやってきた患者

STEMIに対するPCIは発症から12時間以内に施行するのが最も救命率が高い。しかしながら、症例によっては何らかの理由でこのタイミングでPCI可能施設に来られない場合がある。また、PCI不可能な施設で血栓溶解療法が施行され遅れて転送される場合がある。このような患者にはどう対応するべきであろうか?

遅れてやってきた患者へ心臓カテーテルを行うべき場合

- ショックもしくは急性心不全を示す場合
- 虚血発作がごく軽い負荷で誘発される場合
- 血栓溶解療法を行い再灌流に不成功と考えられる場合

* 血栓溶解療法を行い再灌流に成功したと考えられた場合でも発症24時間以内にカテーテルを施行するのはよい。ただし血栓溶解剤投与後2~3時間以内は避ける。これに関しては、さまざまな無作為化試験が行われ血栓溶解療法後ルーチンにカテーテルを施行する群と虚血がある例のみカテーテルを施行する群を比較すると、ルーチンにカテーテルを施行したほうの予後が良好であった。よって、血栓溶解療法で再灌流が行われ成功したとしても、できるだけ24時間以内にPCI可能施設へ転送することが推奨される。

* 24時間以上経過した完全閉塞で、症状がなく、血行動態が安定し重篤な不整脈がなく重篤な虚血が証明されない1枝2枝病変はPCIによる利益はない。

8. 非梗塞領域血管のPCIの適応

血行動態が安定していればprimary PCIと同時に非梗塞領域血管に対するPCIは行わないのがよいと考えられている。staged PCIが推奨されている。しかしながら、梗塞責任血管のPCIにおいても血行動態が安定しない場合には例外的に非梗塞血管へのPCIも考慮される。

9. STEMIに対するCABGの適応

STEMIの第一選択はPCIであり、次が血栓溶解療法である。CABGは下記のような特殊な場合に適応となる。

- 冠動脈の解剖が PCI 施行不可能な STEMI で虚血が進行しているかショックや急性心不全を合併している場合，urgent CABG を行う
- 心破裂，心室中隔穿孔，乳頭筋断裂などに対する手術的整復が必要な場合，同時に CABG を施行する
- 発症 6 時間以内でショックではなく，PCI も血栓溶解療法も適応ではない症例に CABG を行う

ただし STEMI の場合，来院時直ちに抗血小板薬を始めており，CABG の場合は出血が問題となる．以下の点に留意する．

- アスピリンは CABG の前に中止しない
- on-pump CABG の場合，P2Y$_{12}$ 阻害薬は可能であれば少なくとも 24 時間前に中止する
- off-pump CABG の場合，緊急で再開通することが出血リスクよりも利益が大きい場合にはクロピドグレルまたはチカグレロルは継続で施行することも考える
- クロピドグレル，チカグレロルの場合は 5 日間の中止，プラスグレルの場合は 7 日間の中止が望ましいが，出血リスクよりも再開通の利益が高い場合には CABG を行ってもよい

10. STEMI の再灌流時間短縮のための今後の課題

　STEMI に対する PCI で最も重要なことは発症から再灌流までのトータル時間を短縮することである．発症から病院のドアまでの時間は，本人が救急車を呼ぶか，自力で病院に向かうかで大きく異なる．また，最初に受診する病院が PCI 施設か否かでも差がつく．理想的には，救急車で PCI 可能施設へ搬送されるのが最短である．これは，PCI に関わる医師だけの問題ではなく地域医療全体の問題であり，この解決に向けて社会全体が動いていく必要がある．

　次に，病院のドアから再灌流までの時間は病院スタッフの努力が大きく関わる．救急治療室から治療が開始される場合には直ちに心電図をとって ST 上昇が認められればすぐに心臓カテーテル室へという方法で時間短縮ができる．各施設において救急室から心臓カテーテルへというルートがスムーズに進むようスタッフ間で協議しておく必要がある．逆に難しいのは一般外来へ自力で受診する患者である．わが国の外来の現状では病院受付から診察室までに 90 分以上かかってしまう場合が多い．その中から STEMI と思われる症例を先に心電図をとって判断をするというのは，初めに接する医療者の技量によるところがある．最初に外来へ受診する患者のうち，痛みが継続している場合には心電図を先に行うようなシステムの構築が必要であるが，医師の受診と指示なしで検査を行うことに関する問題はクリアしておく必要がある．

28   Ⅲ. 知っておくべき病態の知識

　これらの努力はすべて，1分でも速く PCI を STEMI 症例に行うためであるが，STEMI 以外の疾患でここまで急ぐものが他の領域にはない．循環器内科の心臓カテーテルに携わる者の特異的な悩みであり，今後さまざまな方法でシステム構築に向け努力する必要がある．また，STEMI 例を早く PCI 可能病院へ搬送するのは，行政を含む社会の問題であり，地域社会全体で考えるべき問題である．

Ⅲ. 知っておくべき病態の知識

04 不安定狭心症・非 ST 上昇型心筋梗塞 (NSTEMI)

1. 不安定狭心症・NSTEMI の症状

NSTEMI は通常以下のうち，安静時胸痛を伴う.

①安静時胸痛：安静時に起こる長めの胸痛で，通常 20 分以上続く
②新規発症狭心症：少なくとも CCS クラス 3 以上の新規発症狭心症
③増悪する狭心症：以前に狭心症と診断されていた患者が，明らかに頻度が多くなった，発作時間が長くなった，もしくはより少ない負荷で狭心症が起こるようになった（少なくとも CCS クラスが 1 つ上昇し CCS クラス 3 以上になった）

2. 不安定狭心症・NSTEMI の原因

- プラーク破裂またはびらん部位から生じる血栓または血栓による塞栓
  - 血栓による完全閉塞で側副血行路があるもの
  - プラーク部位の血栓によるほぼ閉塞した重度の狭窄
  - 微小循環への塞栓
- プラークと関連のない塞栓
- 冠攣縮による冠動脈もしくは微小循環の閉塞
- 冠動脈炎症
- 二次性狭心症
- 冠動脈解離

3. 不安定狭心症の分類

Braunwald の分類[1] が有名である（表 1）.

30　Ⅲ．知っておくべき病態の知識

表1　Braunwald による不安定狭心症の分類

〈重症度〉
Class Ⅰ：新規発症の重症または増悪型狭心症
- 最近2ヵ月以内に発症した狭心症
- 1日に3回以上発作が頻発するか，軽労作にても発作が起きる増悪型労作狭心症．安静狭心症は認めない．
Class Ⅱ：亜急性安静狭心症
- 最近1ヵ月以内に1回以上の安静狭心症があるが，48時間以内に発作を認めない．
Class Ⅲ：急性安静狭心症
- 48時間以内に1回以上の安静時発作を認める．
〈臨床状況〉
Class A：二次性不安定狭心症（貧血，発熱，低血圧，頻脈などの心外因子により出現）
Class B：一次性不安定狭心症（Class A に示すような心外因子のないもの）
Class C：梗塞後不安定狭心症（心筋梗塞発症後2週間以内の不安定狭心症）
〈治療状況〉
1）未治療もしくは最小限の狭心症治療中
2）一般的な安定狭心症の治療中（通常量のβ遮断薬，長時間持続硝酸薬，Ca 拮抗薬）
3）ニトログリセリン静注を含む最大限の抗狭心症薬による治療中

4. 不安定狭心症・NSTEMI の初期対応

　胸痛，胸部圧迫感，締めつけ感で顎，歯や腕などに放散するなど急性冠症候群（ACS）を示す症状のある症例はまず ACS を疑って以下に示すように対応する．

①心電図で ST 上昇を認めれば，STEMI として直ちに PCI を施行する
②心電図で ST 上昇はないが何らかの変化を認めるか，心筋バイオマーカーが陽性の場合 ACS として入院加療とする
③心電図も心筋バイオマーカーも変化がない場合，12時間院内で観察する
＊観察中に胸痛を繰り返すか，心電図変化が現れるか，バイオマーカーが陽性になる場合には ACS として治療する
＊症状なく，心電図もバイオマーカーも陰性の場合，負荷試験を行い，冠動脈疾患を否定する
＊高感度トロポニンによる鑑別が推奨されている

　このガイドライン（欧州心臓病学会 2015）[2] で示される対応からわかることは，初診時に不安定狭心症・NSTEMI とされる群はヘテロな幅広い集団であり冠動脈疾患を原因とする胸痛はその一部でしかないことを示していると解釈できる．ただ，その一部の本物が極めて予後不良な集団で集中治療を必要とするため上記のような対応が推奨されているのである．図1に欧州心臓病学会 2015 で推奨されている高感度トロポニンを利用した NSTEMI UA に対する初期治療の対応を示す．

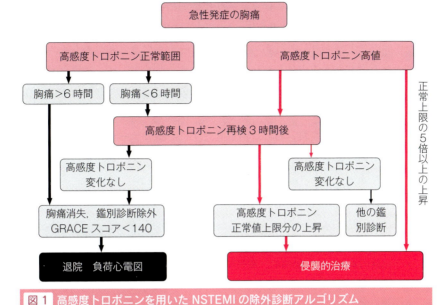

図1 高感度トロポニンを用いたNSTEMIの除外診断アルゴリズム

5. 抗血小板薬（DAPT）の開始

不安定狭心症・NSTEMIであると診断されたら，直ちにアスピリン投与を開始する．早期侵襲的治療戦略の場合はカテーテルの前にP2Y$_{12}$阻害薬を開始する．保存療法を選択した場合もできるだけ早くP2Y$_{12}$阻害薬を開始する．これはカテーテルを行う，行わないにかかわらず開始すべき重要な治療である．

6. GRACEリスクスコア

GRACEリスクスコアは臨床的な項目から院内死亡率，1年死亡率などを簡便に，かつかなり正確に予測できる指標である．以下のサイトで容易に計算可能である．

・http://www.outcomes-umassmed.org/grace/acs_risk/acs_risk_content.html

7. 不安定狭心症・NSTEMIへの心臓カテーテルの適応，いつ行うか？

早期に心臓カテーテルを行うべきか，最初は保存的に治療するべきか，この問題は長年議論されてきた．冠動脈の不安定プラークを治療することがこの疾患の根本解決である．早期侵襲的治療についての議論は長く続いたが，早期侵襲的治療群では院内死亡は若干高いものの，長期フォローアップを行うと早期侵襲的治療群のほうが全体の死亡率が低いこ

とがメタ解析で報告されたことから，早期侵襲的治療群に軍配が上がっている．議論が長引いてきた理由として不安定狭心症・NSTEMI の中にカテーテル治療が必要のない例が含まれていたことがあり，これらの例ではカテーテルによる利益がなく，逆に合併症などがあることが成績を不安定にしていたのであろう．したがって，現場においても診断，リスク評価をきちんと行い，ハイリスク症例を対象として早期侵襲的治療を行うのは全体の成績を向上させる．しかしながら，胸痛があったというだけでリスク評価も行わず冠動脈疾患かどうかも怪しい症例に対し，何も考えずに心臓カテーテルを行っているのは誤りであるということになる．GRACE リスクスコアは有用なリスク評価の手段であるし，高感度トロポニンを入院時と 3 時間後にチェックし，Rule-in / Rule-out を行う方法が推奨されている（図 1）．

■ **心臓カテーテルを行うべきである場合**
- 不応性の胸痛，血行動態的，電気学的に不安定な不安定狭心症・NSTEMI に対する早期侵襲的治療は推奨される
- 薬物治療で安定化した不安定狭心症・NSTEMI でも，高リスク群に対する早期侵襲的治療は推奨される

■ **心臓カテーテルを行うべきでない場合**
- 重大な合併疾患（肝不全，がんなど）により，冠血行再建の利益が少ないと考えられる例には早期侵襲的治療は推奨されない
- 冠動脈疾患によるものではない急性の胸痛に対し早期侵襲的治療は推奨されない
- 同意が得られない症例に早期侵襲的治療は推奨されない

　不安定狭心症・NSTEMI に対する PCI は早期に行うべきであるとされている．ただし，これらの疾患群はヘテロな集団で冠動脈疾患ではない症例も多く含まれるが，現在の診断能力から幅広く設定せざるを得ない．したがって，症例を正しく診断しリスクを評価し，適切なタイミングで PCI を施行するということが重要である．つまり，PCI の適応の段階が運命を分ける重要なステップである．

文献
1）Braunwald E : Unstable angina. A classification. Circulation **80** : 410-414, 1989
2）Roffi M et al : 2015 ESC Guidelines for the management of acute coronary syndromes in patients presenting without persistent ST-segment elevation. Eur Heart J **37** : 267-315, 2016

III. 知っておくべき病態の知識

05 血液透析患者の特殊性

わが国では血液透析（hemodialysis：HD）症例は年々増加しており，約30万人と世界最大である．PCI施設において，HD例はPCI症例全体の数％は必ず存在する．したがって，わが国でPCIを行う以上，避けて通れない症例群であるが，海外ではHD例そのものが少なく，さらにHD例に対するPCIが少ないため世界的なエビデンスが枯渇している領域である．よってHD患者に対するPCIのガイドラインというのも存在しない．一方で，HD例のPCIは非HD例と比べて特異的であり，他のエビデンスの流用が正しいとは思われない．現在のところ経験的な話題とならざるを得ないが，標準的なコンセンサスを紹介したい．

1. 血液透析症例の冠動脈疾患の診断

慢性腎臓病（CKD）における高頻度の冠動脈疾患の合併を考えれば，HD例における冠動脈疾患の合併頻度は当然高い．HD導入時に狭心症も心筋梗塞も既往のない症例に冠動脈造影をルーチンで行ってみると53％で有意狭窄を認めたと報告されている[1]．

しかしながら，一般的に血液透析例の冠動脈疾患の診断は困難である．胸部症状は曖昧で，典型的な狭心症を訴えることは少ない．心電図は電解質異常，高血圧による影響などで安静時から変化している．曖昧な胸部症状，心電図がもともと変化していること，トロポニンの偽陽性などにより，急性心筋梗塞の診断も困難である．HD例のSTEMIに関しては診断が困難であるため，実際の発症頻度ですら明らかではない．現場でHD例のSTEMIとしてみられるのは，全く胸痛はないが，徐脈や心室細動（VF）で失神した症例が実はSTEMIであったというような症例で，胸痛以外の症状しか手掛かりがないのも事実である．この中で幸い冠動脈疾患の診断に至った症例には，心臓カテーテルを行いPCIの適応を考えることになる．現在の医学の診断能力では多くの冠動脈疾患を医療者も患者も見落としていると推測する．

2. 血液透析症例の冠動脈疾患の特徴

血液透析患者は，動脈硬化が重篤で，多枝病変が多く，著明な石灰化を合併している．冠動脈の石灰化は，Mönckeberg型という中膜の石灰化が特徴的でありHD例によく認められる．また動脈硬化の石灰化は内膜の石灰化であるが，いずれも高度の場合が多い．冠動脈造影では石灰化の感度は低いが，CTで定量化してみると血液透析例ではAgatston

石灰化スコアが桁違いの高値を示すことが多い.

3. HD 例への PCI──石灰化への対応

石灰化への対応を誤ると HD 例への PCI は不成功となる可能性が高い. 石灰化による PCI 不成功の原因は 2 つある. 第一に全周性石灰化によりステント拡張不十分の原因となること. これは将来再狭窄やステント血栓の原因となる. 第二に石灰化がまだらに存在することで石灰化のない部分の過拡張から冠破裂をきたす恐れがあることである.

全周性石灰化

血管内超音波(IVUS)は,これらの所見を教えてくれるので有用であるが,全周性石灰化の場合は IVUS のカテーテルすら通過しないことがある. したがって,HD 例の場合,IVUS が通過しないことは全周性石灰化に等しいと考えてよい. この場合にはロータブレーターを施行し,その後 IVUS で観察するのがよい. 原則としてバルーンがフルに拡張しないうちはステントを入れてはいけない. フル拡張できない病変にステントを入れると,その後どうにも手がなくなり CABG 以外の方法はなくなってしまう. これは PCI 一般の原則であるが,特に HD 例においては重要なことである.

半周以上の石灰化と正常な薄い血管

石灰化が半周以上存在し,それ以外がペラペラの正常血管の場合,ここから冠破裂することがよく知られている. 冠破裂の IVUS ハイリスク所見である. この場合にはロータブレーターで石灰化を減らすことと,拡張のエンドポイントをやや小さめに設定する必要がある. ステント血栓症を起こさない程度に拡張するが,裂けない程度に収めるという手技である.

石灰化病変でかつ分岐部がある場合

側枝にプロテクトワイヤーを置いたまま本管にステントを挿入すると,石灰化にからんでワイヤーが抜けなくなることがある. これは大きな問題で,ワイヤー抜去のためステントを少し破壊しないといけない場合もある. ちょうどステントが入るあたりに石灰化がある場合には思い切ってプロテクトワイヤーを抜いてステントを留置する高度な判断が必要なときがある.

びまん性病変にロータブレーターを施行する場合

ロータブレーターによる削りカスは十分に小さく末梢血管を通過するため,塞栓しないと教えられたが,実際は対象病変が長い場合などに塞栓することがある. 術前の予測は困難であり,ロータブレーター中に ST が上昇してきたら,そこで中止とする. もしロータブレーターを施行し続ければ確かに血管はきれいになるが,大きな心筋梗塞を作成する.

心筋梗塞や虚血にならないように PCI で血管を拡張しているのに，血管を拡張するために心筋梗塞の完成形を作っていては，明らかに本末転倒である．ロータブレーターの止め時は高度な術者判断である．

4. 血液透析症例の冠動脈疾患の治療成績

薬剤溶出性ステント（DES）の成績についての考察

HD 例に対する DES の治療成績は確立されていない．ベアメタルステント（BMS）の時代の再狭窄率は明らかに非 HD 例よりも高かった．シロリムス溶出性ステント（SES）が出現し 1 年時 TVF［target vessel failure（心臓死＋心筋梗塞＋target vessel revascularization)］は非 HD 例で 10％程度と BMS に比べて明らかに有効であったにもかかわらず，OUCH 試験では HD 例の 1 年時 TVF 25％と非常に残念な成績であった．わが国の SES の試験では再狭窄の最大の予測因子は HD であった．ところが，パクリタキセル溶出性ステント（PES）は HD 例に対しては SES よりも成績がよいようであり，OUCH-TL 試験においても TVF 18％と SES よりも良好であった．第二世代ステントのエベロリムス溶出性ステント（EES）では，1 年時 TVF 18％と SES よりはよいが PES とは同等の成績であった．通常非 HD 例では，EES の TVF は 5％程度であり，やはり HD 例においての DES の成績は芳しくない．ただしよく見ると非 DM 性の HD 例に対する EES の成績はかなり通常例に近づいているが，DM 性では未だに有意にイベントが多い．

PCI vs CABG

BMS の頃の比較では PCI よりも CABG のほうで長期成績が良好であったが，現在 HD 例で PCI と CABG を比較した大規模試験は存在しない．期待されたほど DES の出現で PCI の成績は改善されておらず，CABG が可能な HD 例では，CABG を先に考えるべきなのかもしれない．症例に対し臨機応変に治療法を選択する必要がある．

文献
1）Braunwald E : Unstable angina. A classification. Circulation **80** : 410-414, 1989

Ⅳ. カテーテル室の基本的理解

01 | カテーテル室の設備

心臓カテーテル室は大きく分けると検査室と操作室に分けられる．検査室は，実際の心臓カテーテル検査や治療などを行う部屋であり，一方，操作室では放射線技師によるX線の操作や，生理検査技師によるポリグラフを使用したさまざまなモニタリングが検査や治療と同時進行で行われている．この2部屋の間は鉛からなる重厚な壁と鉛ガラスによって仕切られており，X線が外部に漏れ被曝につながることを防いでいる．したがって，検査室に入る場合は，スタッフの被曝低減のための鉛の入ったプロテクター（X線防護服）装着が義務付けられている．

また検査室では心血管造影装置システムのほかに，除細動器や心臓超音波，大動脈内バルーンパンピング（IABP），経皮的心肺補助装置（PCPS）などの補助循環装置が緊急に使用されることがあり，これらの機器を速やかに検査台上の被験者へアクセスし使用できるだけの広さが必要である．

本項では，これらの検査室内の設備について解説する．なお，血管内超音波（IVUS），OCT/OFDI，FFR については「Ⅴ．PCI のための画像診断・読影法」を参照されたい．

1. 心血管造影装置システム（図1）

血管造影装置システムは，より低被曝，より高画質であることが要求される．システムは検査台（患者用ベッド）と撮影装置からなり，撮影装置は湾曲した支持アームの両端に，検査台の下部に位置するX線管（X線放射部）と被験者の上部に受信パネルを有している．

受信パネルは従来イメージングインテンシファイア（I.I.）が用いられてきたが，X線像を可視像に変換する際にアナログ変換をするため，信号の劣化や画質への影響を免れない．そこで現在はX線を直接電気信号に変換するフラットパネルイメージングシステムに置き換わった．

フラットパネルはフラットパネルディテクタ（FPD）を多数平面上に配置したもので，一般に I.I. と比較して以下のようなメリットがあるといわれている[1]．

- デバイスの経年信号劣化が少なく，長期にわたり安定した画質が得られる
- 受信パネルが平面のため，ひずみや歪みがない
- 高画質デジタル画像による解像度や診断能力の向上
- 装置の品質管理が容易
- 小型・コンパクト化による被験者への圧迫の低減

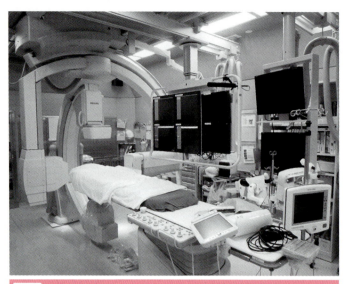

図1 シネアンギオ装置（バイプレーン）

　また，FPDは画像解像度がI.I.と比べて高く，病変解析機能も向上しX線の検出効率の向上により被験者の被曝量の低減につながるといわれている．また，観察しうる画像のサイズはその装置に搭載されているFPDのサイズによって異なる．主に心血管造影に用いられる機器の場合，撮影視野サイズは5～10インチを使用するのが一般的であるが，末梢血管のカテーテル検査や治療の場合は，より広角な視野サイズを使用することで走行血管の全体像の把握が容易となる．使用する造影剤量の軽減という点からも有用である．

2. 支持装置と検査台

　検査台の最も主要な役割は，被験者の観察対象となる血管をより明瞭に描出するための位置へ速やかに移動させることである．実際に術者や介助者によって意図する位置へのフレーミングを容易に行うことができる．フレーミングは前後左右のほかに，上下方向の高さを任意のポジションに設定することも可能である．また緊急時の心臓マッサージに備えて，約200 kgの荷重にも耐えうるように設計されている．また両端にX線管と受信パネルを有している支持アームは，任意の角度を速やかに再現し，動かすことが可能である．
　この撮影装置・支持アームが1つのシステムをシングルプレーン，2つのシステムをバイプレーンと呼ぶ．バイプレーンシステムの使用により一度の造影剤注入で同時に2方向の角度からの観察・記録が可能であり，腎機能障害や，立体的な把握が必要な慢性完全閉塞（CTO）病変の治療時にも有効である．

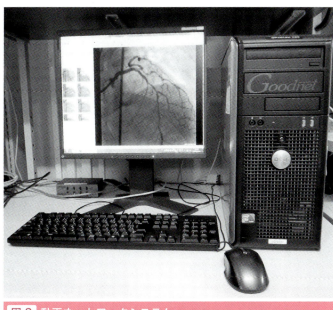

図2 動画ネットワークシステム

3. 動画ネットワークシステム（図2）

　現在撮像画像の記録については DICOM（digital imaging and communications in medicine）規格に基づいた動画ネットワークシステムを介して行われるのが一般的である．

　このシステムでは，撮像画像はタイムラグなく，さらにデジタル画像のため画像の劣化もなく画像サーバに転送・保存される．さらに，カテーテルデータベースや院内 LAN（local area network）を介した院内電子カルテの接続・連動も可能で，データ収集・整理や患者への説明にも役立つ．

4. 周辺器具

補助循環装置（図3a, b）

　代表的な補助循環装置として，大動脈内バルーンパンピング（intra-aortic balloon pumping：IABP）と経皮的心肺補助装置（percutaneous cardiopulmonary support device：PCPS）があげられる．IABP の大きな役割は2つある．1つ目は，心臓の拡張開始時に下行大動脈内に留置されたバルーンを拡張させることで冠動脈血流を増加させることである．これにより心筋への酸素供給が多くなることが期待される．もう1つが後負荷の軽減効果である．心臓の収縮開始直前に拡張したバルーンを一気にしぼませることで大動脈内圧が一気に低下し，この圧低下により心拍出はより容易なものとなる．虚血性心疾患が原因の心不全やショック症例ではもちろんのこと，心臓カテーテルインターベンション施行

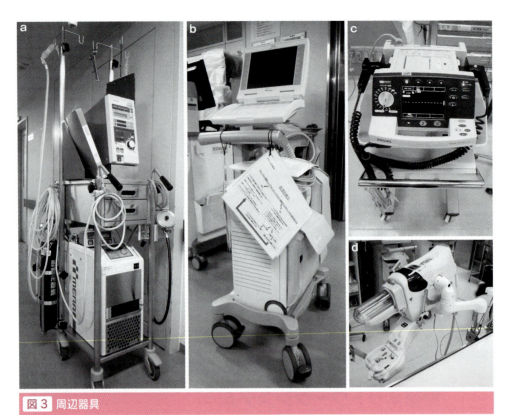

図3 周辺器具
a. PCPS, b. IABP, c. 除細動器, d. オートインジェクター

時の補助装置としても有用であるが，ショック例での予後改善効果は確立されていない．
　もう1つの補助循環装置であるPCPSは，閉鎖式回路内に心臓のポンプ機能を代行する遠心血液ポンプと，回収した血液を酸素化するための膜型人工肺が組み込まれている．実際には大腿静脈から右房へと挿入された脱血用のカテーテル（18〜19.5 Fr）から静脈血を回収し，人工肺を通過して酸素化された後に，大腿動脈より留置された送血用カテーテル（13.5〜15 Fr）を介して送られる．1分間に3〜4 Lの血液流量補助が可能で，心室細動など有効な心臓拍出が得られない場合でも循環補助が可能であることから，心停止例のPCIには救命のため必須である．問題点として，非生理的な逆行性送血であること，また強力なヘパリン化を要するため出血性合併症が多いこと，そのほかにも膜型人工肺の耐用性や，穿刺動脈側の下肢虚血は頻発のため順行性穿刺などの対応が必要であることなどがあげられる．

除細動器（図3c）

　カテーテル検査や治療中には，稀に心室細動や心室頻拍などの不整脈が起こることがある．特に不安定な不整脈の場合，一刻も早い除細動は必要不可欠であり，いつでも速やかに除細動が行えるよう，常に電源をオンにしておき，被験者の側に置いておくことが不可欠である．

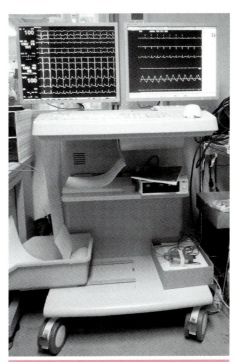

図4 ポリグラフ

造影剤自動注入器（オートインジェクター）（図3d）

　冠動脈や末梢動脈造影時に，1秒あたりの造影剤量と総注入量を決めて自動注入する造影剤自動注入器を用いる施設が多くなっている．現在カテーテルは細径化の一途をたどっているが，細径カテーテルを使用する場合，手押しでの造影効果には限界がある．安定したむらのない造影効果を得るためには自動注入器による造影が優れている．また自動注入器にはバブルセンサーや圧センサーなどが組み込まれており，より安全な造影が可能となっている．エアの混入も少ない．

エコー機器

　心血管カテーテル施行時にも，さまざまな状況に応じてエコー機器が役立つ．インターベンションの分野でも大腿動脈穿刺をエコーガイドで行うと合併症を減らすことができる．末梢下肢血管のインターベンション時のエコーガイド下でのワイヤリングに威力を発揮する．そのほかにも，穿刺部の出血や血管穿孔の状況把握，心嚢穿刺時などにも有用であり，血管造影室専有のエコー機器があると理想的である．最近ではスパスムを起こした橈骨動脈でもエコーガイドにて穿刺が可能である．

ポリグラフ（図4）

　心電図や圧，酸素飽和度の測定，記録だけではなく，カテーテルから得られた心内心電図，さまざまな動静脈圧，心拍出量などの計測，さらには弁口面積や圧格差，血管抵抗な

どの計算，解析などを行う心臓カテーテルモニタリングシステムである．PCI 中の被験者モニタリングだけではなく，心不全や弁膜症，シャント性心疾患の評価，さらには不整脈アブレーション時のマッピングにも必須である．一般的にはカテーテル検査室の外側の操作室に設置され，臨床工学士や生理検査技師が操作・管理を担当し，ポリグラフ上の生体信号は術者用のモニターにも表示されている．

文献

1) 日本循環器学会：循環器診療における放射線被ばくに関するガイドライン（2011 年改訂版）．(http://www.j-circ.or.jp/guideline/pdf/JCS2011_nagai_rad_h.pdf)［2017 年 5 月 30 日参照］

2) 堀　正二（監）：図解心臓カテーテル法─診断法からインターベンションまで，改訂 4 版，中外医学社，東京，p 4-10，2008

3) 南都伸介（編）：PCI テクニックマニュアル，南江堂，東京，p2-6，2004

4) 平山篤志（編）：心臓カテーテル室スタッフマニュアル，中外医学社，東京，p2-6，2013

Ⅳ．カテーテル室の基本的理解

02 | カテーテル室のスタッフとその役割

　看護師，臨床工学技士，放射線技師，生理検査技師が，さまざまな視点からの検査や治療のスムーズで安全な遂行，被験者の状況観察，生体ポリグラフの監視，さらには医療機器の安全な使用や管理などを同時進行で行っている（図1，2）．

1. 各スタッフの業務

看護師

　心臓カテーテル室における看護師の役割は多種多様である．カテーテル検査・治療の前後には使用物品や薬剤の準備から始まり，被験者の入退室の介助，病棟看護師への申し送り，被験者の内服やアレルギーに関する情報のチェック，検査・治療中は被験者のバイタルサインの随時計測，看護記録，緊急薬剤の投与などである．また，心臓カテーテルを受ける患者の多くは会話できる状態であり，ストレスや苦痛，訴えに対して，速やかに対応することが重要である．そうすることで被験者は安心して検査や治療を受けることができる．

臨床工学技士

　近年新たな冠動脈イメージングの開発や進歩により，よりデバイスは複雑化し，その分臨床工学技士が担う業務量は日に日に多くなっている．冠動脈インターベンション部門では，これまで IABP や補助循環，一時ペーシングなどの管理，保全などが主な役割であったが，現在は IVUS，OCT，FFR，血管内視鏡などさまざまなデバイス機器が普及し，これらの専門的知識が日常のカテーテル治療に欠かせないものとなってきている．また施設によっては，カテーテル治療後のこれらのイメージングデバイスの解析や，被験者・治療情報の収集・管理（メディカルアシスタントに重複する業務でもある）を担うところもある．

放射線技師

　心血管造影装置や動画サーバーシステムの保安・管理を行う．検査中は装置の操作だけではなく，予期せぬ装置のトラブルにも迅速に対処し，また撮像シネ画像はもちろんのこと，冠動脈 CT，MRI 画像などを対比させ検査室内モニターに送る．また，近年心臓カテーテル検査・治療分野における被曝量の問題がクローズアップされており，放射線技師はその放射線機器の知識を駆使しチームの中心となって低被曝化に取り組む必要がある．

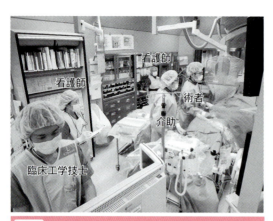
図1 検査室内のカテーテルスタッフ配置

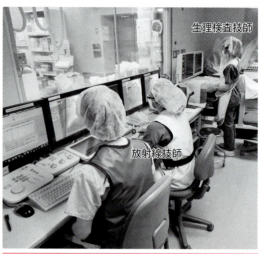
図2 操作室内のカテーテルスタッフ配置

■生理検査技師

　心電図や心内圧など生体ポリグラフから得られた情報をもとに，たとえば心不全患者の心内圧や心拍出量の計測，シャント性心疾患における短絡量，弁膜症における弁口面積や血管抵抗の計測などを行う．

2. スタッフのモチベーションポイント

　近年スタッフの専門認定制度もできてきており，IVR・CVIT合同認定看護師制度からは2013年に初めてのIntervention Nursing Expertが誕生した．今後臨床工学技士や検査技師の認定制度としてInterventional Technical Expertの認定も予定されており，このような認定制度はスタッフの責任感やモチベーションを維持する有用なシステムであろう．

文献
1) 日本臨床工学技士会：心・血管カテーテル業務指針（http://www.ja-ces.or.jp/01jacet/shiryou/pdf/2012gyoumubetsu_gyoumushishin06.pdf）［2017年5月30日参照］
2) 座談会：コメディカルの専門性認定制度を考える．Coronary Intervent **10**：70-73, 2014

Ⅳ. カテーテル室の基本的理解

03 | 放射線防護の基本

本項では循環器病の診断と治療に関するガイドラインの中の「循環器診療における放射線被ばくに関するガイドライン（2011年改訂版）」に基づいて解説する[1].

1. PCIにおける放射線の影響

放射線の影響は確定的影響と確率的影響に分けられる. 確定的影響とは, 障害が発生する最低レベルの線量（しきい値）が存在し, そのしきい値以上では障害の重篤度が線量とともに増加するということを指す. 一方, 放射線を照射された細胞が死滅せずに修復される際に, 生体防御機構が十分に機能しないと, 潜伏期を経た後がんの発現をもたらすことがある. 放射線に起因するがん発生の確率は, しきい値がなく, 線量の増加分とともに上昇するが, がんの重篤度は線量に影響されない. この影響を確率的影響と呼ぶ.

放射線によるしきい線量, 皮膚障害, 発現時期の一覧を表1に示す. このしきい線量は, 放射線障害を防止する上で術者が把握しておかなければならない数値であり, PCI施行時には患者の皮膚吸収線量を重篤な障害のしきい値以下に管理し, 放射線障害を防止することが重要である[2,3].

実際には, 表2に示すように放射線被曝をできるだけ軽減することを念頭にPCIを行わなくてはいけない.

確定的影響において注意すべき組織は, 皮膚, 眼, 生殖腺である. PCIに伴う皮膚障害の報告が多く, 慢性完全閉塞（CTO）では特に注意が必要である. 難治性潰瘍になると皮膚移植が必要になる.

表1 被曝による皮膚への影響

	影響	おおよそのしきい線量 (Gy)	発症までの時間
皮膚	一過性脱毛	3	3週以内
	永久脱毛	7	3週以内
	二次性潰瘍	24	>6週
	虚血性皮膚壊死	18	>10週
	皮膚壊死（遅発性）	>12	>52週
	皮膚がん	未知	>15年
	水晶体／白内障（支障をきたす）	>5	>5年

[1] より改変

表2 被曝線量低減の原則
1. 不必要な透視，撮影をしない． 2. 撮影フレームレートをできるだけ低く設定する． 3. 線量と画質の関係を把握し，装置と検査手技に合った照射条件で検査を実施する． 4. 術者が許容できる範囲での低レートパルス透視を使用する． 5. 付加フィルタを使用する． 6. X線管を患者からできるだけ離す． 7. I.I. をできるだけ患者に近づける． 8. 常に必要な範囲に照射野を絞る．

[1] より改変]

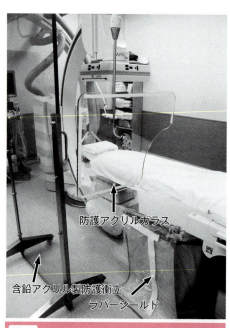

図1 いろいろな防護用具の外観

2. PCI術者とスタッフの防護

　術者の防御については，放射線の防御3原則である，遮蔽，距離，時間を常に考えなければならない．

　遮蔽としては，装置側に防護用具を取り付ける（図1）．①術者の下半身を防護するもの（ラバーシールド），②術者の上半身を防護するもの（防護アクリルガラス），③コメディカルスタッフに対する放射線防護（含鉛アクリル製防護衝立）を併用することで，より広範での遮蔽効果が得られる．その上で，各スタッフは可能な限り管球から離れた位置で仕事をする．

　法令では，心臓カテーテル検査などに従事する放射線診療従事者は，以下の線量限度を

超えて被曝しないように管理しなければならないことになっている.

①5年間につき100 mSv

②1年間につき50 mSv

③女子については,上記の他3月間につき5 mSv

④妊娠中の女子については,上記の他,本人の申出等により病院または診療所の管理
者が妊娠の事実を知った時から出産までの間につき,内部被曝について1 mSv

⑤妊娠中である女子の腹部表面については上記④に規定する期間につき2 mSv

⑥眼の水晶体については,1年間につき150 mSv

⑦皮膚については,1年間につき500 mSv

いかに多くのPCIを施行しようとも,管理者にはこれらの線量限度を厳守することが求められる.防護衣や防護用具を活用し被曝低減を図ること,またガラスバッジなどの個人線量計を着用し,線量限度を超えないよう管理された環境下で作業することが重要である[4〜6].管理者は病院の収益のためにスタッフに過剰な被曝を強要してはいけない.

文献

1) 日本循環器学会:循環器診療における放射線被ばくに関するガイドライン(2011年改訂版).
(http://www.j-circ.or.jp/guideline/pdf/JCS2011_nagai_rad_h.pdf)[2017年5月30日参照]

2) 医療放射線防護連絡協議会:医療放射線管理測定マニュアル2003

3) 日本アイソトープ協会:ICRP Publication 60. 国際放射線防護委員会の1990年勧告.

4) 栗井一夫(編):血管撮影領域における放射線被曝と防護.放射線医療技術学叢書 **17**:22-25,
1999

5) 栗井一夫ほか:最近のX線診断領域における従事者の被曝の問題点と防護衣の在り方検討班
報告.日放線技会誌 **54**:687-696, 1998

6) 水谷　宏ほか:血管撮影における標準的な術者防護用具検討班報告.日放線技会誌 **57**:
1469-1478, 2001

V. PCI のための画像診断・読影法

01 | 冠動脈造影（CAG）とその読影

　冠動脈造影（coronary angiography：CAG）は，本来は立体構造である冠動脈を平面に投影した画像である．したがって，平面の画像から本来の3次元構造がイメージできることが重要である．PCI の術者として独り立ちするためには避けて通れない基本である．

1. パネルの位置とサイズの関係

　投影される面に近いものは小さく，遠いものは大きく見えるため，各投影像によるサイズが変わることも忘れてはならない．現在の通常の X 線透視装置では，X 線を発生する管球が患者の背中側，それを受けて画像を作製するパネルが患者の腹側になる．よって患者が背臥位の場合，常に体の前にある LAD は小さめ，後ろにある Cx は大きめに見えることになる．バルーンサイズの選択で，「迷ったら LAD は 1 サイズ大きめ，Cx は 1 サイズ小さめのバルーンサイズを選択せよ」と先輩に教えられたが，その理由はパネルとの位置関係にある．

2. 造影角度と冠動脈の分離

　表 1，2 に代表的な冠動脈造影の角度と見え方の特徴を述べる．冠動脈の 3 次元モデルを見ながら，その角度と見える枝とその特徴を以下に述べる．これらの代表的な角度で分離できないときには，その応用問題であり，各症例できちんと分離できる冠動脈造影を撮影する努力が必要である．

　必要に応じて分離角度を設定できる能力が PCI の術者になるには重要である．表 1，2 を暗記するよりも，冠動脈立体模型を見ながら，表の内容を理解できていることのほうが困難な場面での応用がきく．

表1 右冠動脈の造影

角度	分離できる	分離できない	コメント
LAO45°（図1）☆☆☆	入り口から近位部，中部（#1，#2，#3）が分離できる．AM枝の分岐は分離できることが多い	末梢（#4）は重なって分離できないことが多い．RV枝の入り口は重なることが多い	右冠動脈へのカテーテル挿入に適している．近位部のPCIでも好まれる
LAO30° Cranial 30°（図2）☆☆☆	末梢部，特に#4AVと#4PDの分岐部と末梢，#3が分離できる	近位部（#1，#2）	末梢のPCIで好まれる
RAO30°（図3）☆☆☆	#2の屈曲部，RV枝との分岐が分離できる．#4の末梢は重なることもある	#1，#3はX線の方向と同一になり分離できない	中部が屈曲しているときのPCIにはよいが，心周期の動きが大きいため，PCIでは術者が乗り物酔いを起こす欠点がある
RAO30° Caudal30°（図4）☆☆	#2から#3にかけての屈曲部#4PDと#4AVが分離できる	近位部は分離困難	CTOのレトロアプローチで，RCAからワイヤーを中隔枝に上げるときに用いられる
RAO30° Cranial30°☆	#1から#2にかけての屈曲部LAO cranialで分離が不十分なとき，#4AV，#4PDがよく分離できることもある	#2から#3の分離は困難	RCAからのSeptal channel経由のワイヤーに用いられる
LAO45° Caudal30°☆	#1から#2にかけての見え方は通常のLAOに近く，横隔膜がかぶって見えにくい場合のPCIにはよい	#3から#4は分離できない	以前の性能の悪いカテーテル台では横隔膜を外すために使ったが，LAO45°と類似している

（よく使う☆☆☆，時々使う☆☆，あまり使わない☆）

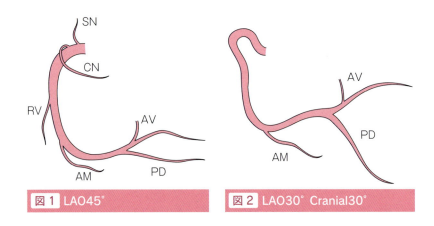

図1 LAO45°　　図2 LAO30° Cranial30°

01 冠動脈造影（CAG）とその読影　51

表2 左冠動脈の造影

角度	分離できる	分離できない	その他
RAO30° Caudal30°（図5）☆☆☆	LMの分岐部，LAD#6，Cx#11が分離できる	LAD#7，D1，D2は困難．Cx末梢も時に分離困難なことがある	LMからLAD，Cxの近位部がよく分離できる
RAO30°☆☆	RAO Caudalに類似するが，Cxの末梢はより分離できる	RAO Caudalに類似	管球を体の近くに置けるので，能力の低いカテーテル台においては，RAO Caudalの代用としてよく使った
RAO30° Cranial30°（図6）☆☆☆	LAD中部から末梢（#7-#8），LADから出る中隔枝，大きなCx末梢がよく分離できることがある	LM，Cx近位部は重なって分離できない	レトロアプローチでLADから中隔枝にワイヤーを挿入する際に使われる LAD#7のPCIによい
Cranial30°（図7）☆☆☆	LAD中部（#7-#8）対角枝との分岐，中隔枝との分岐が分離できる	Cxは全体的に分離困難	LAD#7のPCIではLADがまっすぐ下方向に行くので，中隔枝にワイヤーが迷入した時に早く気付くことができる
LAO50° Cranial20°（図8）☆☆☆	LADとCxが左右に大きく開くので左室側壁を還流する枝がよく分離できる（Diagonal，OM枝など）	LM分岐は分離できないことが多いが，LAO Caudalで分離できないときには逆にLAO Cranialで分離がよい	左室側壁の灌流を見るのに最適で，側壁へのバイパス選択には必須
LAO40° Caudal30°（図9）☆☆☆	LMからLAD，Cxの分岐部，Cx近位部が分離できる	LADは近位部以外の分離困難	いわゆるspider viewと称される
Caudal 30°（図10）☆☆☆	LMからLAD，Cxの近位部および中部が分離できる	LADは近位部以外評価困難	Cxの近位部から中部のPCIで用いられる

Ⅴ　PCIのための画像診断・読影法

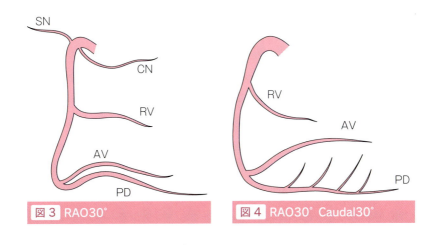

図3 RAO30°　　図4 RAO30° Caudal30°

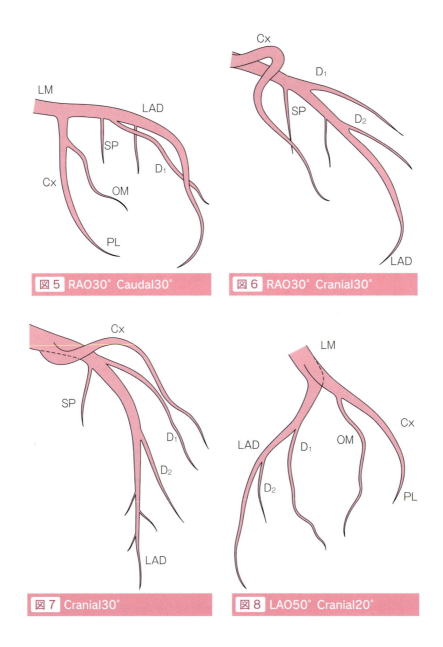

図5 RAO30° Caudal30°

図6 RAO30° Cranial30°

図7 Cranial30°

図8 LAO50° Cranial20°

3. 狭窄度の判定

目測 （表3）

目測の狭窄度は簡便なのでまず習得する．定量性のように思われる指標であるが，実はカテゴリーデータであることに注意する．

TIMIフロー （表4）

急性心筋梗塞のときのPCI前と後で判定する．カテゴリーデータであるが，明確な判

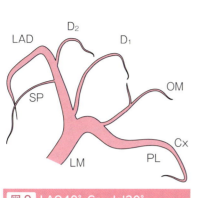

図9 LAO40° Caudal30°

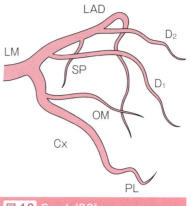

図10 Caudal30°

表3 目測

0%	全く狭窄がない
25%	軽い狭窄
50%	中等度の狭窄
75%	中等度でより強く虚血の原因として有意な狭窄
90%	高度狭窄
99%	造影遅延を伴うもの
100%	閉塞しているもの

表4 TIMIフロー

TIMI 3：造影遅延がない
TIMI 2：造影遅延があるが，造影剤が冠動脈末梢に達するもの
TIMI 1：造影遅延があり，造影剤が冠動脈末梢に達しないもの
TIMI 0：閉塞のため造影剤が病変末梢に進まない

定基準のため判定者によるばらつきが少なく，頻用される指標である．

目視の狭窄度との対応では，TIMI 3 は 0％から 90％に相当．TIMI 2 が 99％，TIMI 1 と TIMI 0 が 100％である．ただし TIMI 1 を 99％という流派もあるが，TIMI フローのほうが正確に定義された指標であり，迷った場合は TIMI 1 と表現して狭窄度を避けるほうがよい．

また，主に STEMI に対する PCI 後に TIMI 2 フローしかないとき「スローフロー（slow flow）」，TIMI 0 または TIMI 1 のときに「ノーリフロー（no-reflow）」ともいう．

定量的冠動脈造影（QCA）による判定

コンピュータにより正確に計測する方法である．カテーテルの径をスタンダードとし，

| 表5 | myocardial blush grade |

Grade 0：心筋微小循環に造影剤が入らない．造影剤がスリガラス様に入る所見が全くないか最小である．すなわち，組織レベルでの再灌流がない

Grade 1：造影剤はゆっくりと心筋内に入っていくが，出て行かない．スリガラス様に心筋は染まる，つまり造影剤の責任病変領域の心筋に入っていくが，そのまま染まったままで次の撮影時（おおよそ30秒後）においても造影剤が残っているもの

Grade 2：ゆっくり造影剤が入り，ゆっくり出て行くもの．スリガラス様に心筋が染まるが通常のwash-out時においても造影剤が残っているもの（3心拍後にもまだ造影剤が残存しているもの）

Grade 3：正常に造影剤が入り，正常に出て行くもの．スリガラス用に心筋が染まり，その後wash-outで抜けていくもの（3心拍後に造影剤が消失しているか，わずかに残っているだけのもの）．これは心筋梗塞でない領域と同じように入って，同じように消失する

それに対し正常部血管径と狭窄部血管径を測定し，狭窄度を算出する［「Ⅴ-02. 定量的冠動脈造影」（p55）参照］．

QCAでやってみると必ず目視よりも狭窄度は軽度になる．すなわち，目視で75％狭窄はQCAでは50％となる．ステントの効果判定としてlate lumen lossなどを正確に計測するときに用いられる．

4. その他の指標

冠動脈造影からその他の指標も計測される．

corrected TIMI frame count（cTFC）

TIMIフロー分類はよくできた分類だが，カテゴリーデータであり，定量データではない．そこで，造影剤が冠動脈の入り口から，冠動脈の末梢に達するまでのフレーム数をカウントすることで，再灌流の指標として用いられるのではないかとして提唱されたもの．LADは長いので，1.7で割ることで，すべての枝を比較可能としている．この割り算が"corrected"とついている理由である．

myocardial blush grade （表5）

心筋微小循環を示す指標としてGibsonらに提唱された．

myocardial blush gradeを心筋梗塞の再灌流時に判定すると，その予後と明確に相関することから，冠動脈の再開通も重要であるが，心筋微小循環を維持する再開通も予後に関連する重要な因子であることを示している．血栓吸引療法では血栓やプラーク量を体外へ除くことでmyocardial blush gradeをより改善し，予後も改善する．

V. PCIのための画像診断・読影法

02 定量的冠動脈造影（QCA）

　実臨床において最も一般的な冠動脈狭窄の評価は，米国心臓協会の視覚的に狭窄度を判定する方法を用いて 0，25，50，75，90，99，100%の7段階に分類してなされるもの［「V-01．冠動脈造影とその読影」表3（p53）］であるが，客観性に乏しいという問題がある．定量的冠動脈造影法（quantitative coronary angiography：QCA）は，コンピュータソフトを用いて自動的に冠動脈造影画像を解析し，その狭窄度を客観的に評価する方法である．冠動脈造影が関わるあらゆる臨床研究，新しいデバイスの安全性に関わる治験や市販後調査などでデータとして公表するには QCA を用いた評価が現在では必須となっている．本項では，初学者にとって必要な QCA に関する基本的な原理や手順についてまとめた．

1. QCA の原理

　造影された冠動脈の大きさを計測するにはまず，すでにサイズが判明している構造物を利用し，キャリブレーションをとる必要がある．すなわち，カテーテルの先端など，血管と同時に撮影する構造物を利用して，そのシネにおける1ピクセルあたりの大きさ（calibration factor：CF）を評価する．その場合，カテーテル屈曲部を選択しないよう留意する．冠動脈のみが映し出され，カテーテルがシネに含まれない場合は，この方法でキャリブレーションをとることができないので注意すべきである．標準的な解析ソフトで推奨される CF は 0.20±0.02 mm/pixel である．ただしこれは，シネの画質が良好であることや，6 Fr 以上のカテーテルを用いていることなどを前提としている．近年は，フラットパネルディテクタ（FPD）の開発により，カテーテルが不要でかつ，より精度が高いキャリブレーションが可能となってきている．

　次に造影された血管の辺縁を，自動辺縁検出機能（edge detection algorithm）によって描く．具体的には，血管像内に開始点と終了点を決定すれば，その間を造影濃度に従って辺縁が描かれる．図1に代表的な QCA ソフト，Medis QAngio XA version 7.2（CMS；MEDIS, Leiden, the Netherlands）を用いた，PCI 前の造影における解析結果の例を示す．図中の狭窄部前後の辺縁ラインを正常な血管として，狭窄がないと仮定した場合の仮想血管径が描かれている．最小血管径となる部位（図1矢印）で示される仮想血管径の値が，対照血管径（reference diameter）となり，これらより狭窄率（diameter stenosis）が求められる．また，仮想血管径と比較の上で狭窄の開始点と終了点が同定され，病変長（obstruction length）が求められる．さらに詳細なレポートでは，平均血管径なども示される．正確な QCA 解析を行うためにはまず，病変の分離や造影の濃度などが考慮された，質の高い冠動脈造影を得ることが重要である．

	Diameter (mm)	Area (mm²)	Length (mm)
Obstruction	0.49	0.19	13.83
Reference	2.88	6.52	
% Stenosis	82.92	97.08	

	Mean Diameter (mm)	Vessel Area (mm²)	Length (mm)
Proximal	2.93	16.09	5.40
Lesion	1.77	24.96	13.83
Distal	2.94	22.00	7.59
Segment	2.33	63.06	26.82

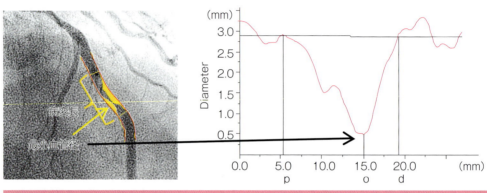

図1 QCA解析の代表例

右図中のグラフでは造影された血管内腔と，狭窄がないと仮定した仮想血管が描かれており，プラーク部位が塗りつぶされている．

2. 標準的解析の手順

❶キャリブレーションをとる

これについては，前項で示した．

❷解析アルゴリズムを選択する

PCI前の造影に関しての解析は通常のアルゴリズムでよいが，ステント植込み後の場合はDESアルゴリズムを選択する．この場合，自動的にステントエッジから5mmがproximal edge，distal edgeとして解析される．大きい枝などに重なり，エッジ部分の解析がどうしても不正確となる場合は，マニュアルでエッジ範囲を短くすることも可能である．

❸QCAに適したフレームを選択する

ワイヤーが入ったシネではアコーディオン現象などで本来の狭窄度の評価が不能となる場合がある．特に経時的変化を評価する場合，すなわちacute gainやlate lossを計測する場合は，角度，患者の体位，心拍相や呼吸相を一致させるよう努める．フレーム数が少

02 定量的冠動脈造影（QCA）　57

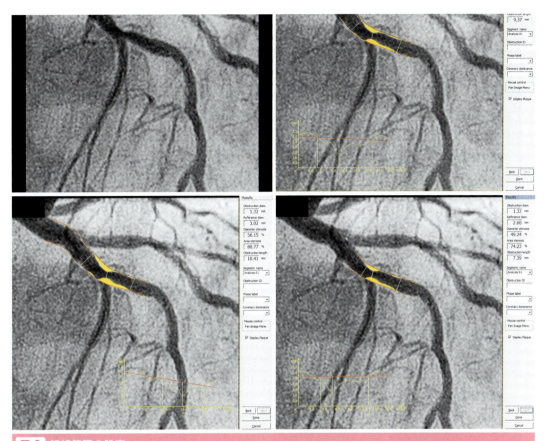

図2　解析範囲の設定

通常，比較的太い側枝がある場合，解析は側枝直後から開始する（右上）．解析範囲に側枝を含めると，対照血管径が大きくなり，狭窄度は増す（左下）．対して解析範囲が狭すぎて，近位部に正常血管が十分含まれないと，対照血管径は小さく，狭窄度は過小評価されてしまう（右下）．

なければ，それだけ最適なフレームを選択することが難しくなることから，QCAを前提とした解析を行う場合は，フレーム数は最低でも25/秒以上とするべきである．

❹開始点と終了点を決定する

　他の枝が重なっている部分の辺縁ラインは不正確となり，病変が短縮されている場合は，最小血管径が過小評価されてしまう場合があるので，対象となるviewの選択の際に留意すべきである．また，解析範囲の選択は，狭窄率に大きく影響することがあり，前後に太い側枝がある場合はこれを境に対照血管径が大きく変化することから，範囲に含めないようにするのが望ましい．図2に示した例では，右上のように対角枝の直後を開始点とするべきである．左下のように対角枝を解析範囲に含めると，対照血管径が大きくなることから狭窄率はきつくなり，右下では逆に近位部に正常血管が含まれず，対照血管径が小さくなることから狭窄率は過小評価される．このようにviewや解析範囲の違いは，結果を大きく左右することから，ステント植込み後とフォローを比較するような場合，両者のviewや解析範囲を極力合わせるようにするべある．フォローの造影を行う前に，正確なQCAを行うことを見越した造影を行うよう十分留意する．

58 V. PCIのための画像診断・読影法

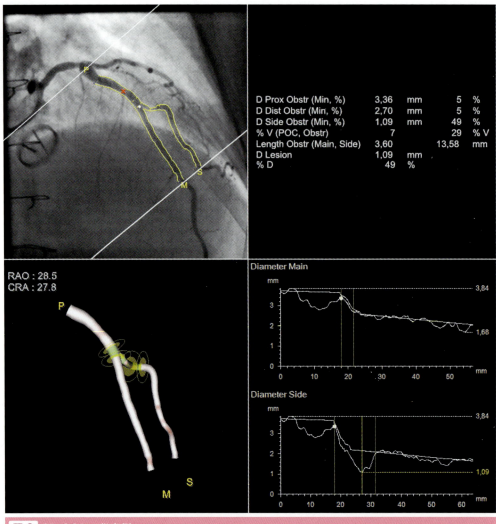

図3 3D QCAの代表例

分岐部を3D QCAを用いて解析した例を示す．CAAS QCA-3D（Pie Medical Leiden, the Netherlands）を用いて解析した．側枝狭窄についてもより客観的な狭窄度の評価が可能となっている．

❺血管辺縁のラインを修正する

どうしても正確な辺縁ラインが自動で同定されない場合は目視で修正する．目視で修正した場合でも，コンピューターが濃淡差を感知してトレースしてくれるため，客観性は保たれる．

❻ステント植込み後の場合はステント範囲を選択する
❼結果が得られる

視覚的な評価と，明らかな乖離がないかを確認し，あれば解析範囲や血管辺縁ラインの妥当性について，再度検討する．

02 定量的冠動脈造影（QCA）　59

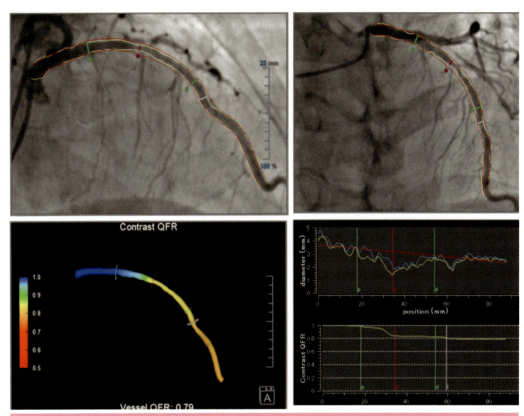

図4 QFR解析の実際

安静時胸痛を主訴に来院された70歳代の男性．左前下行枝中部に50%程度の狭窄を認める．Medis QAngio XA/3D（CMS；MEDIS）を用いた解析によりfQFRは0.79と算出された．実際にPressure wireを用いて，アデノシン三リン酸投与で最大充血を得て算出されたFFR値もまた0.79であり，一致したデータが得られている．右下のQFR diagramを参照することによって，虚血の責任領域を把握し，治療範囲の検討に応用できる．またForeshorteningが小さい撮影角度も提示され，本症例ではRight anterior oblique 4°, Cranial oblique 19°が最適と示された．PCI施行にふさわしいviewの判断に有効と思われる．

3. 最近の進歩

　そもそもQCAは，本来3次元である血管を2次元であるものとして解析しているものであり，解析に用いられるアンギオ画像の角度次第では，実際の血管長よりも短く解析されてしまう（foreshortening）ことがありうるほか，別の枝との重なりやプラークの偏心性などで解析結果が修飾されることが問題であった．最近の解析ソフトでは，3次元再構成画像から狭窄度をより正確に判定することが可能となっている．実際の解析例を図3に示す．

　さらには3D QCAの進歩により，QCAデータをコンピュータ解析することによって擬似的に冠血流予備量比（FFR）値を算出することも可能となっており，QFR（quantitative flow ratio）と呼ばれている．まず3D QCAを，角度差25°から45°の2方向の血管造影画像をもとにして行う．この時点では最大充血の冠血流速度を0.35 m/secと仮定して

fQFR が算出される．続いて造影剤注入によって得られる TIMI フレームカウントから擬似的に最大充血時の冠血流速度を推定し，fQFR を補正した cQFR が算出される．実際の解析例を図4に示す．

3D QCA を行うためには，2 方向の質の高い造影が必須であり，かつ FPD による位置情報の記録のためパニングができないなどの制約はあるが，今後 PCI ストラテジーの決定やエンドポイントの客観的判定に応用可能と考えられる．

V. PCIのための画像診断・読影法

03 | 心臓CTとその読影

　冠動脈疾患診療領域における心臓CTの役割は2つある．1つは診断であり，もう1つはPCIの治療補助情報として利用することである．本書の性格上後者に絞り，PCIに利用できるCT画像の読影法とその活用方法について述べる．

1. CT画像の表示方法

　CT画像にはさまざまな表示方法があり，それぞれに長所と短所がある．CTを活用する上では，まずその特性を理解することが重要である．

volume rendering（VR）（図1）

　心外膜より外側の組織情報をすべて除去し，心外膜内の造影剤およびそれ以上のCT値（石灰化，ステント）のみ表示したもの．3次元的に心臓を外側から観察することができるため冠動脈の立体構造とその分布が理解しやすい．短所としては心外膜からの観察しかできないため狭窄の詳細な評価が難しいこと，プラーク情報がないこと，ステント内評価ができないことである．

curved planner reconstruction（CPR）（図2）

　3次元的走行の冠動脈を平面に伸ばして表示したもので長軸方向を軸として360°回転させて観察できる．長軸断面像であり，厚みは最小値の画像となる．内腔情報とプラーク情報の両方を有しており，狭窄度診断とプラーク組織診断が可能である．短所としては本来

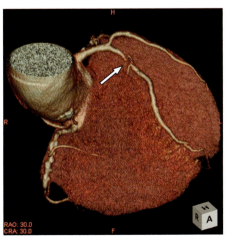

図1 volume rendering 画像
狭窄病変（矢印）の確認はある程度可能であるが，内腔情報のみでプラークを観察することはできない．また，真腔内造影剤が存在するために観察方向がほぼ心外膜面からだけとなる．

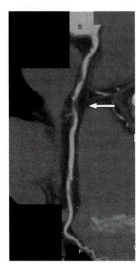
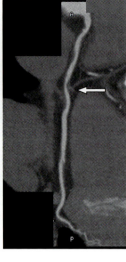

図2 curved planner reconstruction (CPR) 画像
冠動脈の3次元走行を平面に伸ばして表示するもので長軸断面画像である．360°回転させて内腔，プラークを観察できるが，血管内腔の中心をトレースできていない場合に狭窄を過大評価する可能性がある．左図は「血管」の中心，右図は「血管内腔」の中心をトレースして作成したCPR画像である．左図では高度狭窄に見えるが実際には右図の通りに中等度狭窄である．

の形態から変形されていること，分岐部評価が難しいこと，すべての分枝を観察することが難しいこと，長軸断面であるため石灰化は一部しか表示されず過小評価する傾向にあること，そしてトレースが血管内腔中心から外れると狭窄を過大評価してしまうことがあげられる．

lumen view（CPR）(図3)

CPR画像をさらに変形させて完全に直線化させた画像である．CPRと同様に長軸方向断面画像で360°回して観察でき，内腔情報とプラーク情報の両方を有しているものの，もはや冠動脈の原形はとどめておらず病変の局在をCAGと対比して理解することは困難であり，特に分枝との位置関係を知ることは期待できない．

直交断面画像 (図3)

冠動脈の断面画像であり，侵襲的冠動脈検査でのIVUSに相当する画像である．画像は厚みが最小値のMPR画像であり，内腔およびプラークの観察が可能である．通常はlumen viewとセットで作成する．

angio MIP (図4)

冠動脈内の高吸収領域のみを表示させた画像で，造影剤と石灰化のみが抽出されている．画像の特性としてはほぼCAGと同じ画像が作成され，正に簡易CAG画像である．CAGに勝る点は観察角度の制限がない点であるが，最大の短所はCAGと同じく石灰化以外のプラーク情報がないことであり，そのほか他の枝との重なり合いで評価が難しい場合がある．

slab MIP (図5)

単純に3次元的ボリュームデータを任意の平面で切り出して観察するものであり，ほと

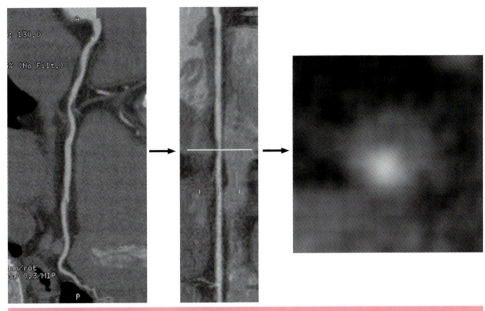

図3 lumen view と直交断面画像

CPR 画像をさらに直線化した画像が lumen view である．文字通り，主に狭窄病変の有無を見るための画像である．また，プラークも観察することができるが長軸画像では本来の形態から大きく変形されている．直交ラインをスクロールして断面画像が確認でき，この断面画像は変形処理はされておらず本来の形態そのままである．

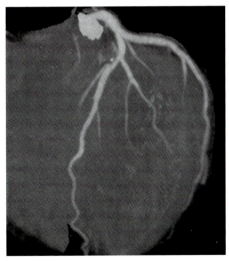

図4 angio MIP

冠動脈内造影剤および冠動脈石灰化のみを抽出したものである．ほぼ CAG と同じ要素を描出する．石灰化以外のプラーク情報はない．

んど画像に手を加えないものである．ただし，切り出す画像は通常 5 mm 程度の厚みを持たせた断面を MIP（maximum intensity projection）で表示したものである．3 次元的冠動脈を 2 次元画面に表示しようとした場合には，ある程度奥行きを持たせた画像でなければ観察が難しいからである．MIP の厚みを小さくすれば，前後の情報がなくなり局所のより詳細な情報が得られ，厚みを大きくすると血管走行が観察しやすくなるので必要に応じて調節するとよい．3 次元ボリュームデータを回転させたり，前後に移動させたりする

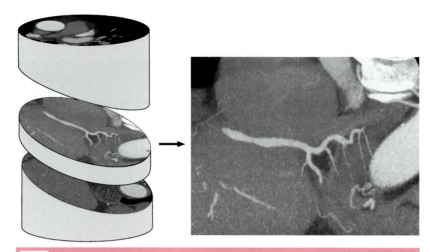

図5 slab MIP
200枚程度の短軸CT画像を3次元的に積み重ねてボリュームデータを作成してそれを任意の断面で厚みをもってスライスして，それをMIP画像にする．この画像の切り出し方向，厚みを自由自在に変えることでさまざまな方向から冠動脈を観察する．画像加工をしないため形態の変形はなく，内腔，プラークのほか心筋，周辺臓器も観察が可能である．
（症例から学ぶインターベンショナリストのための心臓CT活用ハンドブック，p10，メディカ出版，2013より許諾を得て転載）

ことであらゆる関心領域を表示させることが可能である．この方法であれば冠動脈の3次元的形態を変えることなく冠動脈すべての分枝において内腔およびプラークが同時に観察可能であり，前述の画像表示方法の長所をすべて集めたような方法である．ただし，自分自身でワークステーションを操作して画像を観察する必要があり，習熟を要する．また，冠動脈全体を一度に表示することは不可能である．

これらをどのように使い分けるかは意見の分かれるところであるかもしれないが，筆者はまず，冠動脈の3次元的形態をVRで観察し，スクリーニングとしてはCPR画像を観察している．それで評価が難しい部分や狭窄病変についてはslab MIPで観察している．CTO病変に対するPCIを行う場合には，アンギオ装置での観察方向に合わせたangio MIP画像に閉塞血管を表示するとおおまかな血管走行が理解しやすい．ただし，その場合も細部はslab MIPで観察する．

2. CTの活用方法

主なポイントは以下の3点である．

①形態情報
②プラーク性状
③慢性完全閉塞（CTO）病変

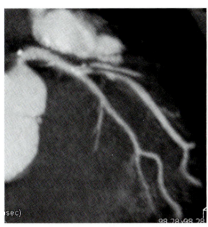
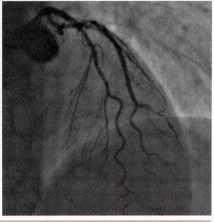

図6 CAGでは分離困難な病変（slab MIP 画像）

CAGでは分離困難で確認が難しいがCTではD2に高度狭窄を認める．CTでの観察角度はRAO：55°/CRA：55°とCAGでは撮影不可能な角度である．

形態情報の活用（図6）

　CAGでは撮影角度に制限があり，枝の重なり合いのために部分的に確認が困難な場合がある．しかし，CTには観察方向の制限がなく，slab MIPを用いて厚みを調節すれば前後の枝の重なりも除去して観察が可能である．したがって，CTではCAGで分離が難しい病変の確認が容易である．

プラーク性状

　プラーク性状にもさまざまなものがあるが，PCIの際に注意が必要なものは末梢塞栓の原因となる脂質性プラークとデバイス通過困難および拡張困難となる石灰化プラークである．

❶脂質性プラーク（図7）

　CTでは水が0 HU，空気が-1,000 HUと規定されており，油成分は0 HU以下で表示される．IVUS上のattenuated plaqueや急性冠症候群との関連としては30 HU未満のプラークがその関連因子として報告されている．ただし，PCIの手技上で問題となるのは術中末梢塞栓の有無であり，筆者らのデータでは安定型動脈硬化性病変において0 HU以下の組織を含むプラーク（これを筆者らはvery low attenuated plaque：v-LAPと呼んでいる）が存在すると陽性適中率（PPV）/ 陰性適中率（NPV）：13.0％/99.6％と末梢塞栓発生のよい予測因子であった．IVUSでのattenuated plaqueがPPV/NPV：15.4％/99.8％であったため若干の劣りはあるもののほぼ同等の予測力であった．ただ，それぞれ単体では陽性適中率が低く臨床的有用性は低い．そこで，この2つの予測因子を合わせて検討すると，2つの因子をともに有する場合にはPPV/NPV：31.1％/99.7％とNPVを落とさずPPVを向上させることができ，臨床的有用性が増した．すなわちCTでv-LAPがあり，IVUSでattenuated plaqueが存在すれば1/3の確率で末梢塞栓が発生し，そのいずれか

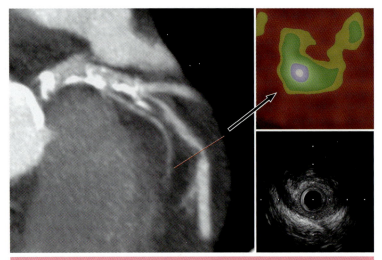

図7 脂質性プラーク（slab MIP 画像）

LAD mid の病変は限局性ではあるが CT で v-LAP（very low attenuated plaque）を認め，IVUS で attenuated plaque を認めた．この病変はステント留置後に ST 上昇を伴う slow flow 現象をきたした．

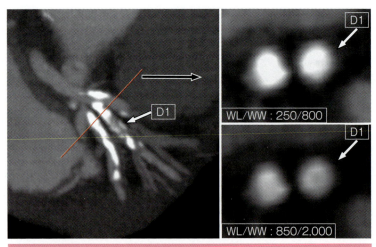

図8 石灰化プラーク（slab MIP 画像）

通常冠動脈を観察する WL/WW：250/800 では D1 近位部に血管断面すべてが石灰化で占められる部分があり，WL/WW：850/2,000 に引き上げるとその石灰化の中心部分にやや CT 値の低い非石灰化領域が確認でき全周性の石灰であることがわかる．この部分は 2.25 mm バルーンを 26 atm で拡張したが，indentation が取れなかった．

の因子が存在しなければ 99% 以上の確率で起こらないといえるということである[1]．

❷石灰化プラーク（図8）

石灰化はデバイスの通過困難，バルーンによる拡張困難の原因となる点で問題である．CT 画像では石灰化のような X 線高吸収体はブルーミングアーチファクトを有し，辺縁がぼんやりぼやけて実際よりも大きく見えるために過大評価する傾向にある．石灰化をみる

03 心臓 CT とその読影   67

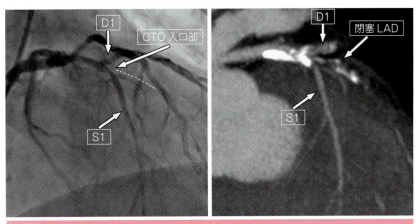

図9 CTO 入口部（slab MIP 画像）

LAD 近位部の CTO 症例だが CAG では CTO 入口部の同定が困難であるが，CT では閉塞した LAD が明確に描出され，D1 と S1 の分岐部に CTO の入口部が存在することが確認できる．

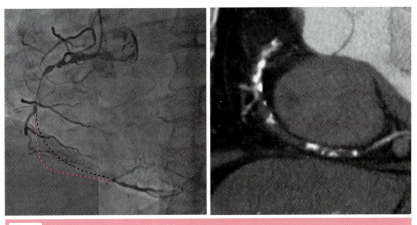

図10 血管走行（slab MIP 画像）

RCA mid の CTO であるが，2通りの可能性が考えられるが CAG からはどちらかを裏付ける情報はない．CT では閉塞血管が明瞭に描出され，実際には上方を走行するラインであることがわかる．

場合にはまず，ウィンドウレベル（WL），ウィンドウ幅（WW）の調整が必要である．筆者は通常 WL/WW：200～300/800～900 程度で観察しているが，石灰化を観察する場合には WL/WW：400/1,200 程度に引き上げて観察すると本来の石灰化形態に近づけることができる．

　石灰化の形態把握には血管断面で確認する．もちろん，長軸方向の石灰化分布も重要ではあるものの，デバイスの通過性，バルーンの拡張性を予測するためには全周性石灰化の有無が重要である．そのうちでも最も重要なサインは，断面を通常の WL/WW で見るとブルーミングアーチファクトのため内腔は確認できなくなり，血管断面すべてが石灰化のように見える場合である．筆者らはこれを full moon calcium と呼んでいて，これが存在する場合には高率にロータブレーターが必要となる．この石灰化の WL/WW を引き上げ

て観察すると石灰化塊の中心に CT の比較的低い領域と全周性の石灰化が観察される．ただし，WL/WW を引き上げて観察してもそれが確認できない場合には偏心性石灰化塊である可能性がある．

慢性完全閉塞（CTO）病変

CTO に対する PCI の難易度が高い理由の1つは閉塞血管が CAG では可視化されないことである．心外膜冠動脈周囲には心外膜脂肪組織が存在するため CT では閉塞血管で造影剤で満たされていなくても血管の形態，走行を確認することができる．さらには CTO 入口部・断端，閉塞血管径，石灰化分布も確認できる．これらは CTO 内でガイドワイヤーを進めるための有力な情報となり，これらを十分に理解したうえで PCI を行えば CAG 情報だけの PCI と比べて格段に情報量が多く成功率も向上することが期待できる．（図9，10）

CT 画像を上手に使えば PCI はより確実に行うことができる．そのためには，自らがワークステーションを操作して CT 画像を入念に観察することが重要である．加えて習熟が必要であるが，slab MIP 法を用いて観察することをお勧めしたい．

文献

1) Okutsu M et al : Predictive potentials of distal embolism during percutaneous coronary intervention by intravascular ultrasound and multi detector computed tomography. J Am Coll Cardiol **59**〔Suppl A〕, A300, 2012

Ⅴ. PCIのための画像診断・読影法

04 | 心筋シンチグラフィとその読影

心筋シンチグラフィとは，心臓特異性の高い放射性同位元素を静脈に注射し，放出される放射線を検出，その分布を画像化したものである．利点としては，心筋虚血の部位診断から，viabilityの評価，心機能の評価まで行えること，侵襲性が低く，腎機能にも影響を与えないことなどがあげられる．欠点としては，検査費用が高価であること，専用の設備や施設が必要であること，放射線被曝の問題がある．

1. 心筋シンチグラフィの検査法 (表1)

心筋シンチグラフィは，安静時に行う方法と，心筋に運動や薬剤で負荷をかける方法の2つがある．

負荷心筋シンチグラフィ

最も多く行われている検査であり，心筋虚血の誘発を目的として行う．安静時の検査と組み合わせて2回の撮像を比較して評価する．運動による負荷検査は生理的な負荷法で，胸部症状，心電図変化も合わせて評価できる．しかし，通常の運動負荷検査で禁忌となるような例では行うことができない．急性期心筋梗塞や高リスクの不安定狭心症の症例，大動脈瘤があったり，十分な運動ができない場合にも適していない．薬剤による負荷ではアデノシンやジピリダモールを用い負荷をかけるが，コントロール不良の喘息や無治療の高度房室ブロックのある患者では行うことができない．

表1 心筋シンチグラフィの検査法

検査方法	使用製剤	検査目的	備考
運動負荷シンチグラフィ（心筋血流）	²⁰¹Tl（1回投与）⁹⁹ᵐTc製剤（2回投与）	虚血部位診断，虚血量，viability，重症度，心事故リスクの評価	β遮断薬は48時間前の休薬が望ましい
薬剤負荷シンチグラフィ（心筋血流）			カフェイン，アミノフィリンは12時間前より中止
安静心筋シンチグラフィ（心筋血流）	²⁰¹Tl，⁹⁹ᵐTc製剤ともに1回投与	梗塞部位診断，心機能（心電図同期SPECT）	安静時に1回の撮像
安静心筋シンチグラフィ（その他）	¹²³I-BMIPP（脂肪酸代謝）¹²³I-MIBG（交感神経機能）	冠攣縮性狭心症の診断，交感神経機能の評価	他核種と比較したり，2回の撮像を行う場合がある

核種

　核種としては，^{201}Tl（タリウム）と ^{99m}Tc（テクネチウム）標識製剤（TF，MIBI）がある．^{201}Tl は歴史的に長く使用されており，虚血の診断や viability の評価に優れている．再分布するため1回の投与で負荷時と安静時の画像を得ることができる．一方，^{99m}Tc 製剤は半減期が短く，大量投与が可能であるため，^{201}Tl より高画質であり，心電図同期解析にも適している．負荷時と安静時で2回の投与が必要である．

2. 心筋シンチグラフィの読み方

アーチファクトの有無の確認

　大事なのはアーチファクトの有無を確認することである．その際，以下の点に注意する．

❶体動がないか？

　体動があると，冠動脈の支配領域に一致しない欠損や，不自然な高集積スポットが出現する．

❷軟部組織による吸収は？

　女性なら乳房による前壁の集積低下，腹部臓器や横隔膜による下後壁の集積低下に注意する．負荷時，安静時ともに集積の低下を認める．

❸左脚ブロックや心室ペーシング例か？

　運動負荷時に中隔の血流欠損像を認めることがある．

　アーチファクトの有無に注意して，以下の手順で検査を行う．

　①まずは短軸像で，取り込み低下部分を探す．2つ以上の断面で欠損があれば有意欠損．冠動脈の支配域に一致しているかどうかを他の軸像とあわせて確認する．

　②虚血と梗塞の別，viability の有無を評価する．

　※心筋周囲の情報も評価（右室の描出→右心負荷，肺集積→肺うっ血など）

　③^{99m}Tc の場合は，QGS などの解析ソフトによる左室駆出率や壁運動の評価も行う．欠損出現部に壁運動低下を認めるかどうかもあわせて確認する．

チェックすべきポイント

❶3枝病変の場合，虚血が出にくい

　SPECT はあくまで心筋血流の相対的評価法であり（図1），心筋全体の血流が低下する場合には虚血の検出が難しい．臨床的に多枝病変が疑われる場合は冠動脈造影検査を行う．

❷重症虚血を見逃さないようにしよう

　重症虚血の場合，一過性心内腔拡大（transient ischemic dilatation：TID）を認めること

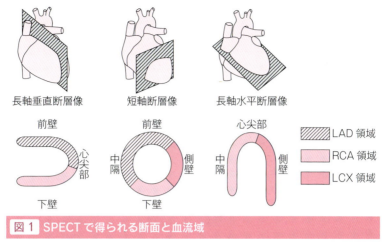

図1 SPECTで得られる断面と血流域

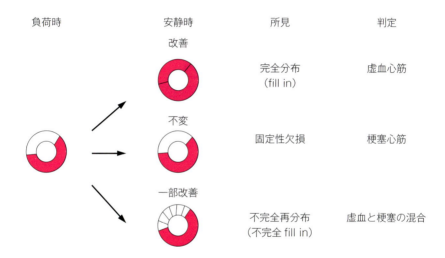

※安静時にさらに低下した場合，逆再分布といい再灌流後にみられることがある．

図2 負荷時と安静時の心筋SPECTパターン

がある．負荷時の内腔が安静時の内腔より拡大している所見に注意する（負荷時容積/安静時容積＞1.2）（図2）．

3. 心筋シンチグラフィをどう治療にいかしていくか？

　心筋シンチグラフィは冠動脈病変の診断に際し，感度：80〜90％，特異度：70〜95％といわれており，高齢者に対しても安全に行える検査である．これに加え診断のみならず治療法を選択する際にも有用であり，PCIを適切な症例に行うために必要な検査となっている．

表2 SPECT画像から推奨される治療法

SPECT画像	推奨される治療法
正常※	通常の投薬治療
中等度血流低下	積極的な投薬治療
高度血流低下（虚血領域＞10％）	血行再建術が望ましい

※わが国で行われたJ-ACCESS研究によると，心筋SPECTが正常の場合，重症心イベント（心死亡，非致死的心筋梗塞）の発生率は年0.5％と低リスクであることがわかっている．

(Nishimura T et al : Eur J Nucl Med Mol Imaging **35** : 319, 2008 より引用)

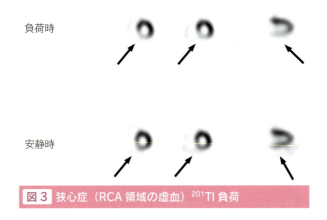

図3 狭心症（RCA領域の虚血）^{201}Tl負荷

SPECTを治療法の選択に役立てる

表2にSPECT画像から推奨される治療法をまとめた．

図3の場合，RCA領域の重症虚血を認めている．血行再建術の施行が望ましい症例である．

SPECTをviabilityの評価に役立てる

心筋に生存性があるか確認し，生存心筋に対し血行再建術を行うことで左室機能の改善を認めることがあるため評価を行う．トレーサーの集積率（％uptake）が50％程度あれば，viabilityありと考える．

図4の場合，LADの梗塞を認めている．欠損スコアが3点以上の場合，viabilityがないと考えられる．この症例は，SSSが14以上と重症症例で心尖部には残存心筋がないと考えられ，同部は血行再建術後の壁運動改善は見込めない可能性が高い．

04 心筋シンチグラフィとその読影　　73

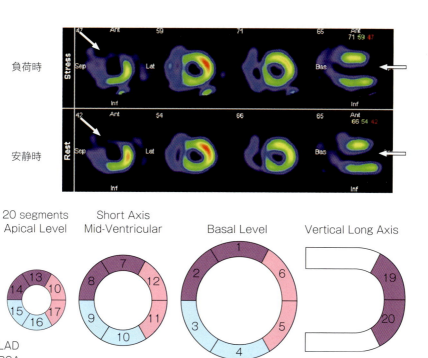

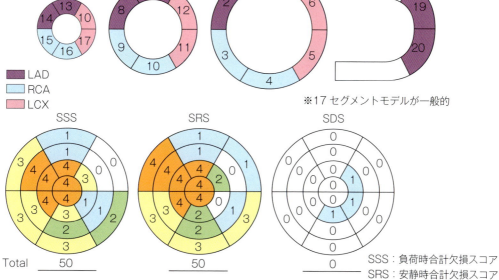

図4　心筋梗塞（LAD領域の梗塞）^{99m}Tc-TF 負荷

V　PCIのための画像診断・読影法

V. PCIのための画像診断・読影法

05 血管内超音波（IVUS）とその読影

人の可聴領域は約 20〜20,000 Hz とされ，それより高い周波数を持つ音を超音波と呼ぶ．血管内超音波（intaravascular ultrasound：IVUS）はその超音波を利用した血管内画像診断法である．IVUS は，20〜60 MHz という高い周波数の超音波が用いられており，その探触子に近接する領域において，優れた分解能を持つ断面像を得ることができる．冠動脈においては，その内腔，3 層構造，血管周囲組織を捉えることが可能で，その画像は PCI 時の治療戦略を立てる上で貴重な情報源となる．また，血管周囲のランドマークを利用することで，血管のどの場所を観察しているかを把握することができる．

1. 基本画像

冠動脈は，内膜，中膜，外膜の 3 層構造をしており，IVUS ではそれぞれ，高輝度—低輝度—高輝度の 3 層となる（図1）．

内膜（intima）

動脈硬化の主たる病変は内膜に起こる．プラークは内膜の変化である．

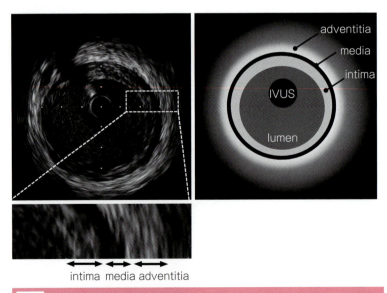

図1 基本画像

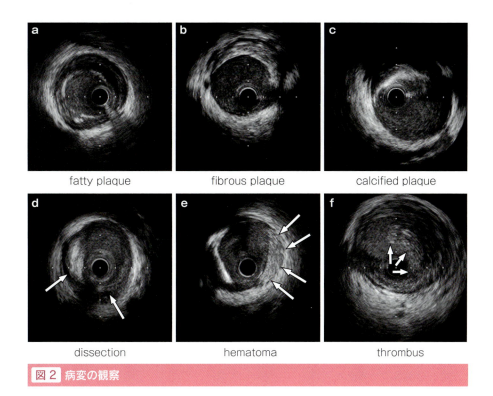

図2 病変の観察

中膜（media）

弾性線維からなり，IVUSで低輝度に描出される．その内側は内弾性板（internal elastic lamina：IEL），外側は外弾性板（external elastic lamina：EEM）に相当．ヒトの冠動脈ではIELは病理学的に消失していることが多く，内膜と中膜とは分けられないことが多い．

外膜（adventitia）

最外層．高輝度領域であり，しばしば同輝度となる血管周囲組織との境界は不明瞭となる．

2. 病変の観察（定性評価）

PCI時のデバイス選択に際して，プラーク性状の違いを知ることは重要である．また血管解離など，緊急的な対処を要する可能性のある画像を提示する（図2）．

脂質性プラーク（fatty plaque）（図2a）

脂肪組織に富み，低輝度に描出される．ソフト（soft）プラークとも呼ばれる．

線維性プラーク (fibrous plaque) （図 2b）

線維成分に富み，脂質と石灰の中間の輝度，もしくは血管周囲と同輝度で描出される．ハード（hard）プラークとも呼ばれる．

石灰化プラーク (calcified plaque) （図 2c）

高輝度に描出され，音響陰影を伴う．

＊上記が混在するものは，混合性プラーク（mixed plaque）として区別する．

解離 (dissection) （図 2d）

内膜ないし中膜が裂けることで，血管壁の一部が内腔側に剝がれた状態．バルーン拡張後やステント留置後に発生頻度が高いが，自然発生の場合もある．

血腫 (hematoma) （図 2e）

解離腔に流入した血液が，盲端にたまって高輝度に描出される．生食や造影剤がたまった場合は無エコー野となる．

血栓 (thrombus) （図 2f）

血栓形成からの時間経過によって IVUS で描出される輝度は異なる．一般に形成早期は低輝度で，時間経過とともに不均一な高輝度へと変化する．プラークとの判別が困難なことも多いが，周囲との輝度の違いや形状（内腔に向かって凸）などを判断材料にする．また動画やコントラスト法などを活用すると診断しやすい．

3. 計測の方法（定量評価）

その病変部の血管サイズやプラーク面積を知ることは，PCI 時においてバルーンやステントサイズを選ぶ際の一助となる．（図 3）

血管断面積 （図 3a）

外膜とその周囲組織との境界は不明瞭であることが多く，中膜の最外縁である外弾性板（EEM）までを便宜上血管サイズとして代用する．よって，正しくは外弾性板面積（EEM cross sectional area：EEM CSA）と呼び，最大／最小血管径は，最大／最小 EEM 径（max／min EEM diameter）で代用される．

内腔断面積 (lumen CSA) （図 3b）

最大内腔径，最小内腔径（max／min lumen diameter）が算出される．比較対照

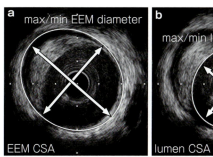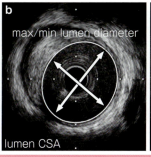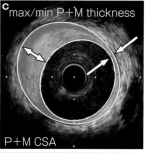

図3 計測の方法

lumen area stenosis＝(reference CSA－lumen CSA)/reference CSA
P+MCSA＝EEM CSA－lumen CSA
plaque burden＝100×(P+M CSA/EEM CSA)
eccentricity＝(max P+M thickness－min P+M thickness)/max P+M thickness

(reference CSA) として病変の近位部，遠位部もしくは両者の平均を使用し，内腔狭窄度 (lumen area stenosis) が算出できる．インターベンション治療を行うかどうかの判断に用いる．

プラーク断面積 (図3c)

EEM CSA－lumen CSA で算出するが，実際には中膜が含まれるため，正しくはプラーク (plaque) および中膜 (media) 断面積 (P+M CSA) と呼ぶ．P+M CSA における，最大／最小 P+M 厚 (max/min P+M thickness) も測定する．以上より，プラーク面積率 (plaque burden)，プラーク偏心率 (eccentricity) も算出でき，ステント留置場所の決定などに用いる．

4. IVUS 上での位置関係

IVUS では，冠動脈の遠位部を覗き込むようにして，その場の断面を画像化している．通常は遠位部から，一定のプルバックスピードで記録するため，側枝は画面の外から合流してくるように描出される．各枝で見え方に特徴があるが，いずれも血管造影との対比が重要である (図4)．

左前下行枝 (LAD)

12時方向を心外膜側とすると，6時方向が心筋側となる．また中隔枝は主に6時方向から，対角枝は9時方向から合流してくる．

回旋枝 (LCX)

房室間溝を走行する．12時方向を心外膜側とすると，LAD，鈍縁枝 (OM)，後側壁枝

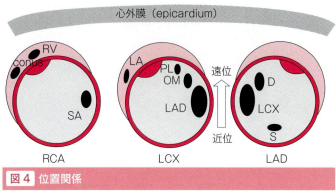

図4 位置関係
SA：洞房結節枝，RV：右室枝，conus：円錐枝，LA：左房枝，OM：鈍縁枝，PL：後側壁枝，D：対角枝，S：中隔枝

(PL) は 3 時方向より，左房枝 (LA) は 9 時方向より合流する．

右冠動脈（RCA）

房室間溝を走行し，遠位では後室間溝枝（PD）が心尖部に向かう．12 時方向を心外膜側とすると，右室枝（RV），円錐枝（conus）が 9 時方向から近づき，12 時方向から合流する．洞房結節枝（SA nodal）は 3 時方向より合流する．

上記以外では，冠動脈周囲に観察される静脈がオリエンテーションの一助となる．LAD 遠位部では，前室間静脈が 3 時と 9 時方向に，近位になるとそれらが合流し，10～12 時方向を走行する．LCX の 9 時方向には冠静脈洞があり，近位になると心外膜側から LCX を横切って行く．RCA では前心臓静脈が心外膜側を横切るように描出される．

5. アーチファクト

画像を描出するにあたり，下記のアーチファクトが存在する（図 5）．

ガイドワイヤー（guidewire）（図 5a）

高輝度に描出され，ワイヤーの種類により，その後方は音響陰影または多重反射となって描出される．

血球ノイズ（blood-speckle）（図 5b）

周波数の高い IVUS では，血球からの信号はノイズとして描出される．内膜との境界を知るのに重要な信号でもある．高度狭窄などで血流速度が落ちている場合，その血球信号はより強くなる（高輝度）．

05 血管内超音波（IVUS）とその読影　79

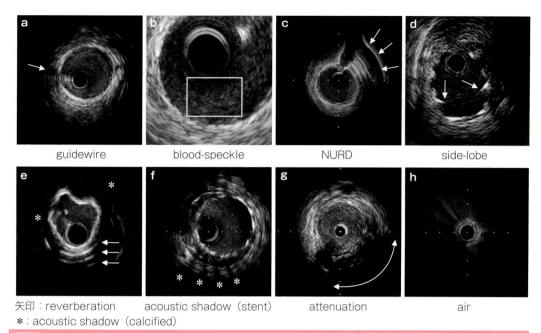

矢印：reverberation
＊：acoustic shadow（calcified）

図5 アーチファクト

non-uniform rotational distortion（NURD）(図5c)

　回転ムラにより生じる．主に探触子自体が回転する機械走査型で生じ，カテーテル自体は回転しない電子走査式では生じにくい．カテーテルをより直線上に保つことで回避できるが，高度屈曲病変により生じたものには対応できない．

サイドローブ（side-lobe）(図5d)

　探触子からは，メインローブからの高出力な超音波以外に，サイドローブから斜め方向にも超音波が発信されている．音響インピーダンスの強い反射体が存在すると，このサイドローブからの反射信号が虚像となって，メインローブによる画像の側に現れることがある．

多重反射（reverberation）(図5e, 矢印)

　音響インピーダンスの強い反射体が存在すると，その反射体と探触子の間で信号の反射が繰り返されることがある．これが多重反射であり，2度跳ね返った信号は，その反射体位置の2倍後方に描出される．

音響陰影（acoustic shadow）(図5e, f)

　超音波がすべて反射されると，その後方には何も描出されない．高度石灰化，ステント，ガイドワイヤーなどがそれに当たる（図5e＊，図5f＊）．

減衰 (attenuation) (図5g)

　超音波が散乱，吸収されるような組織に当たると，その画像は徐々に減衰していくように描出される．壊死性コアを多く含むようなプラークがそれに当たる．

気泡 (air) (図5h)

　探触子の表面にエアが付着していると，超音波はそれを通過できず，画像信号が得られない．エアの量にもよるが，カテーテル内に多量に混入した場合，画像はほぼすべて低信号（黒色）となってしまう．

　その他，周囲の別の機器による電気（干渉）ノイズ，IVUSカテーテルの断線によるアーチファクトが存在する．

V. PCI のための画像診断・読影法

06 | 光干渉断層撮影（OCT/OFDI）とその読影

OCT とは optical coherence tomography（光干渉断層撮影）の略語で，近赤外線光（波長 1,300 nm）と干渉計を用いて微小な組織を観察するための高画質断層画像技術を用いており，空間解像度は 15 μm 程度と非常に高い．当初は time domain OCT という，観察部位の近位部をバルーンで閉塞し血流の遮断が必要であったが，近年は frequency domain OCT（FD-OCT）というガイディングカテーテルからのフラッシュのみで撮影できるものになったため，より臨床的使用が可能になった．現在，St. Jude Medical 社（OCT）およびテルモ社（OFDI：Optical Frequency Domain Imaging）の 2 社が FD-OCT を市場で販売している．

1. IVUS との比較

血管内腔の径，面積，および病変長に関しては，現在すでに広く利用されている IVUS とほぼ同等に使用できると考えられる．ステントサイズ，ステント長を決定するために必要な情報を正確に得ることができると考えられるが，羽原らの報告によると，IVUS ガイドで留置したステントサイズに比して，OCT ガイドではステント径が小さく，留置圧が低くなる傾向があると報告されている[1]．さらに，久保らがファントムを用いた実験や実際の症例を用いて検討した結果，OCT での計測がより正確な値となり，IVUS ではむしろ本来の径より大きく計測される傾向があることが示した[2]．ただし，これまでの冠動脈インターベンションが IVUS ガイドで好成績を上げている歴史を考えると，それを否定して OCT のほうが正確である，と決め付けるよりはそれぞれの特性を理解して値を解釈することが重要であるとともに，OCT ガイド PCI には OCT を用いたエビデンスが必要であると筆者は考えている．

OCT/OFDI は高分解能を有するが，深達度は IVUS と比べると劣る．血管内腔面から近いものはよく見えるが，深部は見えにくいということになるが，現在の世代の OCT/OFDI では深達度も改善してきている．

2. OCT/OFDI の基本的な画像の読影

正常血管構造

冠動脈は正常部において外膜，中膜，内膜の 3 層から成り立っている．OCT/OFDI でみると内膜が high signal，中膜が low signal band，外膜が high signal となる（図 1a）．

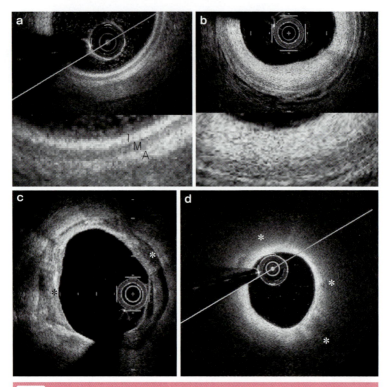

図1 OCT/OFDI 画像
a. 正常血管の三層構造．内膜（I）：高輝度，中膜（M）：低輝度，外膜（A）：高輝度．
b. 線維性プラーク（fibrous plaque）．高輝度でシグナル減衰の少ない均一な組織．
c. 石灰化（calcified plaque）．低輝度，境界明瞭でシグナル減衰の少ない不均一な組織．＊：石灰化
d. 脂質に富むプラーク（lipid-rich plaque）．低輝度，境界不明瞭で高度のシグナル減衰を認める．＊：脂質エリア

線維性プラーク（fibrous plaque）

　主に平滑筋細胞と膠原線維が中心に成り立ったプラークである．OCT/OFDI では均一な高輝度のシグナルで減衰の少ないパターンとなる（図1b）．基本的に安定プラークであり，PCI の際には比較的容易に拡張され，slow flow などのリスクも少ない．

石灰化プラーク（calcified plaque）

　OCT/OFDI で石灰化は低輝度で境界明瞭なエリアとして見えて，内部は通常不均一で，シグナルの減衰は少ない（図1c）．IVUS では acoustic shadow により石灰化の程度や質の評価は困難なのに対し，OCT/OFDI では可能である．石灰化の量を定量的に評価できる点では IVUS よりも優れている．

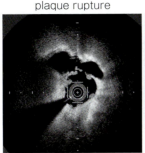 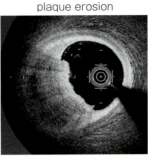 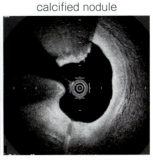

plaque rupture　　　　　plaque erosion　　　　　calcified nodule

> **図2　急性冠症候群の責任病変**
>
> プラーク破綻（plaque rupture）：高度の減衰を伴う脂質プラークの中にdisruptionを起こしたfibrous capが確認できる．
> びらん（plaque erosion）：減衰を伴わない（もしくはあっても軽度の減衰）でプラークの表層に壁不整があり同部位に白色血栓〜混合血栓の付着がみられる．
> 石灰化結節（calcified nodule）：突出した石灰化像に減衰を伴い，同部位に血栓の付着（多くの場合は赤色血栓）を認める．

脂質プラーク（lipid-rich plaque）

脂質エリアには一般的にlipid poolおよび壊死性コアが含まれるがそのいずれもが，OCT/OFDIでは低輝度で境界不明瞭なエリアとして描出され，非常に強いシグナルの減衰がみられる（図1d）．脂質エリアから血管内腔面までの部位は線維性被膜と呼ばれ，この被膜が破綻することにより急性冠症候群を起こすため，この被膜が一定値以上（65μm）薄い状態となると不安定プラークと定義される．OCT/OFDIでは被膜は測定できるが，脂質の量の測定はシグナル減衰のためできない．

急性冠症候群の責任病変

Virmaniらの報告によると冠動脈内血栓の原因として①プラーク破綻，②びらん，③石灰化結節の3つが病理学的検討から指摘されている[3]．これらも多くの場合においてOCT/OFDIで特定することができる（図2）．

解離，血栓など

冠動脈解離は冠動脈プラークの内膜と中膜の間，もしくは中膜と外膜の間に生じる．OCT/OFDI所見ではプラークや中膜に亀裂が入り離断している像が得られる（図3）．この冠動脈解離の情報はOCT/OFDIにおいてIVUSより正確に得ることができる．また，冠動脈内血栓もOCT/OFDIで内腔に突出する表面不正の構造物として比較的正確に評価可能とされ，このうち減衰がみられるのが赤色血栓（図3），減衰がなく後方まで観察できるのが白色血栓（図3）である．

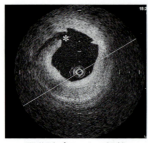 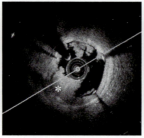 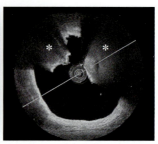

冠動脈プラークの解離　　　　白色血栓　　　　　　　赤色血栓
（＊）解離のフラップ　　　　シグナル減衰が少ない　　シグナル減衰が強い

図3 冠動脈解離・血栓

3. ステント留置後の評価

　血管内腔から近い部分の解像度が非常に高いことからステント留置後の評価としてOCTは有用である．

ステント留置直後の評価

　ステント留置直後の評価として，ステント拡張の状態，ステントストラットの圧着，偏心度，エッジの解離，protrusion，血栓の付着などの有無があげられる．

　ステント留置後の圧着不良（malapposition）はしばしば留置直後に観察されるが，さまざまな検討がなされて，遠隔期に圧着不良が吸収されて改善するカットオフ値として，Cypherステント時代には260μm，Xience/Promus（エベロリムス溶出性ステント）では355μmもしくは380μmと報告されている[4～6]．

　また，ステントエッジの血管解離やprotrusionもしばしば観察されるが，多くの場合は遠隔期に解離が観察されない状態，すなわち改善していると報告されている[7]．筆者はステントエッジの血管解離がみられた場合でも，中膜下に血球や造影剤のプーリング（hematomaの所見）がみられなければ，多くの場合，追加ステント留置などは不要と考えている．

ステント留置遠隔期の評価

　遠隔期の評価ではステントストラットの被覆の程度，ステント内再狭窄の程度，ステント内の壁在血栓，新生内膜の組織性状などの評価が可能である．

　OCT/OFDIによってステントストラットが組織レベルで被覆されているかは，内膜組織の有無およびステントの圧着により分類されて報告されている[8]（図4）．

　また，新生内膜（neointima）の組織性状を判断する上で，特にOCT/OFDIは有用である．新生内膜の性状は大きく分けて①homogeneous，②heterogeneous，③layeredと表現される[9]（図5）．homogeneousは病理学的には平滑筋細胞成分や膠原線維に富んだ

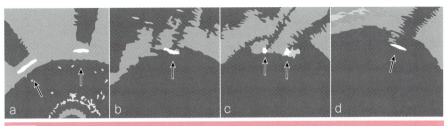

図4 ステントストラットの被覆の程度

a. Well apposed with neointima, b. Well apposed without neointima, c. Malapposed with neointima, d. Malapposed without neointima

[Inoue T et al: Heart **97**: 1379, 2011 より作成]

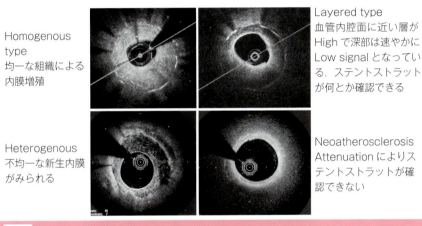

Homogenous type
均一な組織による内膜増殖

Layered type
血管内腔面に近い層がHighで深部は速やかにLow signalとなっている．ステントストラットが何とか確認できる

Heterogenous
不均一な新生内膜がみられる

Neoatherosclerosis
Attenuationによりステントストラットが確認できない

図5 neoatherosclerosis

安定した新生内膜である．一方，炎症やフィブリンもしくはプロテオグリカンに代表される細胞外基質が優位に多く存在すると，heterogeneousやlayeredといったパターンとなる．また，新生内膜によるシグナル減衰でステントストラットが確認できないようなケースでは新生内膜内の動脈硬化性病変，すなわちneoatherosclerosisの存在が示唆される（図5）．近年，再狭窄病変における新生内膜の性状によって，薬剤コーティングバルーンの効果が異なることが報告されており，OCT/OFDIによる術前の新生内膜の性状評価が重要視されている[10]．同報告ではhomogeneous typeの新生内膜による再狭窄病変の場合，薬剤コーティングバルーンの有効性が通常のバルーンに比して高いのに対して，heterogeneousやlayeredの場合はその有効性が示されなかった．

文献

1) Habara M et al: Impact of frequency-domain optical coherence tomography guidance for optimal coronary stent implantation in comparison with intravascular ultrasound guidance. Circ Cardiovasc Interv **5**: 193-201, 2012

2) Kubo T et al: Oct compared with IVUS in a coronary lesion assessment: the OPUS-CLASS

study. JACC Cardiovasc Imaging **6** : 1095-1104, 2013

3) Virmani R et al : Lessons from sudden coronary death : a comprehensive morphological classification scheme for atherosclerotic lesions. Arterioscler Thromb Vasc Biol **20** : 1262-1275, 2000

4) Kawamori H et al : Natural consequence of post-intervention stent malapposition, thrombus, tissue prolapse, and dissection assessed by optical coherence tomography at mid-term follow-up. Eur Heart J Cardiovasc Imaging **14** : 865-875, 2013

5) Inoue T et al : Impact of strut-vessel distance and underlying plaque type on the resolution of acute strut malapposition : Serial optimal coherence tomography analysis after everolimus-eluting stent implantation. Int J Cardiovasc Imaging **30** : 857-865, 2014

6) Shimamura K et al : Outcomes of everolimus-eluting stent incomplete stent apposition : a serial optical coherence tomography analysis. Eur Heart J Cardiovasc Imaging **16** : 23-28, 2015

7) Kume T et al : Natural history of stent edge dissection, tissue protrusion and incomplete stent apposition detectable only on optical coherence tomography after stent implantation— preliminary observation. Circ J **76** : 698-703, 2012

8) Inoue T et al : Optical coherence evaluation of everolimus-eluting stents 8 months after implantation. Heart **97** : 1379-1384, 2011

9) Gonzalo N et al : Optical coherence tomography patterns of stent restenosis. Am Heart J **158** : 284-293, 2009

10) Tada T et al : Association between tissue characteristics evaluated with optical coherence tomography and mid-term results after paclitaxel-coated balloon dilatation for in-stent restenosis lesions : a comparison with plain old balloon angioplasty. Euro Heart J Cardiovasc Imaging **15** : 307-315, 2014

V. PCI のための画像診断・読影法

07 | 血管内視鏡（CAS）とその読影

　血管内視鏡（coronary angioscopy：CAS）は光ファイバーを介して血管内腔をリアルタイムで肉眼的に観察可能な唯一のイメージングモダリティーである．CAS はバルーンを拡張し冠血流を遮断中に血管内腔を観察する血流遮断型と誘導カテーテルとその中の光ファイバーの間隙から低分子デキストランなどを注入して血流の一部を置換し隣接する血管内壁を観察する血流維持型の2種類があり，両者には一長一短がある（図1）．CAS により得られる画像はフルカラーで3次元の高分解能の画像であり，血管壁やプラークの表面の色調や形態など血管内構造物の定性的な肉眼的病理診断が可能となる．

1. 動脈硬化病変の評価

　正常な冠動脈内膜は白色で平滑，平坦である．プラークは正常内膜とは異なる内腔に一部突出した構造物として定義される．プラークはその色調により白色と黄色に分類される．そして動脈硬化性の黄色プラークはその色調によりさらに細かく分類され，Grade 0（白色），Grade 1（淡黄色），Grade 2（黄色），Grade 3（濃黄色）として半定量的に評価[1~3]される（図2）．黄色プラークは Grade が高くになるにつれ，そのプラークは不安定（vulnerable plaque）なものであることがわかっている．

　一方，血栓はその色調により赤色血栓，白色血栓，その両者が混在した混合血栓に分類される．ACS の責任病変では多量の赤色血栓・混合血栓を認めるが，血栓溶解療法後には赤色血栓や混合血栓が消失し白色血栓が認められる．

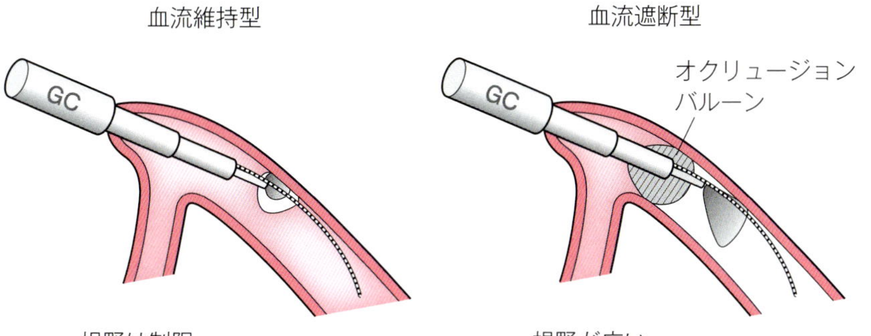

血流維持型
- 視野は制限
- 6,000 画素
- 時間的部位的制約は少ない
- 手技に習熟を要する

血流遮断型

オクリュージョンバルーン
- 視野が広い
- 3,000 画素
- 時間的部位的制約がある
- 手技がシステマチック

図1　血管内視鏡の種類と特徴

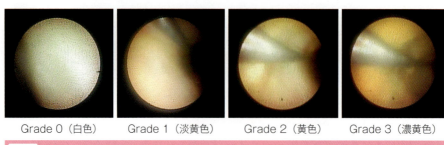

図2 プラークの黄色度

Grade 0（白色）　Grade 1（淡黄色）　Grade 2（黄色）　Grade 3（濃黄色）

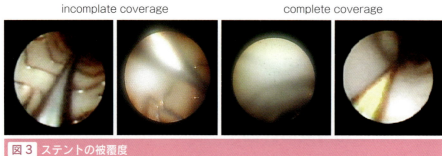

incomplate coverage　　　　complete coverage

図3 ステントの被覆度

Grade 0：ストラットに被覆はなく，留置直後と同様に観察される．
Grade 1：ストラットは薄く被覆されているが，ストラットは血管内腔に突出している．
Grade 2：ストラットは新生内膜に埋没しているが，ストラットは透見して観察できる．
Grade 3：ストラットは完全に埋没し，不可視である．

2. ステント留置後の評価

　ステント留置後の新生内膜の被覆度は図3のように分類されるが，まだ確立したものではない．しかし，ステント被覆過程はベアメタルステント（BMS）と薬剤溶出性ステント（DES）では異なる．BMSでは留置後3～6ヵ月後でほぼ良好な新生内膜の被覆が観察される[4]．一方，DESでは第一世代のDESであるシロリムス溶出性ステントやパクリタキセル溶出性ステントでは慢性期に新生内膜の被覆が不良[4,5]で，壁在血栓を認める割合も多い[5]．ゾタロリムス溶出性ステントは被覆度も良好で血栓もほとんど認められない[6]．バイオリムス溶出性ステント，エベロリムス溶出性ステントはいずれも新生内膜の被覆度では第一世代と差はないが，不均一な被覆や血栓は少ないことがわかっている[7]．

　病理学的にはステント内の再内皮化が遅発性ステント血栓症（late stent thrombosis：LST）の重要な因子であることが報告されている[8]．筆者らはDES留置後の血管内皮機能障害がLSTのみならず心血管イベントにも関与しているのではないかと推測し，CASによる形態学的評価と低用量アセチルコリンによる血管内皮機能の機能的評価を同時に行った．その結果，第一世代のDESでは被覆不良群（Grade 0～1）において有意に血管内皮障害が強いこと，ステント内の血栓の付着と新生内膜被覆不良が血管内皮機能障害の独立因子であることを明らかにした．これらの結果によりステント遠位部の血管内皮機能

とステント内治癒状態が互いのサロゲートマーカーになりうる可能性が示唆された[9]．このことはCASが形態学的評価に加え，機能的評価を推測しうる可能性を持ったモダリティーであることを示唆していると考えられる．

文献

1) Ueda Y et al : Assessment of plaque vulnerability by angioscopic classification of plaque color. Am Heart J **148** : 333-335, 2004

2) Ueda Y et al : The healing process of infarct-related plaques. Insights from 18 months of serial angioscopic follow-up. J Am Coll Cardiol **38** : 1916-1922, 2001

3) Takano M et al : Angioscopic differences in neointimal coverage and in persistence of thrombus between sirolimus-eluting stents and bare metal stents after a 6-month implantation. Eur Heart J **27** : 2189-2195, 2006

4) Kotani J et al : Incomplete neointimal coverage of sirolimus-eluting stents : angioscopic findings. J Am Coll Cardiol **47** : 2108-2111, 2006

5) Awata M et al : Heterogeneous arterial healing in patients following paclitaxel-eluting stent implantation : comparison with sirolimus-eluting stents. JACC Cardiovasc Interv **2** : 453-458, 2009

6) Awata M et al : Angioscopic comparison of neointimal coverage between zotarolimus- and sirolimus-eluting stents. J Am Coll Cardiol **52** : 789-790, 2008

7) Awata M et al : Angioscopic assessment of arterial repair following biodegradable polymer-coated biolimus A9-eluting stent implantation.- Comparison with durable polymer-coated sirolimus-eluting stent-. Circ J **75** : 1113-1119, 2011

8) Finn AV et al : Pathological correlates of late drug-eluting stent thrombosis : strut coverage as a marker of endothelialization. Circulation **115** : 2435-2441, 2007

9) Mitsutake Y et al : Coronary endothelial dysfunction distal to stent of first-generation drug-eluting stents. JACC Cardiovasc Interv **5** : 966-973, 2012

V. PCIのための画像診断・読影法

08 | 冠血流予備量比（FFR）による機能評価

　急性心筋梗塞に対する緊急冠血行再建は予後を改善することが周知の事実だが，安定狭心症に対する待機的カテーテル治療は必ずしも予後改善効果が証明されていない．近年，安定狭心症に対する治療戦略において，内服治療にカテーテル治療を加えることは主要有害心イベントを抑制しないことが示されており，冠動脈器質的狭窄に対し機能的虚血を証明することが重要視されるようになった．すなわち，機能的虚血が証明されている病変への血行再建はアウトカムの改善に寄与し，逆に機能的虚血が証明されていない場合は薬剤治療管理でも致死的有害事象をきたす可能性が低い．

　冠血流予備量比（fractional flow reserve：FFR）は冠動脈狭窄部前後の最大充血時の冠動脈内圧より求められ，病変特異的に機能的虚血を評価することができる．運動負荷試験，薬剤シンチグラフィ，ドブタミン負荷エコーなどの他の代表的検査と比較し，部位特異性が極めて高いといえる．

1. 定義

　FFRは，狭窄を有する冠動脈の最大充血時の血流量と狭窄を認めない場合の同血管の最大充血時の血流量の比，と定義される．狭窄病変によってどの程度血流が障害されているかを推測するのが目的である．血流が障害された血管は血管抵抗も並行して低下するわけではなく，代償的に抵抗を上昇させることで血流を維持する自己調節能が働くため，FFR測定においては薬剤で最大充血させて，この調節能の影響を最小限にとどめる必要がある．

$$FFR = \frac{冠動脈狭窄末梢の最大心筋血流量（Q）}{冠動脈狭窄中枢側の正常血管の最大心筋血流量（Q^N）}$$

$$Q = \frac{Pd - Pv}{R}, \quad Q^N = \frac{Pa - Pv}{R}$$

$Pv \fallingdotseq 0$ よりFFRは以下のように求められる（図2）．

$$FFR \fallingdotseq \frac{Pd}{Pa} \quad （図1，2）$$

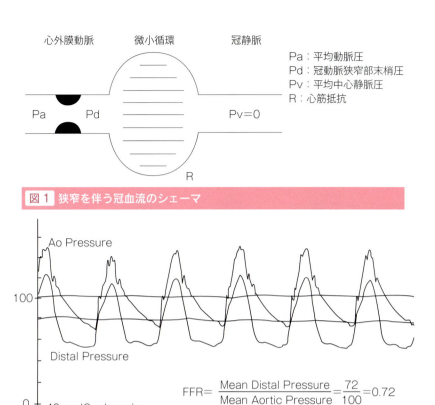

図1 狭窄を伴う冠血流のシェーマ

図2 FFR測定時の圧曲線とFFRの計算

[Bishop A et al：Am Heart J **147**：792, 2004 より引用]

2. 測定方法

①圧センサー機能付き冠動脈用ガイドワイヤーを本体に接続することで冠動脈内圧の測定が可能である．圧センサーは先端より数センチの不透過の最も近位部に位置する．

②造影カテーテルは5 Fr以上が推奨され，正確な圧測定を行うために造影剤やエアをすべて除去し，生理食塩水で満たされることが重要である．造影剤やエアが除去されず造影カテーテルの圧曲線が鈍くなっている場合には，Paが見かけ上低下し，FFRの値が上昇してしまう．

③手元のコネクターが開いている，あるいはガイドワイヤーインサーターがコネクターに入った状態で測定を行う場合も同様の誤差が生じる．

④ワイヤーを進め，圧センサーとカテーテルの先端の位置が近いところでイコライズを行う．圧センサーとカテーテルの圧が同じになるため，カテーテルが留置されている冠動脈入口部のFFR値は1.0となる．

⑤ワイヤーで病変を通過し，末梢側でFFR値を測定する．

⑥必要があれば薬剤が効いている状態で，ワイヤーの引き抜きを行い，圧曲線の変化を観察する．

薬剤	投与ルート	左冠動脈	右冠動脈
パパベリン	冠動脈内	12〜15 mg	8〜10 mg
ATP/アデノシン	冠動脈内	20〜60 μg	15〜30 μg
	経静脈	140〜160 μg/kg/min	
ジピリダモール	経静脈	0.56〜0.75 mg/kg（4分で投与）	

表1 FFR測定に使用する薬剤

3. 使用する薬剤（表1）

ATP/アデノシン（アデホス, トリノシン）

冠動脈内投与と持続的静脈投与の両方が行われる．持続静脈注射の場合は中心静脈からの投与が推奨されるが，末梢静脈からでも代用できる．ATP/アデノシンは代謝が早く，作用時は血圧低下，代償性脈拍上昇を認める．稀に房室ブロックを生じることがある．気管支喘息患者においては使用禁忌である．

パパベリン（塩酸パパベリン）

冠動脈内投与で使用され数十秒から1分程度効果が持続する．稀にQT延長をきたすことがある．

ジピリダモール（ペルサンチン）

末梢静脈投与により最大冠充血が得られる．効果は20分程度持続する．

4. 判定

FFR＜0.75は感度100％で虚血が証明される．FFR≧0.80は特異度90％で機能的虚血は否定的であり，保存的加療が可能である．FFR 0.75〜0.80はグレーゾーンとされ，治療方針は病変形態，患者希望や医師見解をふまえ総合的に判断される．

5. FFRの有効性を示した代表的な研究

DEFER試験

FFR≧0.75の325例の中等度狭窄病変を有する安定狭心症に対し，PCI施行群とPCI回避群に無作為化した結果，PCI回避群のほうが心イベント回避率が高かった．FFR≧0.75であればPCIを回避し，内服治療でも予後が良好であることがわかった．

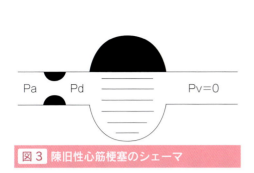

図3 陳旧性心筋梗塞のシェーマ

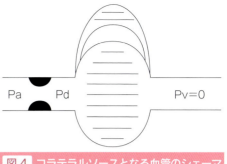

図4 コラテラルソースとなる血管のシェーマ

FAME 2 試験

　FFR 0.80 をカットオフ値とし，FFR＜0.80 の 1,600 例の中等度狭窄病変を有する安定狭心症に対し，PCI 施行群と PCI 回避群を無作為化し，また FFR≧0.80 の 200 例の中等度狭窄病変を内服治療で管理した．結果，FFR＜0.80 の PCI 回避群は有意に心イベントが多く，試験は途中で中断された．FFR≧0.80 の群は心イベントが 3％程度と少なく，内服管理の安全性が示され，FFR＜0.80 の場合は内服加療群に 12.7％の心イベントを認めたことから，血行再建を加えたほうがよいと結論付けられた．

6. 特殊な場合における FFR の解釈

陳旧性心筋梗塞（図3）と側副血行路（図4）

　同じ狭窄率でもその血管が栄養する心筋量や血管床の大きさによって FFR の値は変動する．陳旧性心筋梗塞では FFR 値は下がりにくく，側副血行路の供給血管の狭窄は FFR 値が下がりやすい．

びまん性病変やタンデム病変

　びまん性病変やタンデム病変に対する治療戦略において，どこにステントを留置するのか判断が難しいことが少なくない．このような場合，FFR は非常に有用である．アデノシン持続投与下に，末梢で FFR を測定してから引き抜き圧曲線を描き，圧のステップアップと冠動脈造影上の狭窄度を参考に治療部位を選択する．タンデム病変などでは，それぞれの病変の相互作用により，単純にどちらの病変が大きく影響しているかどうかは判定が難しく，実際は片方治療してから FFR を再検し，残存する病変を治療するか段階的に判断する．

7. FFR の限界

　急性冠症候群，心肥大の原因になる高血圧性心筋症，肥大型心筋症，大動脈弁狭窄症や，糖尿病などは微小循環障害の原因となるため，FFR に誤差が生じる可能性がある．また，50%狭窄でもプラーク破綻により急性冠症候群をきたすことは広く知られており，血行力学に基づき測定される FFR ではプラークの不安定性を予測することができない．

文献

1) Bishop AH, Samady H : Fractional flow reserve : critical review of an important physiologic adjunct to angiography. Am Heart J **147** : 792-802, 2004

2) Boden et al : Optimal medical therapy with or without PCI for stable coronary disease. New Engl J Med **356** : 1503-1516, 2007

3) De Bruyne B et al : Fractional flow reserve-guided PCI versus medical therapy in stable coronary disease. N Engl J Med **367** : 991-1001, 2012

4) Pijls NH et al : Functional measurement of coronary stenosis. J Am Coll Cardiol **59** : 1045-1057, 2012

5) Pijls NH et al : Percutaneous coronary intervention of functionally nonsignificant stenosis : 5-year follow-up of the DEFER Study. J Am Coll Cardiol **49** : 2105-2111, 2007

6) 根石陽二：冠動脈内圧計測と冠血流予備量比（FFR）．チャートでわかる実践 IVUS, OCT & FFR，大倉宏之（編），南江堂，東京，p119-138，2009

VI. PCIデバイスの種類・特徴・基本手技・デバイス関連合併症

01 シースおよびシースレスシステム

　カテーテル検査黎明期は，肘窩動脈への外科的カットダウン法にて心血管カテーテルの検査や治療が行われていたが[1]，切開部の痛みや感染，出血と血管閉塞などの合併症に悩まされていた．その後，シースを挿入する方法が開発され[2]，安全性は大きく進歩した[3,4]．

1. シースの役割と利点

　外科的手技が不要で，穿刺のみで挿入できるため早く安全である（図1）．よって，技術的・時間的束縛が大幅に減少し，安全性が向上し，カテーテルの挿入と交換が容易となる．また，シースのサイドアームより採血や薬剤の投入，圧の測定なども可能である（図1）．ロングシースは大腿動脈や上腕動脈の屈曲蛇行を伸展する役目も担い，カテーテルを支えそのサポート性やトルク性も増す（図2）．歴史的にはシースの開発なくして，その後の心血管インターベンションの発展はないと言っても過言ではない．

2. シースの欠点

　大腿動脈アプローチではデメリットを感じなかったが，橈骨動脈アプローチではそのサ

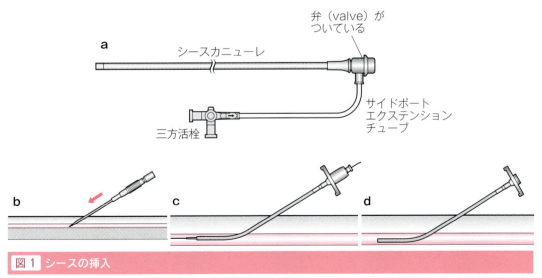

図1　シースの挿入
a：シースの構造．b：動脈を穿刺する．c：ガイドワイヤー挿入後，ガイドワイヤーに沿ってシースを挿入する．d：内筒を抜去するとカテーテル手技が開始できる．

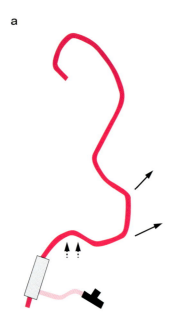 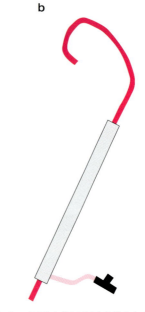

a 屈曲蛇行を伸ばしきれない場合には，カテーテル操作は挙動は先端に伝わりにくい．押すとカテーテルの屈曲部外側に力が加わり，逆に先端が引かれてしまうことすらある．回転も十分に伝わらずに屈曲部にトルクがたまってしまうだけのこともある．

b 長いシースで十分に伸展させられたカテーテルは，その挙動はダイレクトに近くなり，ガイディングカテーテルのトルクや pushability は向上する．

図2 屈曲蛇行動脈へのロングシースの効果

イズが問題であるかもしれない．通常のシースは，使用するカテーテルよりもその外径が約 2 Fr 程度太い．太いシースを挿入するほど血管は損傷しやすくなり，血管の閉塞率が高い[5,6]．

3. シースレスシステム

シースを使わずに直接カテーテルを血管に挿入するシステムの総称である．従来のカットダウン法の意味ではない．カテーテルとダイレーターの段差により穿刺部血管の損傷が起こらないように，専用のダイレーターが用意され，カテーテルの先端チップは，ダイレーターとの段差ができないように薄くテーパードされている構造になっている．皮膚や動脈から挿入するときに先端チップが壊れにくいように硬い作りでできているものは，ガイディングカテーテルとして使用する際には冠動脈の損傷を招く可能性が出てくるために注意を要する．

専用システムではないが，国内数社よりロングダイレーターが受注販売されており，各社のガイディングカテーテルをシースレスガイドとして使用する手助けになる（図3）．また，心筋生検用シースのダイレーターを使用した報告もある[7]．しかし，前述のチップ

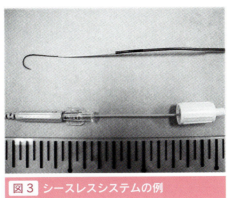

図3 シースレスシステムの例
1mの市販のガイディングカテーテル内に1m以上のロングダイレーターを挿入した

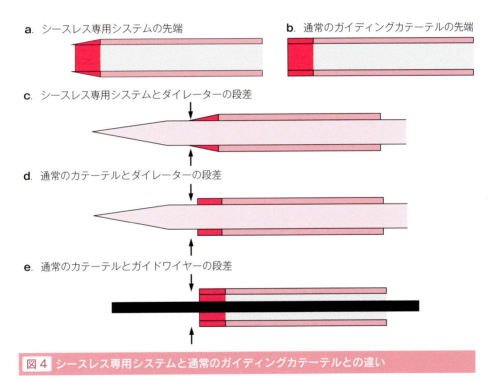

a. シースレス専用システムの先端

b. 通常のガイディングカテーテルの先端

c. シースレス専用システムとダイレーターの段差

d. 通常のカテーテルとダイレーターの段差

e. 通常のカテーテルとガイドワイヤーの段差

図4 シースレス専用システムと通常のガイディングカテーテルとの違い

の先端形状によりどうしてもダイレーターとガイディングカテーテルの段差のために穿刺部への損傷が大きくなる可能性が否定できない（図4）.

PCI用のバルーンを先端で拡張してカテーテルとの段差をなくして用いる方法もある[8]．

4. シースレスシステムの利点

シースがない分だけ，穿刺部位に対して細いカテーテルが挿入できる．たとえば，橈骨

動脈には通常7Frのシースの挿入は難しいが，7Frシースレスシステムは5Frカテーテルと同等の太さしかないために多くの症例に使用可能である．大腿動脈に対しても同様で，小さな女性で8Frシースの挿入が難しいことが予想される場合にも，シースレス8.5Frシステムは，6.5Frカテーテルと同等の太さしかないために挿入可能となる．

5. シースレスシステムの欠点

まず，カテーテルの交換が困難なことが欠点としてあげられる．穿刺部位への損傷を最小限にする目的で使用されるシースレスシステムであるが，その効果は立証されていない．

長いカテーテルを出し入れするということが実際に穿刺部位に低侵襲であるかどうかは疑問である．特に橈骨動脈アプローチに対して，100 cmを超す長いカテーテルで挿入部位を刺激しながら挿入することや，治療時に頻回に押したり引いたり回したりという細かなカテーテル操作に伴う穿刺部への刺激が，穿刺部位や橈骨動脈へどの程度ダメージを加えるのかはわからない．

カテーテル交換時に出血が多く，血腫の原因となるという報告もある[9]．

6. 末梢血管治療のシステム

末梢血管治療（endovascular treatment：EVT）において，シースレスシステムの使用が増加している．これは，カテーテル先端から病変入り口までは直線的で短い距離であり，ガイディングカテーテルの動きをあまり要求とされないインターベンションであるためであろう．一度挿入したカテーテルの操作は，PCIのガイディングカテーテル操作ほど複雑ではないために，カテーテルの構造もより単純でよい．また，出血性合併症の多い大腿動脈や上腕動脈からのアプローチが多く，出血性合併症に対しては細いカテーテルが有効であることが実感される．これらの要素がEVTでのシースレスシステムが広がっている理由であろう．

7. Virtual X Fr

「virtual 3 Frシステム」という表現がある[10]．これは，穿刺部位に対して3Frシースと同様の損傷しか与えることがないシステム＝仮想3Frカテーテルであるが，しかし，その実は5Frガイディングカテーテルと同等のカテーテルでの治療がシースレスでなされるという意味である．

「3Frロングシースがあれば経皮的冠動脈形成術ができる」と考えて作製されたシステ

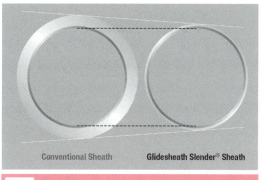

図5 Glidesheath Slender

[提供：テルモ社]
左：従来のシースは内腔に対し2 Frサイズが増える
右：肉薄シースは1 Frサイズが増えるのみである

ムと，「5 Fr シースレスシステム」がほぼ同じものであり，一方は「3 Fr Ultra sheath PCI」として，もう一方は「5 Fr Sheathless PCI」として紹介され，市場が混乱したことがあった．言葉を統一する目的で名付けられたのが「Virtual 3 Fr system」という言葉である．このように「シースレス7 Fr」を「Virtual 5 Fr」，「シースレス6 Fr」は「Virtual 4 Fr」などと呼ぶ[9]．

8. シースレスの今後の展開

従来のシースよりも肉薄のGlidesheath Slender（テルモ社）の6 Frガイディングカテーテル用が発売された[11]．これは，外径が細く，従来の5 Frシースに近い細さになった（図5）[12]．

このシリーズは7 Frガイディングカテーテル用，5 Frガイディングカテーテル用も発売されている．シースとシースレスガイディングが穿刺部位に与える損傷が1 Frサイズしか変わらない時代が来たのである．この1 Frの差をシースレスの利点が埋められるように，カテーテルとしての性能の向上，端形状の工夫，外径サイズの再検討などが今後必要になってくるであろう．

ガイドワイヤーの外径とほぼ変わらない3 Fr診断用カテーテルも開発されている．この場合，ガイドワイヤーとカテーテルの段差は非常に小さく，シースレスで使用する場合にダイレーターは不要である．さらに細径化が進む診断カテーテルの分野であるが，2.8 Fr径の診断カテーテルの開発が行われている．このサイズは19 G穿刺針外筒の中に入るためにシースという概念もなくなってしまうかもしれない．

文献

1) Angelini P et al : Early experience of transluminal coronary angioplasty (TCA) by the brachial artery (the Sones technique in transluminal angioplasty. Cathet Cardiovasc Diagn **7** : 13-25,

1981

2) Seldinger SI : Catheter replacement of the needle in percutaneous arteriography ; a new technique. Acta radiol **39** : 368-376, 1953

3) Andersen PE Jr : Brachialis Seldinger puncture with use of introducer sheath. Br J Radiol **58** : 777-778, 1985

4) Hillis LD : Percutaneous left heart catheterization and coronary arteriography using a femoral artery sheath. Cathet Cardiovasc Diagn **5** : 393-399, 1979

5) Metz D et al : Comparison of 6 F with 7 F and 8F guiding catheters for elective coronary angioplasty : Results of a prospective, multicenter, randomized trial. Am Heart J **134** : 131-137, 1997

6) Saito S et al : Influence of the ratio between radial artery inner diameter and sheath outer diameter on radial artery flow after transradial coronary intervention. Catheter Cardiovasc Interv **46** : 173-178, 1999

7) Kwan TW et al : Feasibility and safety of 7 F sheathless guiding catheter during transradial coronary intervention. Catheter Cardiovasc Interv **80** : 274-280, 2012

8) Mamas MA et al : 5 Fr sheathless transradial cardiac catheterization using conventional catheters and balloon assisted tracking ; a new approach to downsizing. Cardiovasc Revasc Med **18** : 28-32, 2017

9) Yoshimachi F et al : A prospective multicenter study using a virtual 3 Fr percutaneous coronary intervention system : the V3 registry. J Invasive Cardiol **29** : 16-23, 2016

10) Matsukage T et al : Virtual 3 Fr PCI system for complex percutaneous coronary intervention. EuroIntervention **5** : 515-517, 2009

11) Aminian A et al : Initial experience with the Glidesheath Slender for transradial coronary angiography and intervention : A feasibility study with prospective radial ultrasound follow-up. Catheter Cardiovasc Interv **84** : 436-442, 2014

12) Yoshimachi F et al : Safety and feasibility of the new 5 Fr Glidesheath Slender. Cardiovasc Interv Ther **31** : 38-41, 2016

VI. PCI デバイスの種類・特徴・基本手技・デバイス関連合併症

02 | 0.035 インチガイドワイヤー

　診断用カテーテルやガイディングカテーテルを進める際に先行させて使用するワイヤーをガイドワイヤーという．Sones 法の時代にはガイドワイヤーは発明されておらず，ガイドワイヤーなしでカテーテルをそのまま血管内に進めたことから，多くの血管解離や重大合併症を経験した．ガイドワイヤーは血管損傷がなく，安全でスムーズに目的の部位までカテーテルを進めるための重要なデバイスである．イメージとしてはアテロームだらけの道なき荒野にカテーテルを進めるレールを敷くようなものである．

　カテーテルを進めるガイドワイヤーは 0.035 インチ（0.035″）ガイドワイヤーが主流であるが，施設によっては 0.025″ から 0.038″ のサイズを使用している．各カテーテルとの段差が少ないものが望ましい（図 1）．しかし，細いカテーテル，たとえば 3 Fr 診断用カテーテルには 0.035″ は入らないので，サイズには注意したい．

1. 挿入手技

　操作の基本は，透視下で先端を見ながら短いストロークでガイドワイヤーをゆっくり進

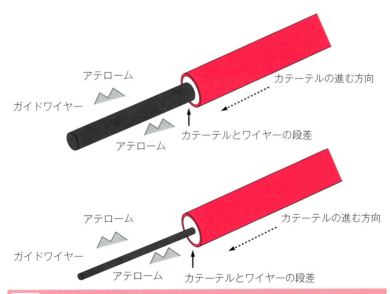

図 1 ガイドワイヤーとカテーテルの段差
カテーテルを点線矢印方向に進めるとする．アテロームをカテーテルで引っ掻きながら進めないためには，なるべくカテーテルとガイドワイヤーの段差が少ない組み合わせを用いて，カテーテルの先端をしっかりと進展させながらゆっくり進めていくことが望ましい．

める．ガイドワイヤーは感触がわかるようにフェザータッチで持つ．抵抗があったら無理に押し進めることなく，少し引いて方向性を変えてから，ゆっくりとさらにソフトタッチで先ほど当たった場所と違う方向に進め直す．押しながら方向性を変えるのではなく，引いたときに方向性を変えるのがポイントである．正しい方向に進めるためには正しい解剖を理解していなければならない．

大腿動脈アプローチの場合には，枝が多いため迷入しないような操作が必要である．また，ラフな操作は大動脈のアテロームや血栓を末梢に飛ばしコレステロール塞栓の原因になることもあるので注意したい[1]．

橈骨動脈アプローチの場合には，上腕動脈の枝，鎖骨下動脈の枝，内胸動脈，内頸動脈に入らないように操作することが必要である．時に屈曲蛇行した橈骨動脈や上腕動脈を腕頭動脈などを十分に伸展することもガイドワイヤーの役割となる．

2. ワイヤーの種類

ワイヤーにはいくつかの種類がある．素材と硬さで分ける場合，尖端形状で分ける場合，そして長さで分ける場合がある．それぞれに関して考察する．

素材と硬さでの分類

素材としてはスチールワイヤーとハイドロコートワイヤーの区別がある．

スチールワイヤーは一般にサポート性能と操作性がよいとされている．端的な表現としては，「硬いゴツゴツしたトルクの効くワイヤー」と考えてほしい．

一方，ハイドロコートワイヤーは，サポート性能は弱く，操作感もわからないといわれている．イメージとしては「ツルツル滑る弱いワイヤー」である．サポート性は，normal，half stiff，stiff タイプとさまざまに分かれているので用途に合わせて選択が可能である．

尖端形状での分類 （図2）

❶ストレートワイヤー （図2a）

ストレートワイヤーは通常の用途で使用してはいけない．枝に迷入しないような工夫がなく，また，先端の向きを全くコントロールできないために，屈曲した血管を通過させる際に直接穿孔させてしまう危険がある．用途としては，狭窄した大動脈弁を通過させるときのみであろう．

❷アングルワイヤー （図2b）

ハイドロコート・アングルワイヤーの使用は注意を要する．前述のように簡単に枝に迷入し穿孔をきたす危険があるからである．

ほかの形状でどうしてもコントロールができずに枝に迷入したり，意図する方向に操作できなかったりした場合，第二選択としてアングルタイプのガイドワイヤーに変更して操

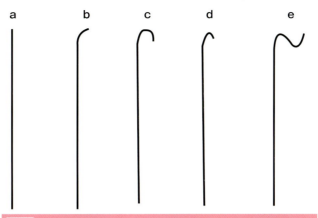

図2 ガイドワイヤーの先端形状
a. ストレート，b. アングル，c. J，d. small J，e. スワン

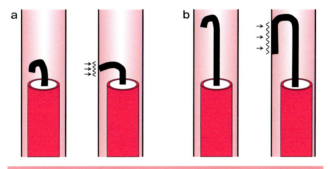

図3 先端のカーブの大きさ
a. 血管径に対してカーブの大きさが小さい場合には安全にガイドワイヤーを挿入することができる．しかし，血管径に対して大きなカーブのガイドワイヤーは，挿入時に血管を傷つけ，損傷・解離をきたすこともある．いかに軟らかい先端のワイヤーであってもカテーテル先端からほんの少し出たときには針と同様の硬さと考えてよい．十分な注意が必要である．
b. またガイドワイヤーを進める際にも同様のことが考えられ，血管径に対して小さいカーブのガイドワイヤーが選択されるべきである．

作を行う．すなわち，透視下で方向性を持ってゆっくり操作するのには最も向いているガイドワイヤーである．逆に，ルーチンでの操作には不向きである．

❸ J ワイヤー（図2c, d）

枝に入りにくいように尖端がJの形になっている（図3）．これは，スチールタイプにもハイドロコートタイプにも存在する形状である．第一選択形状であろう．

橈骨動脈アプローチの場合にはsmall Jと呼ばれるタイプが使用される施設も多い．枝に入っても末梢まで進むことがないので穿孔の可能性は低いが，強引に押しつけると動脈の解離をきたす．方向性をもって操作を行うことは難しく，大胆に決まった方向に進めるためのワイヤーである．

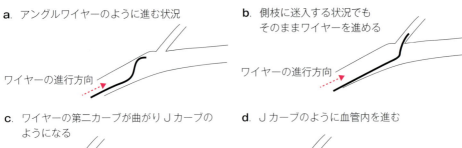
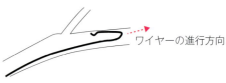

図4 スワンエクセルワイヤー

a. アングルワイヤーのように進む状況
b. 側枝に迷入する状況でもそのままワイヤーを進める
c. ワイヤーの第二カーブが曲がりJカーブのようになる
d. Jカーブのように血管内を進む

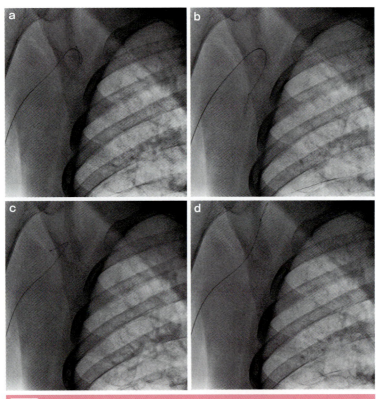

図5 迷入するスワンエクセルワイヤー

a. スワンエクセルワイヤーが側枝に迷入した.
b. ガイドワイヤーのコンセプトからはそのまま本幹に進むはずだが,このように側枝にさらに奥深く入ることも珍しくはない.
c. 引き抜きながら方向を変える.
d. 数回出し入れを繰り返して,本幹の中枢側へワイヤーを進めることができた. このように,いかにコンセプトの優れたガイドワイヤーでも過信してはいけない. 必ず透視画面を見て操作の基本を守りながら丁寧に進める必要がある. 言い換えると,操作性のよいガイドワイヤーを慎重にコントロールしながら進めるのが,奇をてらった形状のガイドワイヤーを選択するよりも有効であろう.

❹スワンエクセルワイヤー・Φワイヤー（図2e）

軟らかい先端を持ち，アングルワイヤーのようにも（図4a），枝に入った後はワイヤー先端が曲がり（図4b, c），Jワイヤーのようにも働く（図4d）ようにと設計されたワイヤーである．小血管ではアングルワイヤーの危うさ，大血管ではコントロールできないJワイヤーのように働くときもあるので透視下で安全に操作する（図5）．

3. ガイドワイヤーの選択

すべての道具は共通して万能ではないように，どのガイドワイヤーも万能ではない．無理な操作は，事故を起こす原因となる．道具を過信せず，それぞれのガイドワイヤーの特性や操作方法，利点や欠点をよく理解し，透視を見ながら慎重にガイドワイヤーを進めることが安全で確実なガイドワイヤーの扱いである．

文献

1) Quinones A, Saric M : The cholesterol emboli syndrome in atherosclerosis. Curr Atheroscler Rep **15** : 315, 2013

Ⅵ. PCI デバイスの種類・特徴・基本手技・デバイス関連合併症

03 | ガイディングカテーテル

1. ガイディングカテーテルと造影カテーテルの相違点

ガイディングカテーテルは，造影用のカテーテルと見た目は類似しているが，違いがあるのでまず理解しておく．

- ガイディングカテーテルは内径をより広く確保するために壁が薄い
- ガイディングカテーテルは内面がコーティングされている

ガイディングカテーテルは造影カテーテルの数倍の価格だが，PCI のための性能であり，これが価格の差である．ただ，常にガイディングカテーテルのほうの性能がよいかといえば，カテーテルが折れたり捻れたりすることへの耐キンク性能やトルク伝達性は，同じサイズであれば造影カテーテルのほうが壁厚のため優れていることになる．

2. ガイディングカテーテルの役割

ガイディングカテーテルには下記の 3 つの役割がある．

① 体外から冠動脈入り口までの道筋
② 体外から冠動脈入口まで器具を束ねる役割
③ デバイスを冠動脈に通すためのバックアップ力を生み出す

もし，ガイディングカテーテルがなかったらどうなるであろうか？　ガイディングカテーテルを省略したテクニックとしてガイドレス PCI，いわゆる「裸の王様」テクニックが報告されている [1]．これは，ガイドワイヤーを冠動脈に通過した状態でカテーテルを抜いて，ガイドレスでデバイスを通す方法である．スレンダーなテクニックであるが，バックアップがないため困難な手技であることは容易に理解できる．腕頭動脈で蛇行があったりすると，そこでシステムが崩壊する可能性がある．「裸の王様」テクニックを経験すると，いかにガイディングカテーテルが重要なデバイスであるか，よくわかる．標準的テクニックではないので初心者にはお勧めしないが，ガイディングカテーテルのことを理解するために上級者は機会があれば一度経験してみてはいかがであろうか．

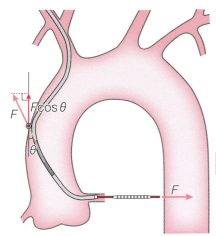

図1 バックアップ力の物理学的考察

デバイスを通過させる力（F）は，対側の大動脈にかかる．垂直成分の $F\cos\theta$ が大きくなるとガイディングカテーテルは上方に外れる．もし $\theta=90°$ ならば，$F\cos\theta$ はゼロとなりバックアップ力は最大となる．

表1 バックアップ力を決定する要素

① カテーテルの形状
- 対側大動脈と作る角度
- 対側大動脈と作る摩擦力

② カテーテルの剛性および太さ

3. ガイディングカテーテルの違い，選択のポイント

PCIを行うときに，ガイディングカテーテルの選択の要素として考えられるものを列記する．

バックアップ力の理論

バックアップ力はガイディングカテーテルの重要な要素であるが，理論的考察は，筆者が行った報告以外は見当たらないように思われる．改めて紹介したい（図1，表1）．

最初に，ガイディングカテーテルが対側の大動脈に当たる部分における力の釣り合いを考えた．まず，ステントを狭窄部に通過させるため力を加えて押し込もうとすると，その力は対側の大動脈に当たる部分のガイディングカテーテルに加わる（F）．ガイディングカテーテルが対面に当たる力（F）はカテーテルと大動脈により形成される角度（θ）により $F\cos\theta$ と $F\sin\theta$ に分けられる．このうち $F\cos\theta$ はカテーテルを上方へ押し上げる力となり，あまりに大きくなり過ぎるとガイディングカテーテルが上方に跳ねて冠動脈入口部から外れてしまう．したがって，カテーテルの形状としては角度（θ）ができるだけ90°に近い形状のものがカテーテルが外れにくくバックアップが強いということになる．バックアップ力を決定する第一の要素は対側大動脈にあたる角度であり，90°に近いほどよい．

第二の要素として，摩擦力（λ）である．摩擦力が大きいほど拮抗する力が大きくなる

ためバックアップ力が強くなる．実際には対面に接触する面積が広いほどバックアップ力が強いと考えられる．

カテーテルの太さ・剛性

　カテーテルが太く剛性の強いほうがバックアップ力は強い．しかし，太くて剛性の強いものが最適かと問われれば，それは誤りである．ガイディングカテーテルによる冠動脈の損傷という重大な合併症は太く剛性が強いガイディングカテーテルで多い．つまり，強さと安全性はトレードオフの関係にある．したがって，「Bigger is better」というのはガイディングカテーテルにおいては正しくない．さらに，大きいカテーテルを通すためには大きなシースが必要であり，当然出血性合併症が増加する．出血性合併症は死亡率を上昇させることが最近の研究で明らかである．

　したがって，症例にあった適切な必要最小サイズを選択することが最も安全であることは間違いない．デバイスの進化により必要なガイディングカテーテルサイズは変わってきた．ステントを通すのに，1990年ころには9 Fr，その後8 Fr，1990年代後半には6 Frとなり，現在では4 Frでも通過するようになった．現在，分岐部病変とCTOに関しては何が最小限なのかは著しく意見の相違がある．今後の推移を観察したい．細いカテーテルで強いバックアップを生み出すのにはいくつかテクニックが紹介されている．別項目を参照されたい．唯一できる努力としては，細くて剛性が弱いが，形状がよくバックアップ力が得られるものを選択するべきである．

active type/passive type

　わが国ではあまりこういう分類はされていないが，外国人とガイディングカテーテルの話をしていると，active type，passive typeという用語がガイディングカテーテルの分類で必ず出てくる．active typeというのは，術者が能動的にカテーテルを操作することでバックアップ力が増すタイプ，passive typeというのは，術者が意図的なカテーテルの操作をしなくてもバックアップ力がよいタイプである．左冠動脈用のガイディングカテーテルとして，Ikari Lはactive typeであり，Voda/EBU/XB型はpassive typeである．言い換えれば，もともと深く入っているのがpassive typeで，術者が意図的に必要なときに入れるのがactive typeである．

　passive typeのほうが術者はガイディングカテーテルのことを考えなくてよいので他のことに集中できるため優れているという意見がある．しかし，左主幹部奥深く入ったカテーテル先端は冠動脈を損傷するリスクが常にある．またwedgeすることが多く，血圧がダンピングし心筋虚血を誘発する．また左主幹部にステントを入れたときにステントを長軸方向に潰さないように，カテーテルが勝手に深く入らないように，ずっと気をつけていなければならない．したがってpassive typeでは，術者は押すことに注意しなくてよいが，安全性にはしっかり気を配らなくてはいけない．すなわち，passive typeは深く入っているのが通常の位置で，必要なときに引くタイプ，active typeは浅く入っているのが通常の位置で，必要なときに押すタイプである．またpassive typeはカテーテルが動かな

いと勘違いしている方もいるが，それは誤りである．passive type でも，カテーテルを動かす力は術者の意図のほかに，反作用の力で動く．たとえばバルーンやワイヤーを引く力の反作用でカテーテルは中に吸い込まれるのである．

筆者は，PCI の重要性は患者の安全であり，術者の操作が楽という海外でよく聞かれる主張には賛成できない．少なくとも左主幹部損傷の頻度は Ikari L が最小であることは現在のデータの中では明らかであり，安全性を重視したい．

4. ガイディングカテーテルの形状と挿入のコツ

左冠動脈用（図 2）

❶ Judkins L

Judkins 先生が自信を持って，「術者が邪魔をしなければ入る」と言っている通り，Judkins L は通常押すだけで入る．回してはいけない．押しても入らなかったら初めて回し始めるべきである．反時計回りは後ろ方向へ，時計回りは前方向へ動く．症例に応じてどちらかへ回してみる．この際，上下動をうまく入れると繊細な動きを先端に伝えることができる．Judkins L は TFI よりも TRI のほうが若干挿入困難である．下手に押すと跳ねてしまうことがあるが，基本的には動かし方は同じである．

❷ Voda/EBU/XB

先端がループを描いているので，くるりと巻いてしまう可能性がある．中に 0.035 インチのワイヤーを用いてカテーテルを伸ばしてやる必要が時にある．巻いた状態では通常回しても冠動脈を捉えることはできない．Sones カテーテルの挙動に近いものがあり，Sones カテーテルに慣れていると操作は容易であろう．

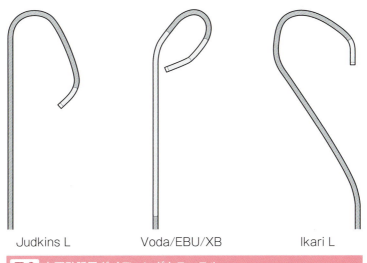

Judkins L　　　Voda/EBU/XB　　　Ikari L

図2　左冠動脈用ガイディングカテーテル

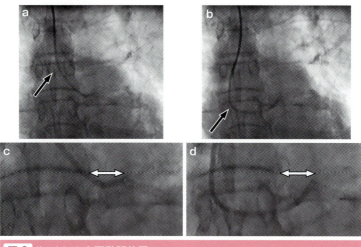

図3 Ikari L の左冠動脈使用

a. IL の normal position. b. IL の power position カテーテルを押すだけで図のようなパワーポジションを作ることができる．矢印の角度が 90°になりバックアップは強くなる．c. normal positon. d. power position. カテーテル先端の位置は椎体からの距離が全く同じである．つまり IL はパワーポジションとしても深くエンゲージしないので左主幹部の損傷が少ない．

❸ Ikari L（図3）

Ikari は，Judkins に3箇所変更を加えた Judkins の TRI 用変形カテーテルといえる．したがって，Judkins と全く同じ挿入方法である．つまり「術者が邪魔をしなければ入る」はずである．TRI でも上に跳ねる心配がなく，安心して操作ができる，非常に入れやすいカテーテルである．

Ikari L を冠動脈にエンゲージした状態で，そのままカテーテルを押すとパワーポジションを作ることができる．これは，冠動脈に深く入らず，かつバックアップが強力になる．つまり他のガイディングカテーテルで強いバックアップを得るためには太くするかディープにするしかないため，冠動脈解離のリスクを増やしながら行わなければならない．Ikari L の場合にはそれを極めて安全に行うことができる．非常にシンプルなテクニックであるが，これを覚えるだけで PCI はかなり上達したことになる．

右冠動脈用（図4）

❶ Judkins R

簡単そうで，実は難しいのが TFI における Judkins R である．時計回りに半周回すのであるが，1/4 周回ったあたりでロックされる．ロックされると上下に動かなくなるため，その後に上下に動かすことは難しい．しかもロックする際に下方向へ，「ガクッ」と下がる感じがする．この「ガクッ」と下がるのを回避するため，下（無冠尖）から引き上げながら回転させて，下がるよりも多く引っ張って調節する方が大多数であろう．しかし，Judkins 先生は，この下がりを予測して半椎体分上から回して落とし込んで入れることを

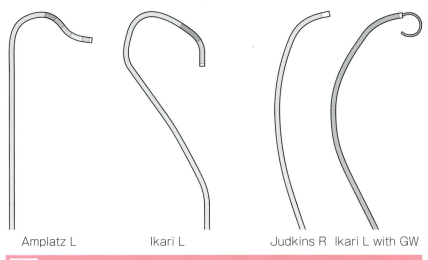

図4 右冠動脈用ガイディングカテーテル

彼自身教科書内に記載している．筆者は，Judkinsの言ったJudkins法を行っていて，世間で言うと少数派である．両者を比較したが，Judkinsのオリジナル法のほうが圧倒的に早い．

ロックされた状態で，冠動脈より下に入ってしまい動かないときの回避法も重要である．そのまま引っ張ると跳ねるだけである．1/4回転反時計回りに回して元の位置に戻すとロックがはずれ，少し上に引きもう一度1/4回転時計回りに回す．そうすると必ず入るはずである．

TRIの場合は，このロックがかからないため，下に行ってしまった場合には引くだけで十分である．したがって，挿入に関してはTFIよりもTRIのほうが容易である．

❷ Amplatz L/ Ikari R

右冠動脈用の典型的long-tipカテーテルである．深く冠動脈に入るためJudkins Rよりもバックアップが強い．欠点としては，深く入ることで冠動脈入り口に解離をきたすリスクが高くなることと，カテーテルを引いたときに逆に先端が深く入るという現象である．カテーテルを時計回りに回して挿入するのであるが，先が長いので少しカテーテル全体を立てた形で回す必要があることもあり，慣れが必要である．

Ikari RはメカニズムとしてはAmplatz Lと同じである．ただし，引いたときにカテーテル先端は引けるためAmplatz Lより操作はしやすい．長さとしてはAmplatz L 1.0とIkari R 1.5が同等である．

Ikari R 1.0はAmplatz LとJudkins Rの中間の長さであり，初学者がTRIで最初にPCIを行うには入れやすく，ある程度のバックアップがありお勧めである．

❸ Ikari L（図5，6）

Ikari Lを右冠動脈へ挿入する操作はJudkins Rに非常に近いものがある．0.035インチガイドワイヤーをIkari Lに挿入するとJudkins Rと同じような形状になるため，Judkins Rと同じように操作ができる．Ikari Lを右冠動脈に挿入するのは，カテーテル研修中の

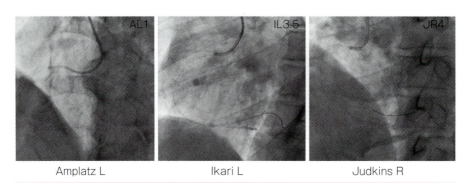

図5 右冠動脈へのガイディングカテーテル

Ikari L を右冠動脈に使用すると，Judkins R に近い形状であり，挿入しやすい．

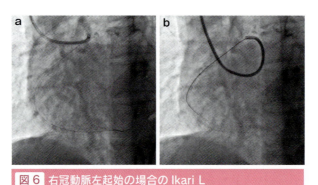

図6 右冠動脈左起始の場合の Ikari L

a. normal position, b. power position

初心者にさせても簡単に挿入してしまうので筆者も驚いている．

　さらにバックアップが必要なときにはパワーポジションを作成するとどのカテーテルよりもバックアップは強い．ただしパワーポジションでは左冠動脈のときには全く深く入らないが，右冠動脈では深く挿入されるので注意を要する．

5. ガイディングカテーテルで困ったときの対応法

ガイディングカテーテルが冠動脈に挿入できない

　基本的にガイディングカテーテルは冠動脈に入るものである．入らないときには理由がある．これを論理的に考えなければならない．

❶カテーテルが冠動脈に届いていない

　これはサイズ違いのカテーテルを選択した場合に起こる．大動脈が立っているタイプで左冠動脈の長いものを選んだときはカテーテルが長すぎて入り口の奥側にしかいかない．右冠動脈が前方から出ているのに Judkins R を選んだときに先端が届いていないなどである．前者の場合には先端が短いものに，後者の場合には長いものに変更する必要がある．

❷カテーテルの操作が誤っている

左冠動脈がより後ろから出ている場合には反時計回りに回す必要がある．それを逆に回していたら入るものも入らない．

❸基本解剖がわかっていない

術者が冠動脈入り口の位置をわかっていない場合である．透視で何もしなくても，一流の術者はおおよそこの辺りと指し示すことができる．

そのほかにも理由はあるが，原因は術者の認識不足または基礎力の不足であることが多い．STEMIに対するPCIのように一刻も早くカテーテルを行わなければいけない状況もあり，カテーテルを瞬時に冠動脈に挿入する技術は生命予後の改善に重要である．

■バックアップが足りない

バックアップが不足して，ワイヤーが通ったがデバイスが通らないことがある．バックアップはガイディングカテーテルの太さ，形状などで決定されるが，ワイヤーが通ったあとでガイディングカテーテルを変更することは不可能に近い．術前の病変の読みとPCI全体のプランニングが重要である．Ikari Lの場合パワーポジションにすることで1 Frアップのバックアップ力が安全に得られるので，筆者はこれで始めることでバックアップ力が途中で足りないということは避けられている．デバイスとしては，トルナス，0.9 mmレーザー，10システムなどが回避方法であろう．

■右冠動脈が左から出ている

通常のカテーテルではエンゲージできない．Amplatz Lなどのロングチップカテーテルでエンゲージはできるが，デバイスを進めるときに入り口で90°ターンするためデバイスを進めるのも困難である．この解決はIkari Lの使用である．Ikari Lはこの場合，理想的な形状となる．

■静脈グラフトが高位から出ている

ガイディングカテーテルが意外と難しいケースがある．これもIkari Lがお勧めである．

6. ガイディングカテーテルの tips and tricks

カテーテルの操作は，①押す，②引く，③時計回りに回す，④反時計回りに回すの4通りである．しかし，大腿動脈アプローチにおけるJudkinsにおいて，初学者は，カテーテルを引きながら時計回りに回転させることしかできない．たった1通りの動かし方しかできないのである．たとえば，引かずにその場で時計回りに回すとか，引きながら反時計回りに回すなどの操作ができない．これを筆者は勝手に"Judkins Rの呪縛"と呼んでいる．呪縛から解き放たれ，カテーテル先端を自由に動かせることに習熟しなければならな

い．さらに，作用・反作用でカテーテルは動くことを知っている必要がある．たとえば冠動脈内でトラップされたバルーンを引くと，バルーンが引ける場合にはガイディングは動かないが，バルーンが引っかかっていると，その反作用でガイディングが中に引き込まれる．

初学者は，まず自由にカテーテルが大動脈内を思いのままに動くのをイメージトレーニングしてみてはいかがであろうか．

文献

1）Yoshimachi F et al : Percutaneous coronary intervention without use of guiding catheters for extreme downsizing : the Emperor's new clothes technique. Cardiovasc Interv Ther **28** : 213-215, 2012

Ⅵ. PCIデバイスの種類・特徴・基本手技・デバイス関連合併症

04 冠動脈用ガイドワイヤー

　PCIにおけるガイドワイヤーの目的は，血管損傷（冠動脈解離や冠動脈穿孔）を引き起こすことなく，病変やその他の冠動脈を通過して，病変にバルーンやステントといった治療デバイスを持ち込むことである．そのためには，安全かつ迅速に血管内や病変を通過する適切な先端柔軟性，分岐血管の選択や蛇行血管を通過するためのトルク性能，デバイスを持ち込むためのサポート性能，石灰化の有無などの血管性状に合わせた滑り性などの，多彩な性能が求められる．また，慢性完全閉塞（CTO）においては，病変を通過するために穿通力も求められる要素の1つである．新しいガイドワイヤーが毎年発売され，それらの特性を理解することは重要であるが，PCIを始めたばかりの術者にとっては，汎用性のあるガイドワイヤーの本質的な部分を理解することが大切であると考える．本項では，ガイドワイヤーの基本事項について，通常病変に使用するフロントラインワイヤーを中心に解説をする．

1. ガイドワイヤーの構造

　図1に基本的なガイドワイヤーの構造を示す．先端部はコアシャフトにスプリングコイルが巻き付いた構造となっている．その上に滑り性能を決定するコーティングが施されていて，先端チップがついている．

　芯の部分であるコアシャフトは，ガイドワイヤーの本幹をなすもので，その近位部はPTFE（フッ素樹脂）コーティングされた直径0.014インチのステンレススチールが使用されている．コアシャフトは，先端になるにつれて細くなり，どの部分でどの程度細くなるかは，ガイドワイヤーの特性を決定する重要な因子である．先端部のコアの太さは，先端柔軟性や穿通力に影響を与える．もちろん，先端部のコアが細くなれば，先端柔軟性は増し，穿通力は低下する．先端部の手前のシャフトの太さは，サポート性（剛性）に影響を与え，太くなればサポート性は増加して，デバイスのデリバリー性能は増すが，血管追従性は低下して屈曲部ではより大彎側に向かいやすくなる．

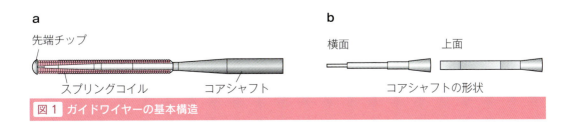

図1　ガイドワイヤーの基本構造

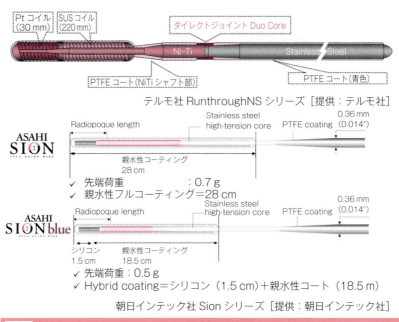

図2 フロントラインガイドワイヤー

多くのガイドワイヤーのコアシャフトの先端は，図1bのような平板状に加工されることにより，柔軟性とシェーピングのしやすさを担保しているが，シェーピング時に曲げやすい方向とそうでない方向があることを示す．

フロントラインガイドワイヤーの例として，テルモ社のRunthroughNSシリーズと，朝日インテック社のSionシリーズを解説する（図2）．

RunthroughNSシリーズ

RunthroughNSシリーズのコアシャフトはステンレスとニッケルチタンのtwo-piece構造となっている．遠位部先端までを，ニッケルチタン合金にすることにより，先端の耐久性を高めて，シェーピングの形状保持性を向上させている．また，ステンレスとニッケルチタンの接合をdirect joint構造とすることで，トルク性を改善させている．本シリーズには，ExstraFloppy，Floppy，Hypercoat，Intermediateがあり，それぞれの先端加重は，0.6 g，1.0 g，1.0 g，3.6 gとなっている．フロントラインのワイヤーとしては，Floppy，ExstraFloppy，Hypercoatの3種になる．ExstraFloppyの先端荷重は0.6 gとシリーズの中で最も軽くなっているが，先端以外の剛性は高くなっており，FloppyやHypercoatと比較して高いサポート性を有している．また，コーティングは，FloppyとExstraFloppyでは，先端2 mmに疎水性コーティングが施され，残りのスプリングコイル部分には親水性コーティングが施されている．一方で，Hypercoatでは，先端を含めてスプリングコイル全体に親水性コーティングが施されており，抵抗値が約0.56倍と滑り性能が高い[1]．

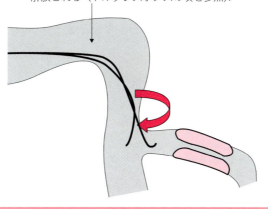

図3 whipping現象

屈曲部でトルクが蓄積した後に，ある点で一気に解放される（トルクレスポンスの項を参照）．

Sionシリーズ

　Sionシリーズは，コアシャフトの先端を一般的な平板状ではなく正円状にし，コイルワイヤーを多層的なダブルコイル構造にすることにより，トルク性を向上させwhipping現象（図3）を最小限に押さえている．また，コアシャフトの先端までがステンレスであるone-piece構造となっている．Sionシリーズには，Sion，Sion blue，Sion blackがある．Sionは，先端荷重が0.7 gのスプリングワイヤーで，スプリングコイルすべてに親水性コーティングがされている．Sion blueの先端荷重は0.5 gのスプリングワイヤーで，スプリングコイルの先端1.5 cmには疎水性コーティングが，その他の部分には親水性コーティングがされている．先端部の剛性や滑り性はSion blueのほうが低い安全な構造になっているが，一方で先端以外のシャフトの剛性は，Sion blueのほうが高く，サポート性の高い構造になっている（図2）．Sion blackは，Sionシリーズの基本構造に，ポリマージャケットコーティングを施している．

　SionシリーズやRunthroughNSシリーズをガイドワイヤーの例として提示したが，ガイドワイヤー間には各々微細な違いがあり，自分の使用しているガイドワイヤーの構造や癖を熟知して，その性能を最大限に引き出すことが肝要である．

2. ガイドワイヤーの分類

　ガイドワイヤーの分類としては，①先端荷重による分類，②コーティングによる分類，③先端素材による分類，④ガイドワイヤー径による分類などがある（表1）．

| 表1 | ガイドワイヤーの分類 |

❶先端荷重による分類
   1）ソフトワイヤー
   2）インターミディエイトワイヤー
   3）スティフワイヤー
❷コーティングによる分類
   1）疎水性コーティング
   2）親水性コーティング
   3）プラスチックジャケット
❸素材による分類
   1）ステンレス
   2）ニッケルチタン合金
❸ガイドワイヤー径による分類
   1）0.014ワイヤー
   2）テーパーワイヤー
   3）10ワイヤー
❹その他のワイヤー
   1）サポートワイヤー
   2）エクステンションワイヤー
   3）ロタワイヤーなど

先端荷重による分類

　先端荷重が1g前後のソフトワイヤー，先端荷重が3g前後のインターミディエイトワイヤー，先端荷重が6〜20gのスティフワイヤーに大別される．通常病変で最初に使用されるフロントラインワイヤーとは，ソフトワイヤーのことである．先端荷重が重いインターミディエイトワイヤーやスティフワイヤーは，主にCTOで用いられ，詳細は別項に譲る．言うまでもなく，先端荷重が重くなればなるほど，ガイドワイヤーによる冠動脈穿孔や冠動脈解離のリスクが増大するが，ソフトワイヤーだから100％安全というわけではない．

コーティングによる分類

　コイル構造を含む先端部分にシリコンコーティング（疎水性コーティング）を施したワイヤーと，親水性コーティングを施したワイヤーがある．プラスチックジャケットとは，コイル部分をプラスチックのポリマージャケットで覆い表面を滑らかにした上で，親水性コーティングを施すことにより摩擦を最小限に抑えたワイヤーである．見た目が黒いワイヤーである．シリコンコーティングのコイルワイヤー，親水性コーティングのコイルワイヤー，親水性プラスチックワイヤーの順で，血管との抵抗は小さくなり潤滑性や追従性は高くなり，その結果，病変との抵抗が下がり通過性が増す．一方で，この順で冠動脈穿孔や冠動脈解離を起こすリスクが高くなり，ガイドワイヤーが手技の途中で抜けてしまうリスクも高くなる．また，術者により違いがあるが，プラスチックワイヤーでは，ワイヤー

先端の血管情報の手元への伝達が劣るとされている.

先端素材による分類

　ガイドワイヤーの近位部は，すべてのワイヤーが加工のしやすいステンレスで作られている．しかし，遠位部の材質はステンレスとニッケルチタンに分類される．ステンレス製の遠位部は，近位部との one-piece 構造であることと，ステンレス自体のねじり剛性の高さによりトルクの伝達に優れているが，ステンレスの特性として耐久性に劣る部分があるとされている．一方で，ニッケルチタンは耐久性に優れ PCI 中のシェーピングの形状保持性に優れているが，ステンレスとの two-piece 構造になりトルクの伝達に劣るとされている．しかし，現在では各社がこれらの基本材質にさまざまな工夫を加えることにより，各々の欠点はかなり克服されている．

ガイドワイヤー径による分類

　基本的な冠動脈用ガイドワイヤーの直径は 0.014 インチである．このほかに，テーパードワイヤーと 10 ワイヤーがある．テーパードワイヤーとは，シャフト部分は 0.014 インチであるが，先端を細く（0.08 から 0.12 インチ）テーパー型にしたワイヤーである．先端加重が小さなテーパーワイヤーは，通過性に優れており，造影では見えないような狭小な血管内腔（マイクロチャンネル）の通過や，CTO のレトログレードアプローチでの血管の通過などに使用される．また，先端加重の重いテーパーワイヤーは，先端がより細く鋭利なっていることと相まって，穿通力に優れており，CTO で主に使用される．また，10 ワイヤーとは，全長に渡り直径が 0.010 インチのワイヤーであり，その断面積は通常の 0.014 インチワイヤーの約 1/2 である．このガイドワイヤーは，主に細径カテーテル使用時や CTO 病変に対して使用される．たとえば，5 Fr ガイディングカテーテルであっても，2 本挿入し kissing balloon technique が可能となる．

　このほかに，特殊なワイヤーとして，サポートワイヤー，インナーカテーテルの交換時などに使用するガイドワイヤーを延長するためのエクステンションワイヤー，ロータブレーターで使用するロータワイヤーなどがある．サポートワイヤーとは，シャフトの硬い部分を先端近くまで延長して剛性を高めることによりサポート性を増し，デバイスの挿入を助けるガイドワイヤーであるが一般に通過性は劣る．

3. ガイドワイヤーの特性を決定する因子

　ガイドワイヤーの特性が，物理的にどのように定義されているかについて述べる．これらの因子を理解した上で，ガイドワイヤーを実際に素手で触り，あるいは自分の頬に撫でてみるなどして，術者の皮膚感覚として個々のガイドワイヤーの特性に慣れ親しむことも非常に重要である．

先端荷重

先端荷重とは，病変にガイドワイヤーを押しつけたときの最大限に加わる力である．具体的な測定方法は，各メーカーによって若干異なるが，基本的には，ガイドワイヤーを先端から 10 mm 程度の部分で固定して弾性変形内（外力を取り除くと元に戻る変形）で屈曲させたときの最大荷重である．注意しなければならないのは，実際の先端荷重はガイドワイヤーの固定のされ方により変化することである．例えば，マイクロカテーテルを併用した場合は，ガイドワイヤーをマイクロカテーテルから出した距離が短ければ実際の先端荷重は増加し，*in vitro* では，10 mm を出した場合と比較して，5 mm の場合では約 3 倍の先端荷重になる [2]．

穿通力

穿通力は，病変を突き破る圧力の最大値であり，穿通力＝（先端荷重÷ガイドワイヤーの先端面積）で定義される．つまり，同じ先端加重であっても，テーパーワイヤーや 10 ワイヤーでは穿通力が強い．

トルクレスポンス

トルクレスポンスは，ガイドワイヤー近位（手元）での回転が先端まで伝わる効率である．ガイドワイヤーの近位端で回転を加えたときに，回転が先端にどの程度伝わるかにより測定される．近位端での回転と先端での回転が 1 対 1 に近いほどトルクレスポンスがよいことになる．実際は，屈曲部で回転は減衰して，屈曲が強くあるいは屈曲数が多くなればなるほどトルクレスポンスは低下する．また，屈曲が強くなると，whipping 現象（図 3）を引き起こすことがある．回転は屈曲部で減衰するが，実際はその減衰は力としてガイドワイヤー内に蓄えらえる．減衰により回転が先端に伝わらないために，そのまま回転を加え続けると，蓄えられた力はある一点で解放されて，急激に先端が回る現象が whipping 現象である．この現象のために，選択的なワイアリングが著しく困難になることがある．トルクレスポンスのよいガイドワイヤーとは，屈曲病変でも 1 対 1 に近い効率で回転が伝播し，whipping 現象の少ないガイドワイヤーである．

トルク力

トルク力とは，閉塞病変内で加えることのできる回転の強さのことである．具体的には，ガイドワイヤーの先端を固定した状態で加えることのできる回転の最大の強さにより測定される．トルク力が強ければ，CTO などの閉塞病変内でも，ガイドワイヤーの向きを変えることが可能になる．

サポート性

サポート性とは，主に冠動脈内にあるガイドワイヤー全体の剛性の分布である．ガイドワイヤーにおいては，どの部分でどの程度の剛性を持つかのバランスが非常に重要であ

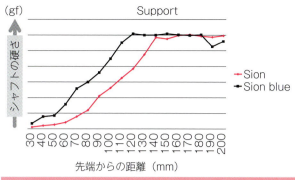

図4 ガイドワイヤーによる剛性の分布の違い

[提供：朝日インテック社]

る．全体の剛性が上昇すれば，血管の伸展やガイディングカテーテルのバックアップ力の上昇により，デバイスのデリバリー性能が上昇する．逆に，剛性（サポート性）が低下すれば，血管追従性が増すことにより，蛇行血管での通過性は向上する．図4は，SionとSion blue（後述）の剛性の違いを示すグラフである．30 mmから140 mmの範囲では，Sionの剛性のほうが低く，これにより蛇行血管に対する通過性・追従性を高めた構造になっていることが理解できる．

滑り性

滑り性とはガイドワイヤーの抵抗値のことであり，コーティングによって決定される因子である．ガイドワイヤーの分類の項で述べた通り，疎水性コーティングのコイルワイヤー＜親水性コーティングのコイルワイヤー＜プラスチックワイヤーの順で滑り性は高くなる．

4. ガイドワイヤーのシェーピング

基本的な原則として，図5のように血管のサイズに対して曲げが小さければ枝には絶対に入らない．枝に入れたいときには，血管のサイズを勘案した曲げが必要である．

LADに対してPCIを行うときの最初の分岐が左主幹部である．分岐部がLAD側にまっすぐな場合と，Cx側にまっすぐな場合がある．もしLAD側がまっすぐであれば大きなRは不要であり，先端を小さく曲げたものがよい．Rが小さい場合にはLAD末梢側で中隔枝や対角枝などの小さな枝にワイヤーが入らず，一直線で末梢まで行けるので時間が短縮できる．逆にCx側がまっすぐな場合には左主幹部を通すときに大きなRが必要である．この場合には末梢で枝に入りやすいので入れたくない枝を避けるため時間がかかる．左主幹部の曲がりをにらんでワイヤーのシェーピングをしている若手は優秀である．常に小さい曲げで入って，左主幹部を通らない場合には即座に大きな曲げに変更するのも時間短縮には有効である．STEMI対応を考えると対象血管へのワイヤー通過の時間短縮

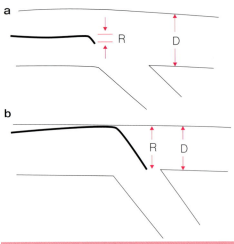

図5 ガイドワイヤーのシェーピング
a. ワイヤーは挿入したい分岐の対側にあたるのを利用して入るため，ワイヤーの曲げ（R）が血管径（D）に対して明らかに小さい場合には，枝に挿入することは不可能である．
b. 曲げと血管径が同等であれば対側にあたり挿入できる．したがって，狙った枝の血管径サイズと同じくらいの曲がりを作る．

も重要な要素である．

　RCAの場合避けられない分岐は#4である．ただし，ここまでくると血管径は3 mm以下となるため，さほど大きな曲がりは必要ないことが多い．

　先端カーブの付け方は，選択すべき血管の直径，蛇行の仕方，分岐の角度などによって決定される．種類としては，カーブの大きさや長さに加えて，なだらかに曲げたカーブや屈曲に曲げたカーブ，1段曲げや2段曲げなどがある（図6）．2段曲げの場合は合わせれば大きなRになるし，上手に操作して先端の曲がりのみで選択すれば小さな曲がりであり，術者が上手にコントロールすることでよい味が出せる場合がある．

5. ガイドワイヤーの操作方法

　ガイドワイヤーの操作とは，「押し・引き」と「回転」のみであり，単純な操作と思われるかもしれない．しかし，押し引きと回転の割合，タイミングや早さを変えることにより，非常に複雑な操作が可能になる．

　ガイドワイヤーの操作において，ストロークを小さく保つことは重要であり，大きなストロークや強く押す動作は，血管損傷のリスクである．また枝に入った場合は少し引いて回転させて選択するのであるが，初心者は引き操作が大きく，ワイヤーがどんどん後退していくのをよく見かける．

　小さな動作の中での引く動作は重要である．枝の選択だけでなく，トルク性向上にも重

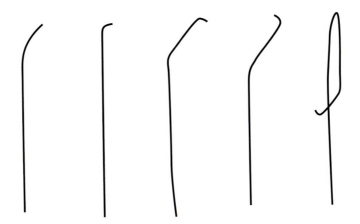

a. なだらかな　b. 屈曲カーブ　c. 二段曲げ　d. S字曲げ　e. リバース
　　カーブ　　　　　　　　　　　　　　　　　　　　　　　　　　　ワイヤー曲げ

図6　先端のシェーピングのバリエーション

a. なだらかなカーブと b. 屈曲カーブが第一選択である．b のほうが図5で示す R が小さいため，枝には入りにくい．まっすぐな LAD の場合 b を選択する．c は先端だけ使えば R が小さく，2 段使えば大きいので術者が上手に使えば味のある曲げ方である．d の S 字は屈曲部のすぐ近くに逆向きの枝に通すときに有効である．e のリバースワイヤー曲げは図7で使い方を示す．

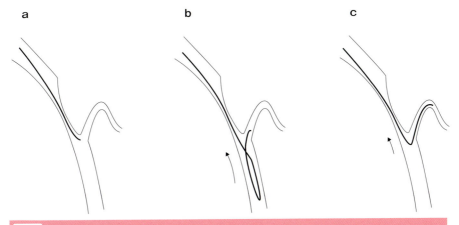

図7　リバースワイヤーテクニック

a. 病変の直後に角度が明らかに大きな枝の場合，通常のガイドワイヤー形状では通過しない．
b. 図6eで示すリバースワイヤー曲げを作り，病変の末梢まで通す．そのうえで手前に引く．
c. 先端が枝にかかったところで，さらに手前へ引くとワイヤーが通過する．

要である．手元の回転を先端に伝播させるには，ガイドワイヤーにたわみがないことが必要であり，ガイドワイヤーの先端が動かない範囲で少し引く動作を加えることが必要である場合も多い．また，側枝の選択も，押しながら入れるより，引きながら入れるほうが成功する状況も多い．ガイドワイヤーの先端から，病変や血管の情報を吸収するように意識することも大切である．

また，ガイドワイヤーを通過させた後もガイドワイヤーの先端が常に正しい位置にある

ことを意識する必要がある．抜けてしまうのはもちろんいけないが，あまりに深く入ると
冠動脈穿孔の原因となることがあり注意が必要である．

■リバースワイヤーテクニック

　　上級テクニックであるが，リバースワイヤーテクニックがある．図7に示すような角
度が大きな枝で手前に狭窄があるような場合，通常の形状ではどのようにしてもワイヤー
を通過させるのは困難である．この場合，図6に示すリバースワイヤー曲げという特殊
な形状を作り，病変の末梢から引くことで先端を引っかけて，ワイヤーを通過させるテク
ニックである．

文献

1）佐藤英雄：Runthrough NS. Coronary Intervention **9**（2）：32-35, 2013
2）河崎浩範：ガイドワイヤー開発との特徴 1. Coronary Intervention **4**：63-68, 2008

VI. PCIデバイスの種類・特徴・基本手技・デバイス関連合併症

05 バルーン

1. バルーンカテーテル

　バルーン拡張術の基本的な機序は，プラーク病変の圧壊，血管の外方への圧排，解離の形成により，狭窄病変部位に十分なスペースを形成することにある．初期には，バルーン形成（plain old balloon angioplasty：POBA）のみで施術を完了することも少なくなかったが，現在は，ステント留置前の病変プレパレーションと留置後拡張がバルーンの主な役割を占めている．副次的な使用法として，アンカーバルーンとしてガイディングカテーテルの安定化，マイクロカテーテル操作時のワイヤーの固定（バルーントラップ），冠動脈解離フラップの血管壁への圧着（tagging），冠動脈穿孔時の圧迫止血，があげられる．

■ オーバーザワイヤー（OTW）式とモノレール（monorail）式（図1）

❶ OTW式

　バルーンから手元のハブ（hub）に至るまで，ワイヤーを通す腔（ワイヤールーメン）とバルーンを加圧する腔（インフレーションルーメン）が，カテーテル中心を並走している．バルーンとマイクロカテーテルの機能を併せ持つ．交換に300 cmの長いガイドワイヤーが必要のため，あまり使われなくなっている．

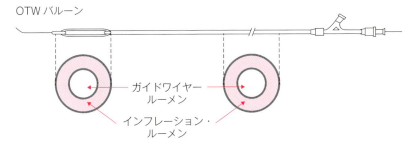

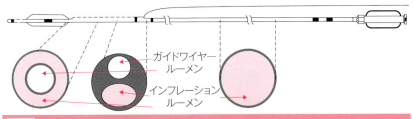

図1 OTW式とモノレール式バルーン

❷モノレール式

ワイヤールーメンは，バルーン先端から入ってバルーンから30 cm ほど近位のワイヤーエグジットポートに開口する．一方，インフレーションルーメンはバルーンとカテーテル手元の開口部位にわたってカテーテル内を走行する．rapid exchange 型とも称される．

バルーンカテーテルのプロフィール

バルーンカテーテルは，手元に近い近位側はシャフトの剛性を上げて pushability をよくしてあり，先端方向に向かって遠位側は trackability を重視して軟らかく製造されている．さらに，先端チップの柔軟性の向上と細小化，ガイドワイヤー・先端チップ間のギャップの消失，バルーンのコーティングの改善などにより病変通過性の向上を図っている．

素材となる高分子ポリマーによって加圧値–外径関係が異なり，バルーンごとに，拡張内圧と拡張径の相互関係を示すコンプライアンス表が添付されている（表1）．nominal pressure（推奨拡張圧）では，バルーン拡張に抵抗がない体外系において，ラベルに表示されている標準径にまで拡張する．許容最大拡張圧（rated burst pressure：RBP）は，信頼度 95％で 99.9％のバルーンが *in vivo*（37℃の水中）にて破裂しない最高圧と定義されており，これを超過すると，バルーン破裂のリスクが出現する．

❶ compliant balloon

compliant balloon の拡張径は，拡張開始の低圧から，burst 圧に至るまで，正の相関関係をもって増えていく．

前拡張に用いられる場合には，病変部における血管径（IVUS 画像上の media-to-media）より標準径が小さめで，medium length（12〜20 mm）のバルーンが選択されることが多い（図2）．

❷ non-compliant balloon

non-compliant balloon は，高圧にも耐容するようにバルーン厚が増大しており，標準径まで確実に拡張する硬いバルーンである．低圧から高圧にわたる広い拡張圧の範囲で，標準径近傍で拡張が行われ，拡張径の増大は軽度である．バルーンの耐久性は増強するが，通過性や再収納性（rewrappability）は低下する．留置されたステント内の後拡張や，compliant balloon に抵抗する硬い病変を限局的に拡張する場合に用いられるため，10〜15 mm 径の短バルーン長が選択されることが多い．

❸ semi-compliant balloon

同バルーンは，non-compliant balloon に準ずる耐久性を有しており，高圧拡張にも耐容する．他方，nominal から burst にかけての拡張プロフィールは compliant balloon に類似している．

表1 バルーン拡張の compliance chart の例

バルーン外径φ (mm)

圧力P (kPa)	304	405	507	608	709	811	912	1013	1115	1216	1317	1419	1520	1621	1723	1824	1925	2026	2128	2229	2330	2432	2533
(atm)	3	4	5	6	7	8	9	10	11	12	13	14	15	16	17	18	19	20	21	22	23	24	25
2.00	1.58	1.65	1.72	1.79	1.84	1.88	1.92	1.95	1.98	2.00	2.01	2.03	2.04	2.05	2.06	2.08	2.09	2.10	2.12	2.13	2.14	2.15	2.17
2.25	1.96	2.01	2.06	2.11	2.14	2.16	2.19	2.21	2.23	2.25	2.26	2.28	2.29	2.31	2.32	2.34	2.35	2.36	2.38	2.39	2.41	2.42	2.44
2.50	2.19	2.24	2.30	2.36	2.38	2.41	2.44	2.46	2.48	2.50	2.52	2.53	2.55	2.56	2.58	2.60	2.61	2.63	2.64	2.66	2.68	2.69	2.71
2.75	2.43	2.48	2.53	2.59	2.62	2.65	2.67	2.70	2.73	2.75	2.77	2.79	2.80	2.82	2.84	2.86	2.87	2.89	2.91	2.93	2.94	2.96	2.98
3.00	2.65	2.71	2.76	2.82	2.85	2.89	2.92	2.95	2.97	3.00	3.02	3.04	3.06	3.08	3.10	3.11	3.13	3.15	3.17	3.19	3.21	3.23	3.25
3.25	2.89	2.95	3.01	3.07	3.10	3.14	3.17	3.20	3.22	3.25	3.27	3.29	3.31	3.33	3.35	3.37	3.39	3.42	3.44	3.46	3.47	3.48	3.51
3.50	3.13	3.19	3.26	3.32	3.35	3.39	3.42	3.45	3.47	3.50	3.52	3.54	3.57	3.59	3.61	3.63	3.65	3.68	3.70	3.72	3.74	3.74	3.76
3.75	3.37	3.44	3.50	3.56	3.60	3.63	3.66	3.69	3.72	3.75	3.77	3.80	3.82	3.84	3.86	3.88	3.90	3.92	3.94	3.96	3.98	3.99	4.01
4.00	3.58	3.65	3.72	3.79	3.83	3.87	3.90	3.94	3.97	4.00	4.02	4.04	4.06	4.08	4.10	4.12	4.14	4.16	4.18	4.20	4.22	4.25	4.27
4.50	4.02	4.10	4.19	4.28	4.32	4.37	4.40	4.44	4.47	4.50	4.53	4.56	4.59	4.63	4.66	4.68	4.71	4.75	4.78	4.81	4.84	4.87	4.91
5.00	4.52	4.59	4.67	4.75	4.80	4.85	4.89	4.93	4.96	5.00	5.03	5.06	5.09	5.13	5.16	5.18	5.21	5.25	5.28	5.31	5.34	5.37	5.40

NP 推奨拡張圧　nominal pressure

RBP 最大拡張圧（この圧を超えないこと）　rated burst pressure

[提供：テルモ社（Hiryu Plus バルーンの例）]

VI PCI デバイスの種類・特徴・基本手技・デバイス関連合併症

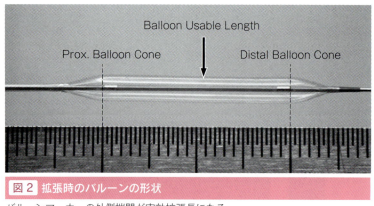

図2 拡張時のバルーンの形状

バルーンマーカーの外側端間が実効拡張長になる．
［写真提供：ボストン・サイエンティフィックジャパン株式会社］

2. ノンスリップバルーン（non-slip balloon）

拡張時のバルーン滑脱（スリッピング）の抑止と拡張力の増強を目的として，金属ブレードやワイヤーなどでバルーンに加工を施した non-slip balloon が使用されることがある．

ノンスリップバルーンの種類

❶ Flextome Cutting Balloon（ボストン・サイエンティフィック社）（図3）

non-compliant balloon の表面に縦方向にアテロトームと称される金属製ブレードが3枚装着されており，拡張前にはバルーンによって包まれていたブレードが拡張時には表面に露出する構造となっている．nominal 圧は6気圧，rated burst 圧は8気圧である．

❷ Scoreflex（オーバスネイチメディカル社）

semi-compliant balloon の表面に 0.011 インチの1本の Nitinol 製ワイヤー（integral wire）が固定されている．nominal 圧は8気圧，rated burst 圧は14気圧であるが，加圧するにつれてバルーン径が大きくなるため注意を要する．

❸ LacrosseNSE（グッドマン社）（図4）

0.0155 インチ高の三角柱状の樹脂性ワイヤーが，non-slip element として，semi-compliant balloon の両側端を結ぶ形で3本配置されている．滑脱（スリッピング）防止を目的としたバルーンであるが，Flextome Cutting Balloon に準じた拡張力を発揮する．

Flextome Cutting Balloon ではアテロトームによる割面の形成を介して，Scoreflex では integral wire と PCI 用の 0.014" のガイドワイヤーによる dual-wire mechanism を用いて，いずれも，プラークに鈍的な圧を集中させることによって低圧でも十分に病変を拡張するとされている．

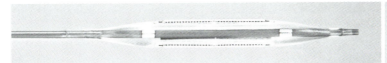

バルーン拡張時
3枚の金属アテロトームが、血管壁に突出する

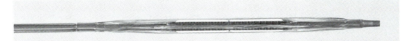

バルーン脱気時
アテロトームがバルーン間に収納される

図3 Flextome Cutting Balloon

［提供：ボストン・サイエンティフィックジャパン株式会社］

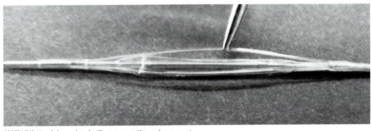

樹脂製ワイヤーによる non-slip element

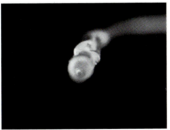

バルーン拡張前の non-slip element

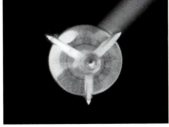

バルーン拡張時に3本の三角柱状のワイヤーが血管壁に突出する

図4 LacrosseNSE バルーン

［提供：グッドマン社］

Flextome Cutting Balloon, Scoreflex, LacrosseNSE の適応病変

　第一の適応は、ステント内再狭窄病変や屈曲病変などスリッピングが生じやすい病変に対する安定したバルーン拡張である。手技は安定し、十分な拡張が得られるが、長期成績

に有意差は認められない．特殊な使用法として Flextome Cutting Balloon はバルーンの拡張によって生じた閉塞性解離病変や内膜下血腫に対して再疎通のためのリエントリー形成に有効である．

▌Flextome Cutting Balloon, ScoreFlex, LacroseNSE 使用時の注意点

Flextome Cutting Balloon は通常のバルーンより硬く柔軟性に欠けるため，通過性は劣る．よって，バックアップ力の強い形状のガイディングカテーテルやサポート力が強いガイドワイヤーの使用を考慮する．バルーンサイズは通常の POBA と同じくバルーン／血管比 1.1 を用いるが，ハイリスク病変ではクォーターサイズを小さめとする．拡張に際しては，初回は低圧（4 気圧）で行い，2 回目（6 気圧），3 回目（8 気圧）と徐々に圧を上げていく．

Scoreflex，LacrosseNSE の操作も Flextome Cutting Balloon に準ずるが，その病変通過性ははるかに改善されている．いずれのバルーンを使用する際も，拡張後の回収時に抵抗を生じる場合には，ガイディングカテーテルの冠動脈内への引き込みが発生する．ガイディングカテーテルによる冠動脈入口部解離に注意する．

3. パーフュージョンバルーン（perfusion balloon）（図5）

バルーンの近位部に灌流用のポートが存在する．近位部灌流用ポートから遠位先端部に向けて血液が灌流されることになり，バルーンによる病変部の拡張の最中にも治療部遠位の虚血を防ぐことができ，長時間の病変拡張を可能にしている．血管解離時の血管壁への圧着（tagging）や，冠動脈穿孔時の血管壁止血を目的として使用されることが多いが，現在入手できるバルーンはその通過性と追従性に限界がある．

4. 薬剤溶出性バルーン（drug eluting balloon : DEB）

▌DEB の作用機序

DEB はバルーン拡張時に，バルーンが病変と接触することによりポリマーフリーの再狭窄抑制薬が病変部に浸透して薬効を発揮する．病変部における吸収性と持効性に優れたパクリタキセルが主に用いられている．脂溶性のパクリタキセルは，疎水性のイオプロミドを基質として混合することにより，バルーン表面からの遊離が促進されて，30 秒ほどの単回拡張で病変部に十分に浸透させることが可能である．他方で，病変長の不十分なカバーや血管壁への圧着が不均一な場合には，薬剤のデリバリーが欠落する部位において再狭窄を生じやすく，その治療効果はテクニカルな要素に依存する．また，ステントによるスキャフォールディング機能はないために，解離病変の治療は困難である．

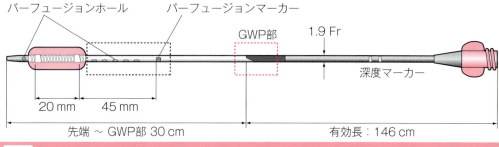

図5 perfusion balloon(Ryusei balloon)

パーフュージョンホールを介して,バルーンの近位から遠位(先端)に向けて血液灌流を維持する.

[提供:カネカ社]

DEBの適応

　DEBの最大の適応はステント内再狭窄(ISR),特にDESの再狭窄症例であろう.

　ISRのなかでも,特に新生内膜が多く,びまん性の再狭窄を示した場合には,ステントポリマーに対するアレルギーや炎症反応が強い可能性がある.この場合は,次にまた同様のDESを植込むとより強い再狭窄反応を示すことが多いので,再度同じDESを使用することは避けるべきである.POBAのみでも再々狭窄の可能性は高く,今後DEBはDES再狭窄に対して第一選択のデバイスとなると考えられる.加えて,小血管病変,ステントを残したくない分岐部病変,また抗血小板薬の長期使用が難しいためにDES使用を控えるべき症例などに対しての治療効果が期待される.

VI. PCI デバイスの種類・特徴・基本手技・デバイス関連合併症

06 | ステント(ベアメタルステント, 薬剤溶出性ステント)

1994 年にわが国で初代ベアメタルステント(BMS)Palmaz-Schatz が承認され, PCI は急性冠閉塞を克服した. 2004 年にシロリムス溶出性ステント Cypher が承認され, 再狭窄を克服した.

1. ベアメタルステント (BMS)

現在実臨床において BMS の使用率は 10% 以下となった. これは薬剤溶出性ステント (DES) の臨床成績におけるエビデンスが徐々に蓄積され, 発売当初懸念された遅発性ステント血栓症に関するリスクがさまざまな臨床的場面において(特に第二世代 DES 以降), BMS と比しても高くないことが示された結果と言える. したがって, BMS について深く学ぶ必要性は高くないものと考えるが, ここでは金属の組成およびステントデザインについて述べる. これらの知識は DES のプラットフォームを考える上で重要である.

基本的手技 (図 1)

①狭窄部を前拡張する.
②バルーンにマウントされているステントを狭窄部に通過させ位置を正確に決める.
※このとき, 最後の操作が「押し」だと前へ行きやすく,「引き」だと手前に動きやすい.「押し」「引き」を繰り返し, 誤差を小さくするのがコツである.
③バルーンを拡張し, ステントを血管内に圧着させる.
④バルーンをデブレーションし, 抜去する.

金属組成

現在臨床で使用されている冠動脈ステントの金属組成は大きく分けて, ①ステンレス (stainless steel), ②コバルトクロム (CoCr), ③プラチナクロム (PtCr), の 3 種類である. ステンレスは比較的柔軟性が高いが, これが故にストラットの厚みがある程度(多くが $100\,\mu m$ 以上)必要となる. ただし, 一度拡張するとリコイルが少ないという特徴を有する. 一方でコバルトクロムは比較的剛性が強いため, ストラットの厚さを薄くすることに成功した. コバルトクロム製の多くのステントが $80\sim90\,\mu m$ というストラット厚で造られているが, 金属剛性(元に戻ろうとする力)が強いためおよび薄いストラットのためにリコイルが問題となることを知っておく必要がある. 他方でプラチナクロムはステントのために特別に作られた組成である. プラチナクロムも剛性が強く, ストラット厚は薄く作られているが, X 線不透過性が高いため血管造影時の視認性が非常によい点が特徴とし

06 ステント（ベアメタルステント，薬剤溶出性ステント） 133

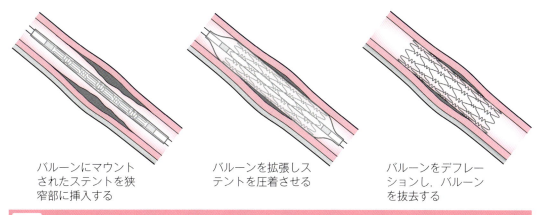

バルーンにマウントされたステントを狭窄部に挿入する

バルーンを拡張しステントを圧着させる

バルーンをデフレーションし，バルーンを抜去する

図1 ベアメタルステントの基本的手技

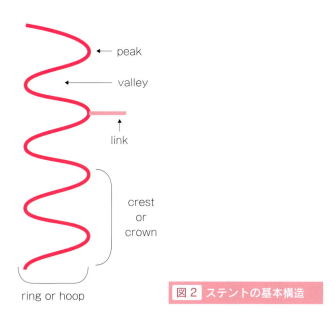

図2 ステントの基本構造

てあげられる．

ステントデザイン

　ステントは狭窄した血管を内側から支えることが主な役割であるが，現在までにさまざまな形状のステントが存在する．過去には open-cell，closed-cell という呼び名があったが，Cypher ステントを最後に全リンク型（すべての crest，crown パターンに対してリンクがついている），すなわち closed-cell デザインがなくなったため，現在この呼び名はあまり使われなくなった．

　基本構造を図2に示す．現在使用されているステントの多くが ring もしくは hoop と呼ばれる山谷（peak と valley）構造の繰り返しで作製されており，この山谷のことを crown もしくは crest と呼ぶ．そのため，山谷のパターンが1周につき6個存在すれば 6-crown などと表現される．そして各 ring（hoop）をつないで連結しているのが link であ

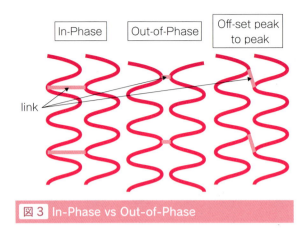

図3 In-Phase vs Out-of-Phase

り，1周につき何個のlinkでring (hoop) 同士がつながっているかによって，2-linkや3-linkなどと表現する．

In-Phase・Out-of-Phase・Off-set peak to peakについての説明を図3に示す．In-Phaseはpeakに対してvalleyが向かい合っており，peakからvalleyへとlinkがつながっている．一方でOut-of-Phaseはpeakとpeak，valleyとvalleyが向かい合っており，linkはpeakとpeakをつないでいる．これに対してOff-set peak to peakは基本構造がIn-Phaseに類似しており，peakとvalleyが向かい合っているが，linkがpeakとpeakをつないでいる点が特徴である．一般的にIn-Phase designはステントストラットの分布が均一になりやすい点，またlinkがない部分であればpeakがvalley部に寄れるという点からconformabilityが高い点，などが利点であり，Out-of-Phaseデザインでは側枝のクロスが容易になりやすい点が利点といえる（*これらは一般論であり，ring/hoopの長さやさまざまな因子によって影響される）．Off-set peak to peakデザインはIn-Phaseデザインの利点を生かしつつ，conformabilityが向上するデザインといえる（図3）．

2. 薬剤溶出性ステント（DES）

DESは大きく分けて3つのコンポーネント，①ステントプラットフォーム，②薬剤，③ポリマーなどの薬剤キャリアー，から成り立っている．現在使用されているステントはおおむね第二世代以降のDESであり，これを中心に述べる．

表1にそれぞれのステントのスペックを示す．金属素材に関しては，NOBORIステントのみがステンレスを用いて比較的厚く作られているが，その他のステントはコバルトクロム（CoCr）もしくはプラチナクロム（PtCr）を用いて，ストラットを薄くデザインされている．DESでは新生内膜による被覆不良によるストラットの露出が遅発性血栓症の原因の1つと指摘されたため，ステントストラットを薄くすることでより早期の新生内膜による被覆化を狙っている．このため，近年ステントストラットが薄いものが主流となってきた．

06 ステント（ベアメタルステント，薬剤溶出性ステント）

表1 各DESのコンポーネント

	Xience	PROMUS Element	PROMUS Premier	Resolute Integrity	NOBORI	Ultimaster	Synergy
金属	CoCr	PtCr	PtCr	CoCr	ステンレス	CoCr	PtCr
厚さ（μm）	81	81	81	89	125	80	74
デザイン	In-phase	In-phase	In-phase	Out-of-phase	Out-of-phase	In-phase	In-phase
リンク形状	Peak to Valley	Off-set peak to peak	Off-set peak to peak	Peak to peak	Peak to peak	Off-set peak to peak	Off-set peak to peak
リンク数	3	2	2ただしProximal 2列は4	2ただしProximalおよびDistal endは3	2	2	2ただしProximal 2列は4
ポリマー	フルオロポリマー	フルオロポリマー	フルオロポリマー	BioLinks	PLA	PDLLA+PCL	PLGA
	耐性	耐性	耐性	耐性	可溶性	可溶性	可溶性
	circumferential	circumferential	circumferential	circumferential	abluminal	abluminal	abluminal
薬剤	エベロリムス	エベロリムス	エベロリムス	ゾタロリムス	バイオリムスA9	シロリムス	エベロリムス
量	$1.0\mu g/mm^2$	$1.0\mu g/mm^2$	$1.0\mu g/mm^2$	$10\mu g/mm$	$15.6\mu g/mm$	$3.9\mu g/mm$	$1.0\mu g/mm^2$

ステントデザイン

　第一世代DESのCypherステントがすべてのcrestパターンにlinkがつながっているいわゆる「closed-cell」デザインであったのに対して，現在使用されているものはよりよいconformability，flexibilityを得るためにlinkの数を減らしている．このため，ほとんどのステントが2～3-linkデザインとなっている．一方で良好なconformabilityの代償としてステントが縦方向に短縮するいわゆる「ステントの長軸方向の変形」の合併症が，特にPROMUS Elementにおいて多いことが報告された[1]．しかし，このElementに，proximal側のlinkを増やすという改良を加えたPROMUS Premierでは長軸方向の剛性が向上した．

薬剤

　第一世代ではシロリムスとパクリタキセルの2種類が使用されたが，パクリタキセルは治療至適域が狭く薬効のコントロールが困難であったことから，現在ではシロリムスから派生した，エベロリムス，ゾタロリムス，バイオリムスA9などの，いわゆる「リムス」系の薬剤が主流となっている．リムス系各薬剤は力価や脂質親和性に多少の違いがあるも

のの，作用的機序などはほとんど同じである．

ポリマー

大別して①耐性ポリマーと②生体吸収性ポリマーの2種類がある．もともとは耐性ポリマーが中心であったが，近年生体吸収性ポリマーステントが続々と開発された．この背景にはCypherステントで問題になったhypersensitivity（遅延性過敏反応）が，ポリマーに対する反応であることが強く疑われたことが大きく関与している[2]．異物反応が起こる対象が1つでも少ないほうが遠隔期の生体適合性という観点から安全性が高いであろうというコンセプトのもと開発された．現在までにそのコンセプトが臨床成績を大きく改善するといったことを証明した強いエビデンスは存在しないが，遠隔期異物反応の対象が1つでも減ることは少なくとも悪いことではないと考えられ，今後これを証明するエビデンスが出てくることを期待したい．また，一方では近年ポリマー自体の抗血栓作用が示唆されている．これはXienceステントの急性期血栓症の頻度が臨床的に低いことに着目し，*in vitro*の実験を用いて検証した結果，Fluoroポリマーは血栓の付着が起こりにくいことが指摘された[3,4]．

3. 合併症

位置を誤る

冠動脈ステントの植込みは「一発勝負」であり，やり直しがきかない．したがって位置決めは慎重に行わなければならない．また2mm程度のずれが生じることを前提にステントの長さを決めて，余裕をもって行うことによりこの失敗を避けることができるので，ステントサイズのプランこそが重要といえる．ただし，入口部病変などで1mmのずれも許されない場合には，技術を要する．押して合わせれば前へ，引いて合わせると手前へずれる．これはバルーンカテーテルに残るトルクが拡張とともに解放されるためである．したがって，バルーンカテーテルに残っているトルクがどれくらいかを計算して，押して合わせた場合には若干引き，再度押し，再度引きしてトルクがゼロであることを感じて合わせる．

ステント端の解離

末梢端の血管径に対し，ステント径が大きい場合に発生する．IVUSやOCTガイドで血管径を把握している場合には発生は少ないが，過去に「Bigger is better」といわれていた時代にはしばしば合併した．そのころの経験で小さいものは自然に修復されることを知っているが，血腫を合併している場合には末梢で閉塞するので，IVUSなどで確認し，追加ステントが必要か否かを検討する．

ステント拡張不足

　ステント血栓症の多くの原因は植込み時の拡張不足である．また拡張不足は再狭窄の原因にもなる．血管径に対し適切なサイズまで拡張する．最小ステント径の計測も役に立つ．イメージングで不足している場合には高圧バルーンによる後拡張を追加する．高圧バルーンでも拡張しない事態は避けるべきである．ステント留置前に十分拡張できるかどうかは前拡張もしくはイメージングで確認し，ロータブレーターを検討する．もしこのような事態になった場合，ステントはいずれ閉塞するため早期冠動脈バイパス術を検討する．

ステントによる冠破裂

　過拡張による生じる合併症であり致死的になりうる．血管径の評価を正しく行い，避けるべきである．また石灰化が半周で正常部が半周とするとステントで拡張されるのは正常部だけであり，過拡張となり発生しやすい．常にステントは拡張すべきであるが，このような場合のみに拡張を避けるような戦略に切り替える．

文献

1) Torii S et al : Comparison of *in vivo* longitudinal strength and conformability following stent implantation in rabbit iliac artery. J Invasive Cardiol **26** : 64-69, 2014

2) Nakazawa G et al : Coronary responses and differential mechanisms of late stent thrombosis attributed to first-generation sirolimus- and paclitaxel-eluting stents. J Am Coll Cardiol **57** : 390-398, 2011

3) Kolandaivelu K et al : Stent thrombogenicity early in high-risk interventional settings is driven by stent design and deployment and protected by polymer-drug coatings. Circulation **123** : 1400-1409, 2011

4) Otsuka F et al : Acute thrombogenicity of a durable polymer everolimus-eluting stent relative to contemporary drug-eluting stents with biodegradable polymer coatings assessed *ex vivo* in a swine shunt model. JACC Cardiovasc Interv **8** : 1248-1260, 2015

Ⅵ. PCIデバイスの種類・特徴・基本手技・デバイス関連合併症

07 | 生体吸収性スキャフォールド（BRS）

　生体吸収性スキャフォールド（bioresorbable scaffold：BRS）は，従来のステント法で金属が永遠に血管に残ることによる生理学的な血管反応の喪失をもたらす欠点を補いうる新しいデバイスである．従来のものをステントというのに対し，維持的な支えを示すことからスキャフォールド（scaffold）と名付けられている．わが国では最初のBRSが2017年より保険償還され，第一世代のアボット社製のABSORBという商品がBVSと呼ばれている．BRSとBVSは間違えやすいが，このカテゴリー一般を総称してBRSといい，アボット社製の商品をBVSというので，使い分ける必要がある．

1. 構造 (図1)

　PLLAというポリマーで骨格が作られ，その表層をエベロリムス含有PDLLAポリマーでコーティングされている．骨格のポリマーは，構造を形成し，ラディアルフォースを保持する．表層は，エベロリムスとPDLLAを1：1で含み，厚さは2〜4μmである．これらはX線透視では不可視のため，位置を示すマーカーが両端についている（図2）．小さな丸い金属が2つ縦に並んでいる．近位側のマーカー端は実際のスキャフォールド端から約1mm内側についており，遠位側のマーカーは，実際のスキャフォールド端から約

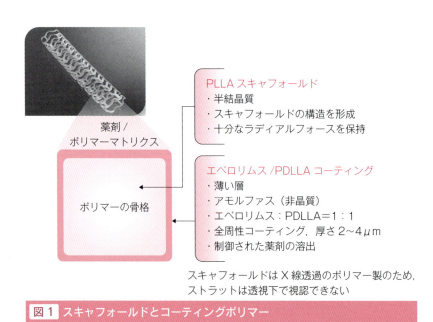

図1 スキャフォールドとコーティングポリマー

[提供：アボット社]

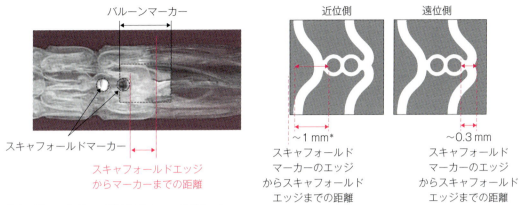

図2 近位端と遠位端のマーカー

スキャフォールドには2組のスキャフォールドマーカーが両端についている．遠位側と近位側のマーカーペアは互いが120°（スキャフォールドの長さによっては180°）ずれた位置についており，後拡張バルーンの位置決めや，ベイルアウトのオーバーラップの際の補助となる．

［提供：アボット社］

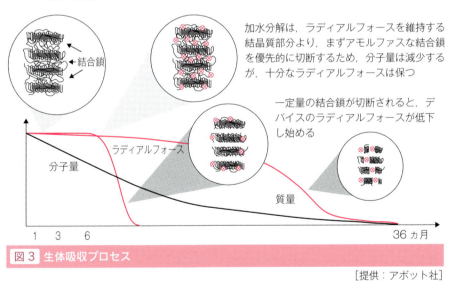

図3 生体吸収プロセス

［提供：アボット社］

0.3 mm 内側についている．近位端マーカーと遠位端マーカーは120°ずれた位置についている．

2. 吸収のメカニズム（図3）

生体吸収性ポリマーにより作られているが，基本メカニズムは加水分解である．第一世

| 表1 | 適切な留置法 |

P-S-P 法
Prepare the lesion
・BRS のデリバリーを容易にする
・スキャフォールドの良好な拡張を得るために，病変をバルーンで十分に拡張する
Size appropriately
・正確な血管径の計測
・適切なスキャフォールドサイズを選択する
Post-dilate
・良好なストラットの密着が得られていることを確認する
・残存狭窄率＜10％を目指す

代の BRS である BVS についていえば，PLLA というポリマーとエベロリムスを含む分子で作られている．薬剤の溶出は約 3 ヵ月で，徐々に吸収が始まり，メカニカルなサポートを失うのが 6 ヵ月，その後約 2～3 年で完全に吸収されるといわれていたが，実際もう少し吸収には時間がかかり 4～5 年くらいではないかといわれている．

3. 遅発性スキャフォールド血栓症（very late scaffold thrombosis：VLST）

治験において，1 年半以後に発生する VLST が報告されている．血栓吸引後に観察された OCT では，スキャフォールドの断裂（discontinuity），圧着不良などが認められていた．吸引カテーテルで断裂をきたした可能性も否定はできないが，OCT 所見としては特異的である．スキャフォールドが一様に内膜に埋まっていれば，まだらに溶けても問題はないが，内膜に埋まっていない部分が溶解せずに，埋まった部分が溶解すると一部内腔側へ倒れこむ恐れがある．今のところ，これが VLST の原因ではないかと想定されている．したがって，植込み時にスキャフォールドの圧着に関しては金属ステントよりも念入りに行う必要があるといえる．

4. 植込みテクニック

成績向上のためには，圧着をしっかりとさせる植込みテクニックが重要である．
現在推奨されているのは，P-S-P という方法である（表1）

prepare the lesion（病変のプレパレーション）

スキャフォールドは通過性が悪く，拡張性もよくないので，前拡張で通過を確定することと，十分な拡張を確実にできるように準備しておく．もし前拡張でバルーンが十分に拡張できないときには，スキャフォールドの植込みは諦める．特に石灰化病変では，拡張が

不十分な傾向があり，石灰化病変ではより念入りに前拡張でのしっかりとした拡張を確認する．しっかりと拡張できていればスキャフォールドの植込みは可能である．

size appropriately（適切なサイズ）

病変の血管径を把握する．測定法による誤差が報告されている．たとえば真の血管径が3.0 mm の場合，OCT では最も正確に3.0 mm であるが，IVUS ではやや過大評価し3.1 mm，アンギオでの QCA では2.8 mm と過小評価する．したがって，イメージングの計測による測定値の振れ幅を考慮したうえで，真の血管径を推定する．

小血管への成績がよくないため，小血管では使用を控える．血管径が2.5 mm 未満の場合には成績がよくないため適応とならない．一方，3.75 mm より大の大血管径では，拡張血管径を超える可能性があり，やはり植込みを避ける．さらに，近位部と遠位部の血管径の差がある場合，近位部でスキャフォールドが圧着しないことが想定される．したがって，最大対象内腔径と最小対象内腔径の差が0.75 mm 以上の場合には留置を避ける．

post-dilate（後拡張）

治験の際には後拡張を控えるように言われたが，現在では適切な後拡張は必須であると考えられている．厚いスキャフォールドを血管に埋め込むため，高圧バルーンにて十分な後拡張を行う．

残存狭窄率10％未満を目指す．残存狭窄10％未満というのは実際に QCA を測定してみたことがある方は理解できるが，つまり何もない状態であり，高い目標である．

サイズはスキャフォールドの拡張限界（表示サイズのプラス0.5 mm）を超えないこととされている．過剰な径は注意が必要だが，圧に関してはできるだけ高圧（16 気圧より大）が推奨されている．

スキャフォールドの拡張不十分は避けるべきであり，可能であれば OCT にて確認し圧着が十分であることを確認する．

もし，圧着不十分，残存狭窄が認められた場合にはスキャフォールド径＋0.5 mm までの NC サイズにバルーンをあげて最大の高圧で拡張する．

P-S-P というのは，実はステント植込みの注意点そのものである．基本に忠実に植込むことが冠動脈に植込み系デバイスを用いる際の注意点といえよう．

5. スキャフォールドが明らかに浮いてしまったときのベイルアウト法

病変近位部で突然血管径が大きくなっている場合には，ごくわずかに留置位置がずれただけでも，極端な malapposition をきたす恐れがある．したがって，留置位置をずらさないように慎重に位置決めをするのであるが，それでも明らかにスキャフォールドが浮いてしまった場合どうしたらよいであろうか．

考え方の基本としては，スキャフォールドが浮いたままでは VLST の原因となる可能性が高いため，植込み時点で必ず対応し，スキャフォールドを血管に埋めてこなければならない．急性断裂と浮いているのどちらが悪いかの究極の選択であるが，現時点では浮いているほうが悪いと思われる．ベイルアウト法は以下の通りである．

①推奨はスキャフォールド径の＋0.5 mm までであるが，＋0.7 mm くらいまでは耐えられるとの報告もある．よって＋0.7 mm までサイズアップし，高圧拡張を行う
②それでも浮いている場合には，このサイズの推奨を無視して圧着するサイズを使用する．当然スキャフォールドは断裂する恐れがある．リンク部分の断裂のみであればまだ内腔に倒れこむ心配はないため，圧着させたあと，OCT などで確認し内腔への倒れこみなどがなければ，ここで終了する
③不幸にも円周方向の断裂が起こると内腔へ倒れこみが起こる．この場合にはステント-イン-スキャフォールドという内腔をステントで裏打ちする方法をとる．したがって，どんなことがあってもこれらの手技の途中でワイヤーを抜いてしまうことは避けなければならない．裏打ちするステントは薬剤を同一にしたほうがよいとメーカーは推奨している

これらのベイルアウトの一連の手技をよく考えると，やはり近位と遠位とでサイズが著しく異なる病変には避けるべきだし，植込み時の位置のずれは絶対に避けるべきである．

溶けてなくなる治療器具は魅力的である．一方で，不十分圧着に関しては金属ステントと比べると許されない．より単純な病変に対しても基本に忠実で，細かいことに誤りのない念入りな植込み手技が必要とされる．また前後径に差がある病変，小血管，前拡張で拡張不十分な病変などでは植込むべきではない．

VI. PCIデバイスの種類・特徴・基本手技・デバイス関連合併症

08 ロータブレーター（PTCRA）

冠動脈の高度石灰化病変は，バルーン拡張時の不完全拡張原因となるばかりでなく，薬剤溶出性ステント（DES）時代においても，急性期ステント血栓症に加えて遠隔期再狭窄率リスクともなることが明らかであり，石灰化病変の克服はPCIの発展の歴史において重要なテーマであった．ロータブレーターは石灰化病変に対する有効な治療デバイスとして，現時点において最も強力な解決手段であることは疑いない．

特にわが国においては維持透析患者という石灰化病変高リスク群を多数抱えており，PCIの適応を考慮する上でロータブレーターの有無は重要な因子となりうる．

保険診療の規定により，一定の用件の施設基準（表1）を満たす必要があるため，すべての施設でロータブレーターが使用可能であるわけではないが，PCIを学ぶ上でその適応と手技の概要，合併症予防策を正しく理解する必要がある．

1. システムの概要

カテーテルの先端は紡錘状形状であり，先端部半分に $20\,\mu$m の人造ダイアモンド結晶が2,000〜3,000個付けられている．（図1）

このカテーテルを専用のガイドワイヤーを用いて over-the-wire（OTW）のシステムで冠動脈内へ挿入，アドバンサーと呼ばれる駆動装置で窒素ガスを用いてタービンを介する高速回転で病変部を切削する．ガイドワイヤーの上でカテーテルシャフトが高速回転するという原理なので，熱発生や金属疲労によるガイドワイヤー破断が懸念される．そのためガイドワイヤー・ルーメンに常に潤滑のため液体を流し続ける必要があり，その薬液を「ロータカクテル」と称している．組成は後述する通りである．この薬液は熱発生の予防のみならず，slow flow の予防にも重要である．

differential cutting という原理により，軟らかい組織には切除効果は乏しく，石灰化病

表1 ロータブレーターおよびエキシマレーザー冠動脈形成術実施施設基準

（1）循環器科及び心臓血管外科を標榜している病院であること．
（2）開心術又は冠動脈，大動脈バイパス移植術を年間30例以上実施しており，かつ，経皮的冠動脈形成術を年間200例以上実施していること．
（3）5年以上の循環器科の経験を有する医師が1名以上配置されており，5年以上の心臓血管外科の経験を有する常勤の医師が1名以上配置されていること．

［厚生労働省：特掲診療料の施設基準等及びその届出に関する手続きの取扱いについて．保医発0304第2号より］

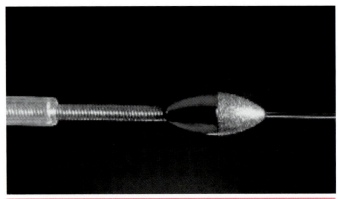

図1 ロータブレーターの先端部
紡錘状形状であり，先端部半分に20μmの人造ダイアモンド結晶が2,000～3,000個付けられている．
［写真提供：ボストン・サイエンティフィックジャパン株式会社］

表2 ロータブレーターの禁忌
絶対的な禁忌 ①高度の心機能低下例 ②大動脈内バルーンパンピング（IABP）などの補助循環が適応できない中等度の低左心機能症例（腹部大動脈瘤などで，IABPが挿入禁忌の場合を含む） ③亜急性期（回復期）の心筋梗塞症例において，梗塞責任血管以外を対象としたPCI ④重度の大動脈弁狭窄症（AS）を合併例 ⑤変性した伏在静脈グラフト ⑥血栓性病変
相対的な禁忌 ①びまん性病変（病変長25 mm以上は注意が必要） ②多枝病変（1期的に治療を必要とする場合） ③長期間の抗血小板薬2剤併用療法（DAPT）に不耐が予想される患者（DAPTはロータブレーターの必要条件ではないが，一般にDESの使用を前提とするため） ④jeopardized collateralのdonor arteryに対する手技

変などの硬い組織のみが切除されるとされる．切除された組織片は6～7μm以下の小切片となり，末梢の心筋内毛細循環を障害することなく，最終的には網内系で処理されるとされる．

2. 適応と禁忌 (表2)

デバイス不通過あるいはステント不完全拡張が予測される，表在性の高度石灰化病変が適応となる．Mönckeberg硬化症の中膜石灰化病変に対しては，必ずしも有効な切削を得ることができない．

一般に，IVUSやOCT上で全周性の石灰化を認め，バルーン拡張困難と予想される場

合，あるいは表在性石灰化によりバルーンやステントが通過できない場合に，ロータブレーターを考慮する．

一方でロータブレーターは，組織を切除するデバイスであるが故に，遠位部塞栓の発症リスクがあり，その禁忌についても理解する必要がある．

3. 準備

患者側の準備は通常の PCI と変わらない．アプローチ部位に関しては，TRI，TFI のいずれでも対応可能である．

右冠動脈（RCA）あるいは灌流域の大きな左回旋枝（LCX）を治療する場合には，一時的ペーシングが必要になることも多い．

ロータカクテルの準備

施設により多少の差異はあるが，標準的には以下の内容で準備する．

①生理食塩水　1,000 mL
②ヘパリン　18,000 単位
③ニコランジル　24 mg
④亜硝酸薬（ISDN）5 mg

さらに施設によりベラパミルを添加することがある．国外ではロータカクテルと同様の薬液としてロータブレーター専用の Rotaglide Lubricant が承認販売されており，準備が極めて容易であるために一般的に使用されるが，わが国ではアレルギーの懸念から認可されていないため使用できない．

セットアップ（図 2，3）

①機器の準備：まずロータブレーターのコンソールと窒素ガスボンベを接続する．ボンベ側のバルブを開けてガス圧の確認を行う．ボンベ側の圧は 500 psi 以上が必要である．

②次にコンソール側のバルブを開けて供給される圧を確認する．コンソール側への供給圧が 90〜110 psi となる．

③フットペダルの接続を行う．

④コンソールの電源を入れる．

⑤術野側から回転計の光ファイバーケーブルと，アドバンサーへのガス供給ラインを接続する．

⑥ロータカクテルを加圧バッグで 300 mmHg になるように加圧して，輸液ラインでアドバンサーのフラッシュラインへ接続する．この際にライン内に空気が一切混入しな

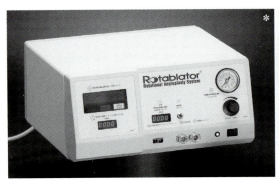
コンソール

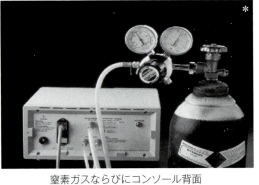
窒素ガスならびにコンソール背面

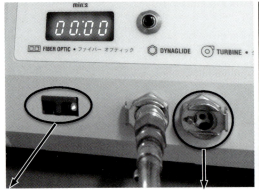
光ファイバー式　　　アドバンサーの
回転計を接続　　　　ガスホースを接続

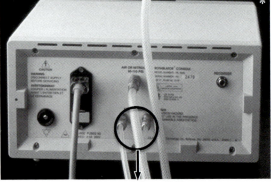
フットペダルへ接続

図2 周辺機器とセットアップ

[＊写真提供：ボストン・サイエンティフィックジャパン株式会社]

いように細心の注意を払う．
⑦手技前に，ロータブレーターのシース内に十分なカクテルが満たされており，気泡が完全に除去されていることを確認する．

手技の前にガイドワイヤーの選択をどうするのか？

ロータブレーター専用のガイドワイヤーには，Floppy および Extra Support の2種類が用意されている．一般にサポートが必要な際に Extra Support を用いる．Extra Support が Floppy に比較して先端のテーパー部が短く（Floppy では13 cm であるのに対して Extra Support では5 cm），より破断しにくい構造となっている．一方，floppy ワイヤーではワイヤーバイアスが少なく，切削によるエリアも大きく獲得できる可能性もあり，病変による使い分けが必要である．

4. high speed PRCRA or low speed PTCRA?

一般的なロータブレーター手技は，回転速度 160,000～180,000 rpm で1セッション10～

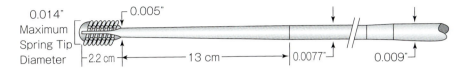

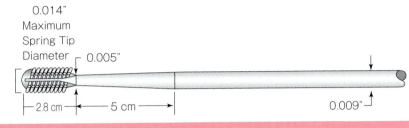

図3 ロータワイヤーの構造の違い

[資料提供：ボストン・サイエンティフィックジャパン株式会社]

20秒以内が原則であるが，病変の状況に従って回転速度を調整する．わが国では比較的高回転短時間（180,000〜200,000 rpm で1回あたり10秒以内）での手技も好まれるが，近年，120,000〜140,000 rpm という低速回転での手技を推奨する術者もいる．熱発生やST変化，あるいは一過性徐脈が生じにくいことが報告されているが，一方で手技時間が長くなる傾向があることに加えて，differential cutting 効果が乏しいために軟らかい血管壁の損傷や血腫などのリスクがある．また同一部位での回転を遷延させるリスクがあるため，熱発生によるガイドワイヤー断裂が生じる懸念がある．アテレクトミー効果は低回転で大きく，石灰化に割を入れるという目的では高回転が用いられる．

5. 合併症対策

ロータブレーターの主な合併症は大きく以下の通りである．

① slow flow/no-reflow
②冠動脈解離（上記と①との鑑別が重要）
③徐脈
④穿孔（ガイドワイヤーによるものと，ロータバーによるものがある）
⑤デバイスの断裂や遺残

高速度で回転して高度石灰化病変を切除するという特性上，上記の通りさまざまな合併症が予測ならびに懸念されるが，合併症の原因は主に遠位部塞栓症による心筋微小循環障害あるいは局所の血管損傷など，debulking device 特有の問題である．したがって，これ

らの予防策は比較的シンプルであり，共通する予防事項は以下の通りに集約される．

①適切なバーサイズ（遠位部対照血管径×0.7，あるいは−1.0 mm の原則）を選択すること．過剰なバーサイズはあらゆる合併症のリスクを増大させる
②病変部への過剰な接触（＝接触圧ならびに接触時間）を避ける
③burr activation の回数ならびに合計時間を可能な限り短くする（合計5分を超えないこと）

合併症予防に重要なポイントは，上記の3点に集約されると思われる．何より大切なことはロータブレーターが万能ではないことを知ることであり，状況を見極めて手技を中断する勇気である．

6. slow flow あるいは no-reflow にどう対処するか？

ロータブレーターによる slow flow/no-reflow は極めて治療抵抗性であり，時に致死的である．現状では薬物療法はその効果が限定的であり，IABP による血行動態補助が最も有効と考えられる．ニトロプルシドの選択的冠動脈内投与，患者自己血を用いたフラッシュを行いつつ，IABP を速やかに開始する．

ロータブレーターは通常のバルーン拡張術のみでは治療困難な高度石灰化病変を治療しうる，非常に重要な治療オプションである．その適応と限界を正しく理解して応用することは，インターベンションを志す医師として必要不可欠なスキルであると理解していただきたい．したがって，読者諸兄が施設基準を満たさない（実施不可能な施設）に勤務している場合には，ロータブレーターを実施可能な施設へ患者を紹介する適応を正しく判断することが重要である．また紹介先と連携して治療手技を見学したり，可能であれば術者ならびに治療施設の許可を得て，実際の治療へ助手としてスクラブインしたりすることも必要であると考える．

Ⅵ. PCIデバイスの種類・特徴・基本手技・デバイス関連合併症

09 血栓吸引デバイス

　血栓吸引デバイスは，吸引ルーメンとワイヤールーメンのみのシンプルな構造からなり，その使用も簡便であることから，血栓性病変に対して最初に試されるべきデバイスの1つであろう（図1）．

1. 血栓吸引デバイスの種類と特徴

　表1に現在わが国で使用可能な血栓吸引デバイスを示す．現在の血栓吸引デバイスは，シリンジで陰圧をかけて行うものが主流だが，機械式吸引器を用いて行うものもある．シリンジタイプのものは清潔下で術者あるいは助手がシリンジを吸引カテーテルに連結させ陰圧をかけて吸引を行うため簡便である．しかし，吸引が進みシリンジ内が血液で満たされるにつれて陰圧が弱くなることにより吸引力が徐々に低下することが懸念される．一方，機械式吸引器では常に一定の吸引力を保ったまま長時間吸引でき，途中でのシリンジ交換も不要である反面，吸引器は不潔野での準備が必要なため，臨床工学技士（ME）または看護師による介助が不可欠である．

　また，血栓吸引カテーテル（図2）のほとんどがモノレール式を採用している．このため，吸引ルーメンは血栓吸引のみでなく，標的血管の末梢に直接血管拡張薬などの薬剤の選択的投与に用いることもできる．さらにDioは5 Frのアウターカテーテルと4.2 Frのインナーカテーテルより構成され，アウターカテーテルは子カテとしても用いることができることから，バックアップを増すためのMother and Child Techniqueやワイヤー交換などを行うこともできる．このように各製品の特長を理解すると，そのデバイスの最大限の能力を発揮することができる．

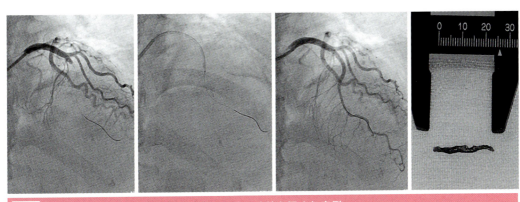

図1　巨大血栓が吸引できたことで著明な血流の改善を認めた症例

表1　血栓吸引カテーテルの種類と特徴

項目	Thrombuster II 6Fr	Thrombuster II 6Fr OTW	Thrombuster II 7Fr	Thrombuster II 8Fr	Thrombuster II 9Fr	SL	III	GR	EXPORT Advance 7Fr	EXPORT 7Fr	ELIMINATE 3 (6Fr)	ELIMINATE 3 (7Fr)	ELIMINATE Type R (6Fr)	ELIMINATE Type R (7Fr)
製造販売	カネカメディックス								Medtronic		TERUMO			
Distal 内径/外径	3Fr/3.9Fr	5.3Fr/6Fr	3.6Fr/4.5Fr	4.1Fr/5.2Fr	4.5Fr/6Fr	3Fr/3.8Fr	3.3Fr/3.9Fr	3.9Fr/4.5Fr	3.3Fr/5.1Fr	3.9Fr/5.8Fr	3.0Fr/5.3Fr	3.8Fr/5.9Fr	3.0Fr/5.3Fr	3.8Fr/5.9Fr
Proximal 内径/外径	3.3Fr/3.9Fr	4.5Fr/6Fr	4.0Fr/4.6Fr	4.5Fr/5.2Fr	5.3Fr/6Fr	3Fr/4.1Fr	3.5Fr/4.1Fr	4.1Fr/4.7Fr	3.4Fr/4.1Fr	3.8Fr/4.7Fr	3.9Fr/4.2Fr	3.9Fr/4.8Fr	3.2Fr/4.2Fr	3.9Fr/4.8Fr
最大シャフト径	5.1Fr	6.0Fr	5.7Fr	6.3Fr	6.9Fr	5.1Fr	5.1Fr	5.7Fr	5.1Fr	5.9Fr	5.1Fr	5.9Fr	5.1Fr	5.9Fr
適合ガイドワイヤー	0.014inch	0.035inch	0.014inch	0.014inch	0.014inch	0.014inch	0.014inch	0.014inch	0.014inch	0.014inch	0.014inch		0.014inch	
適合ガイディングカテーテルサイズ	6Fr	6Fr	7Fr	8Fr	9Fr	6Fr	6Fr	7Fr	6Fr	7Fr	6Fr	7Fr	6Fr	7Fr
有効長	1400mm	750mm	1400mm	1400mm	1400mm	1400mm	1400mm	1400mm	1400mm	1459mm	1400mm	1400mm	1400mm	1400mm
スタイレット（コアワイヤー）	あり	なし	あり	あり	あり	なし	なし	なし	あり	なし	あり	あり	あり	あり
その他の特徴											Short monorail (20mm), Long monorail (230mm)		Middle monorail (100mm)	

項目	Rebirth Pro (4.86Fr)	Rebirth Pro (5.7Fr)	Dio 7Fr	Dio 8Fr	ASPREY Plus 8Fr	ASPREY Plus 9Fr	TVAC II (6Fr)	TVAC II (7Fr)	TVAC Soft (7Fr)	TVAC Soft (8Fr)	ZEEK IV (6Fr)	ZEEK IV (7Fr)	Fetch 2
製造販売	GOODMAN				Cordis		NIPRO				ゼオンメディカル		MEDRAD
Distal 内径/外径	*/4.86Fr	*/5.7Fr	4.53Fr/5.16Fr	4.53Fr/5.16Fr	4.8Fr/*	5.1Fr/*	2.85Fr/5.3Fr	3.54Fr/5.7Fr	3.9Fr/4.5Fr	4.8Fr/5.4Fr	3.3Fr/3.9Fr	4.1Fr/4.7Fr	3.6Fr/4.2Fr
Proximal 内径/外径	3.33Fr/4.14Fr	3.75Fr/4.74Fr	4.53Fr/5.16Fr	4.53Fr/5.16Fr	3.33Fr/3.99Fr	3.99Fr/4.65Fr	2.85Fr/4.2Fr	3.54Fr/4.8Fr	3.9Fr/4.5Fr	4.5Fr/5.4Fr	3.3Fr/3.9Fr	4.1Fr/4.8Fr	3.9Fr/4.05Fr
最大シャフト径	4.86Fr	5.7Fr	5.16Fr	5.16Fr	4.8Fr	5.1Fr	5.3Fr	5.7Fr	4.5Fr	5.4Fr	3.9Fr	4.1Fr	4.2Fr
適合ガイドワイヤー	0.014inch		0.014inch		0.014inch		0.014inch		0.014inch		0.018inch		0.014inch
適合ガイディングカテーテルサイズ	6Fr	7Fr	6Fr	6Fr	6Fr	7Fr	6Fr	7Fr	7Fr	8Fr	6Fr	7Fr	6Fr
有効長	1360mm	1360mm	1240mm	1240mm	1350mm	1350mm	1350mm	1350mm	1350mm	1350mm	1350mm	1350mm	1350mm
スタイレット（コアワイヤー）	あり	あり	インナーカテーテル	インナーカテーテル	あり	あり	なし	なし	あり	あり	あり	あり	なし
その他の特徴	あり		5Frアウターカテーテルとインナーカテーテルの組み合わせ。吸引カテーテルとしては内径1.51mmと大きく、ガイディングカテーテルとして使用可能								シリンジタイプとボトルタイプがある		

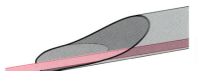

図2 血栓吸引カテーテルの先端
ワイヤールーメンと吸引ルーメンがある．

2. 血栓吸引カテーテルの使用手順と注意点

以下に血栓吸引デバイスの使用手順とその際の注意点を述べる．

ガイディングカテーテルの選択

表1に示すように，現行の血栓吸引デバイスは6 Fr以上のガイディングカテーテルに対応しているため，血栓吸引デバイスの使用を考慮する場合は，最低でも6 Frのガイディングカテーテルを選択することとなる．

血栓吸引デバイスの冠動脈内への挿入

すでに病変を通過しているワイヤーを用いて，血栓吸引デバイスを病変の手前までカテーテルを進める．この際，ガイディングカテーテルが不安定であると，血栓吸引カテーテルを押し進める際に，ガイディングカテーテルがはずれ，システムが崩壊し，病変を通過させたワイヤーが抜けてしまう．そればかりか，後述するように，不安定なガイディングカテーテルは吸い上げた血栓を大動脈内に落とし，脳梗塞などの重篤な塞栓性合併症の原因となるため，ガイディングカテーテルの安定は必須である．また，血栓吸引カテーテルは吸引効率を上げる目的で，より大きな内腔を確保しているために素材が薄く，折れやすい．折れてしまうと冠動脈内へ進めることが困難になる場合があるので，注意する．また，製品によってはコアワイヤー（スタイレット）が付属されているものもあるので，これを用いてゆっくりと冠動脈内へ進める．

吸引の開始

血栓吸引カテーテルに陰圧のかかったシリンジ，または機械式吸引器と連結していることを確認し，カテーテル先端を血栓病変の近位部までゆっくり進め，吸引を開始する．血栓吸引カテーテルの目的はあくまで血栓の吸引である．吸引は病変の手前から極めて慎重に病変へ進める．初心者は吸引よりもカテーテル通過を急ぐが，それは誤りである．

吸引の際，術者はカテーテル先端を透視で確認しながら吸引を行い，助手は吸引が行えているかを確認する．吸引が止まってしまった場合，カテーテル先端が血栓内に埋もれている，または大きな血栓塊が吸引ルーメンに引っかかっている可能性を考慮し，直ちに体外に抜去し確認する．

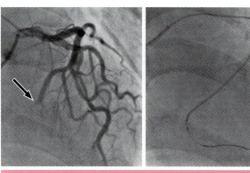
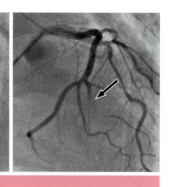

図3 吸引した血栓を別の冠動脈内に落とした症例

血栓吸引カテーテルの回収

血栓吸引カテーテルを冠動脈内から引き抜く際は，吸引を継続したまま，血栓吸引カテーテルを体外へ出して回収する．特に，吸引中にもかかわらず，吸引が止まっており，カテーテル先端に大きな血栓塊がくっついていると考えられる場合は，吸引を続けながら，血栓を落とさないように慎重に血栓吸引カテーテルをガイディングカテーテル内へ引き込む．この際，血栓塊を大動脈内や非標的血管に落とすことは絶対に避けなければならない（図3）．またガイディングカテーテル内に吸引した血栓が残存している場合があり，一度コネクターをオープンにし，血液を逆流させガイディングカテーテル内を血液で十分にフラッシュした後に確認造影を行う．

3. 血栓吸引はルーチンで行うべきか？

TAPAS試験，またわが国からのVAMPIRE試験では微小循環再灌流に対する有効性や1年後心臓死についての有効性が証明された[1,2]．逆に，近年発表されたTASTE試験はスウェーデンを中心として行われた無作為割付け，オープンラベル，多施設試験である．STEMI 7,244例を対象にprimary PCI施行前の血栓吸引療法の有無で，30日死亡率に有意差は認められなかった[3]．さらにTOTAL試験では死亡率に差はみられず，脳梗塞を有意に増加させた[4]．これらの結果からマクロな目で見た血栓吸引のルーチン使用の有効性は否定的といわざるを得ない．しかし，first deviceとして血栓吸引を行うことで，速やかにTIMI 3が得られ，解離を生じず，安定した血行動態の中で，手技を落ち着いて完遂できることを稀ならず経験する．殊に心房細動を代表とする塞栓子による急性閉塞性病変に至っては，血栓吸引はまず試されなければならず，多くはこれのみで手技を終了しうる．前述のように血栓吸引の手技は単純で再灌流までの時間に大きな影響を与えないばかりか，より速やかに再灌流を得ることができる可能性を持つ．上記のマクロな目で見た過去の研究成果を踏まえた上で，個々の症例に相応しい最適な治療法を取捨選択することが，日々の研鑽を重ねる意味であろう．

文献

1）Svilaas T et al : Thrombus aspiration during primary percutaneous coronary intervention. N Engl J Med **358** : 557-567, 2008
2）Vlaar PJ et al : Cardiac death and reinfarction after 1 year in the Thrombus Aspiration during Percutaneous coronary intervention in Acute myocardial infarction Study（TAPAS）: a 1-year follow-up study. Lancet **371** : 1915-1920, 2008
3）Fröbert O et al : Thrombus aspiration during ST-segment elevation myocardial infarction. N Engl J Med **369** : 1587-1597, 2013
4）Jolly SS et al : Randomized trial of primary PCI with or without routine manual thrombectomy. N Engl J Med **372** : 1389-1398, 2015

Ⅵ. PCIデバイスの種類・特徴・基本手技・デバイス関連合併症

10 | 末梢保護機器

1. 末梢保護療法の適応

大伏在静脈グラフト

大伏在静脈グラフト（SVG）に対する治療においては，後述するバルーン閉塞型の PercuSurge GuardWire System（メドトロニック社）を使用した多施設無作為試験の SAFER 試験[1] において，no-reflow の発生を有意に抑え，30 日後の主要心合併症も 42% 減少させるなど有用性が示されている．このため，SVG に対する PCI においては末梢保護機器の使用がほぼルーチンとなっている．

急性冠症候群（ACS）

PercuSurge GuardWire System を急性心筋梗塞に使用した EMERALD 試験[2] では，有用性は示されなかった．また，同様の ASPARAGUS 試験[3] では，no-reflow/slow flow 発生率を抑制したものの，治療後 CK 値，慢性期左室機能や主要心合併症では有意差を認めなかった．フィルター型末梢保護器具を急性心筋梗塞に使用した DEDICATION 試験[4] では，ST resolution，壁運動，CK-MB 値，30 日後の主要心脳合併症などにおいて有意差を認めなかった．ガイドラインでも ACS に対する使用は推奨されていない．しかし，実臨床では有用であったと思われる症例は少なくない．

2. 種類と手技

PercuSurge GuardWire System（メドトロニック社）

図1に示すようなバルーン閉塞型のもので，すでに冠動脈用のものは販売終了となっているが，頸動脈用は販売されている．ガイドワイヤー通過後 Adapter System を接続し occlusion balloon を拡張させたら，Adapter System をすぐに取りはずした後，ステント留置→吸引，その後再度 Adapter System に接続し，バルーンを収縮するという煩雑な作業となる．さらにバルーン拡張中は当然虚血に曝されているため，極力短時間で手技を行わなければならない．

Filtrap（ニプロ社）

Filtrap はフィルター型であるため，バルーン型と異なり血流を遮断せずに塞栓子を捕捉することができる（図2，3）．通常は 5 mm 径のものを使用するが，血管径に応じて図

10 末梢保護機器　155

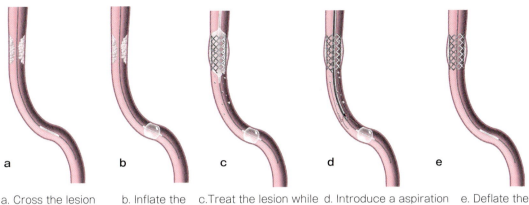

a. Cross the lesion with the GuardWire®.
b. Inflate the GuardWire®.
c. Treat the lesion while GuardWire® provides distal protection.
d. Introduce a aspiration catheter to aspirate embolic particles.
e. Deflate the GuardWire®.

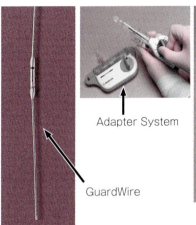
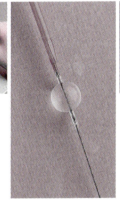
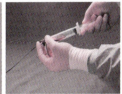
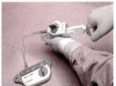

図1　PercuSurge GuardWire System の基本操作手順

［資料提供：メドトロニック社］

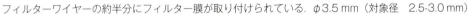
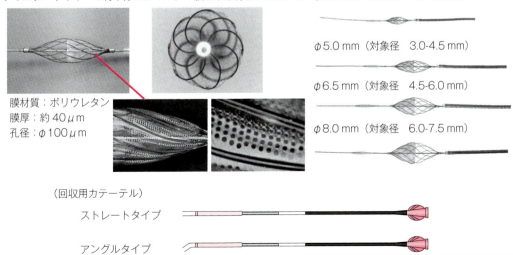

図2　Filtrap

［資料提供：ニプロ社］

①フィルターの挿入

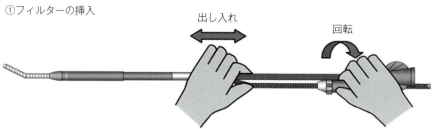

左手でワイヤーとカテーテルシャフトを保持し前後に出し入れしながら，右手でワイヤーにトルクを掛ける

②フィルターの拡張

③フィルターの回収

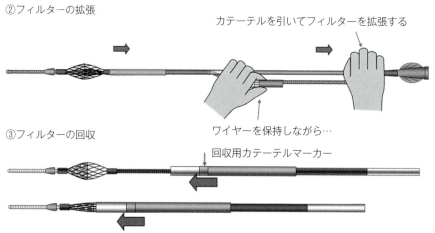

Filtrap回収カテーテルを挿入し，フィルターが半収納された状態とし回収する

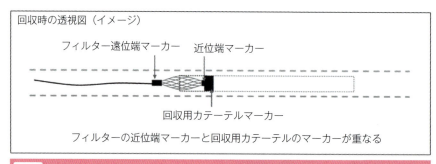

図3 Filtrapの基本操作手順

［資料提供：ニプロ社］

2のようなラインナップがある．血管径と全く同じサイズでは，血管壁に対する圧着が十分に取れない場合があるため，若干大きめのサイズを選択することが望ましい．

図4に実例を示す．この症例はdirect stentを施行したが，Filtrap留置後に当然前拡張をしてもよい．また，狭窄が高度でhard plaqueを伴う場合やlong lesionの場合は，Filtrapが通過しないことがある．その場合は，2.0 mm径のバルーンで前拡張した後に施行すると通過可能となることが多い．だが，屈曲蛇行が高度な血管では，それに追従せず通過困難な症例も少数例存在する．

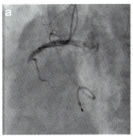 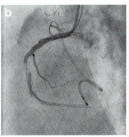 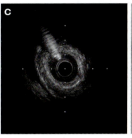 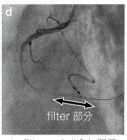

a. inferior AMI. RCA#1 完全閉塞病変

b. ワイヤー通過血栓吸引後も#1～#2に血栓残存

c. IVUS上高度attenuationを認めた

d. Filtrapを#3に留置した上で#1～#2にかけてステント位置決め

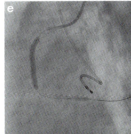 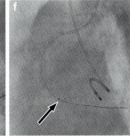 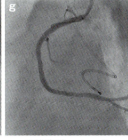

e. ステント留置

f. slow flowであったため吸引後回収用カテーテルでFiltrap回収
（矢印：回収用カテーテルのマーカーとFiltrapの近位端マーカーが重なっている）

g. 最終造影．slow flowなく終了

図4 Filtrapの実例

　また，本症例では，恐らくステント留置により流れ出た血栓や粥腫がフィルターに目詰まりしslow flowとなったと考えられる．そのような場合は，吸引デバイスで手前に浮遊している可能性のあるdebrisを吸引した後，フィルターを回収する．

　フィルター留置部位に血管壁刺激に起因すると思われるスパスムを時折経験する．硝酸薬投与により多くは改善する．しかし，フィルターによる留置部位の内膜損傷が慢性期狭窄の原因になっている可能性も示唆されており，可能な限り健常な部分に留置し，手技中なるべくフィルターが動かないように留意することも大切と思われる．しかし，回収用カテーテルにフィルターを収納する際など，図3-③にあるように，フィルター近位端マーカーと回収用カテーテルマーカーを重ねるためには，最終的にフィルター側を数mm以上引っ張らなければならないことも多い．

　回収用カテーテルのデリバリーに難渋することもある．特に留置したステントにカテーテル先端が当たってしまい通過が困難となる場合がある．冠動脈近位部であれば，ガイディングカテーテル先端の挿入角度を変えると通過することがある．さらに，アングルタイプの回収用カテーテル（図2）に変更し方向を変えることでほとんどの場合は通過可能となる．無理に通過させようとするとステントの変形につながるため，早めに適切な対処をすることが肝要である．

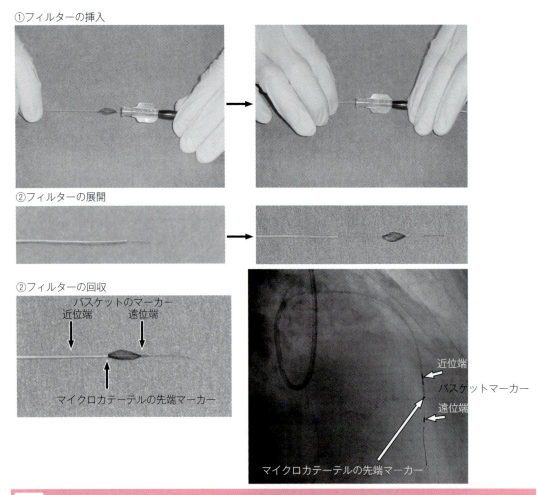

図5 Parachute の基本操作手順

①まず通常の PCI ワイヤーに追従させてマイクロカテーテル（内腔 0.027" 以上のもの）をフィルター留置予定部位まで進める．PCI ワイヤー抜去後，そのマイクロカテーテルの中に Parachute を挿入する．挿入に抵抗がある場合は 18G 穿刺針の外套をインサーターとして使用する．
②透視下でマイクロカテーテル先端マーカーとフィルター遠位端マーカーが重なったら，フィルターワイヤーを固定しマイクロカテーテルを引いてフィルターを展開する．
③図のようにマイクロカテーテルにフィルターを半分ほど収納した状態でマイクロカテーテルごと回収する．

[資料提供：トライメド社]

またパラレルワイヤーで Filtrap ではないほうのワイヤーでステントを留置すると Filtrap が回収不能となる．パラレルワイヤーでステントを留置する場合は注意が必要である．

Parachute（トライメド社）

Filtrap と同様にフィルター型の末梢保護機器である（図5）．孔は Filtrap よりも大きく捕捉力という点では劣る可能性があるが，プロファイルが小さくマイクロカテーテル（内腔 0.027" 以上のもの）を使用してデリバリーできるためデリバリー性能に富む．前述の

ようにFiltrapで通過困難が予測される場合に使用されることが多い．Filtrapよりもバスケットの血管に対する保持力が弱い．そのためフィルターの血管に対する固定性をある程度高めるため，フィルター部分がワイヤーに対して前後に11 mm可動するようになっている．

文献

1) Baim DS et al : Randomized trial of a distal embolic protection device during percutaneous intervention of saphenous vein aorto-coronary bypass grafts. Circulaion **105** : 1285-1290, 2002

2) Stone GW et al : Primary angioplasty in acute myocardial infarction with distal protection of the microcirculation : principal results from the prospective, randomized EMERALD trial. J Am Coll Cardiol **43** : A285-A286, 2004

3) Muramatsu T et al : Comparison of myocardial perfusion by distal protection before and after primary stenting for acute myocardial infarction : angiographic and clinical results of a randomized controlled trial. Catheter Cardiovasc Interv **70** : 677-682, 2007

4) Kelbæk H et al : Randomized comparison of distal protection versus conventional treatment in primary percutaneous coronary intervention, the drug elution and distal protection in ST-elevation myocardial infarction（DEDICATION）trial. J Am Coll Cardiol **51** : 899-905, 2008

VI. PCIデバイスの種類・特徴・基本手技・デバイス関連合併症

11 IVUS

1. IVUS カテーテルの種類と特徴

　血管内超音波（IVUS）は開発されてから20年以上経過したが，基本構造は大きく変わっていない．カテーテルに直接円周状に超音波素子を配置したもの（電子式）と，素子を高速回転させ画像を得ているもの（機械式）の2つのタイプがあるが（図1），高周波の素子の配置に限界のある電子式は画質が劣るため，市場に出回っているのは1種類だけで，大半が機械式（回転式）のIVUSカテーテルである．一般的に周波数が高いほど，画像の解像度が高い（図2）．さらに，均一な速度でのオートプルバックを可能とするシース構造のものが主流である（図3）．オートプルバックの利点は，長軸の距離を正確に計測できる点である（図4）．最近では，差別化のために付加機能をつけ，トランスデューサーをできるだけ遠位部に装着することで末梢部の観察を可能とするもの（慢性完全閉塞病変の治療に有利）や，高周波素子による高分解能画像（超音波のpenetrationは若干犠牲となる）のカテーテルも開発されている．さらに，コンソールやソフトウエアの改良により，超音波のRF値などのさまざまなパラメーターを解析することで，組織性状診断を行う機能を搭載したもの（図5），血管の張力を計算する機能を搭載したモデルがある．これら各論については，IVUSの専門書に譲りたい．

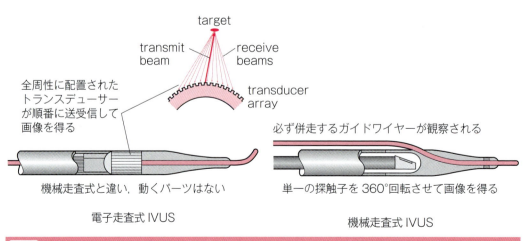

図1 電子走査式と機械走査式IVUSの概念図

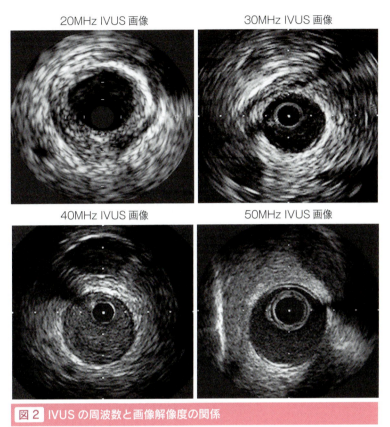

図2 IVUSの周波数と画像解像度の関係

周波数が上がると,画像の解像度が高くなる.

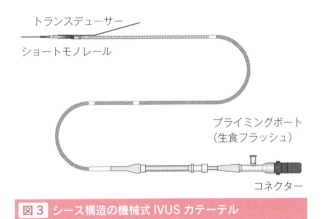

図3 シース構造の機械式IVUSカテーテル

2. 役割

　IVUSカテーテルの役割は,血管内構造物の可視化である.超音波の特性として,血球成分の影響を強く受けないため,OCTなどの光デバイスにあるように血球成分の除去を必要としないことが最大の利点である.また,冠動脈のサイズと壁厚の厚さは,IVUSの

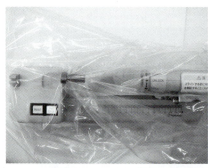

長軸方向の長さの計測：
オートプルバックで可能となる

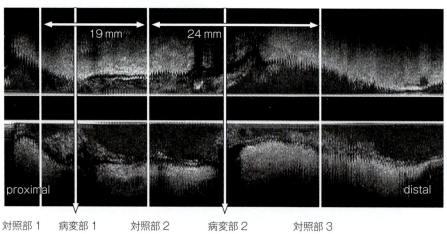

図4 オートプルバック装置とIVUSの3次元展開

長軸の距離を正確に計測できる．

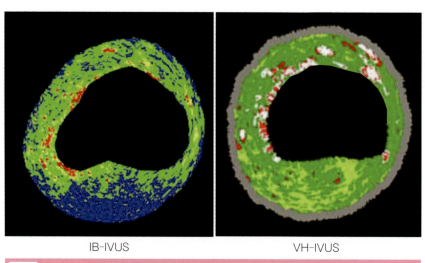

図5 IVUSによる組織定性診断（IB-IVUSおよびVH-IVUS）

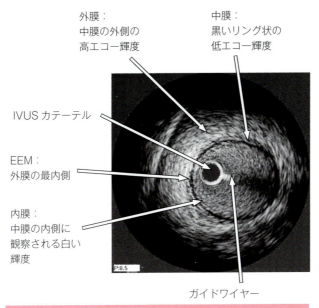

図6 正常血管の IVUS
動脈硬化がないと血管壁は2層に見え，150μm を超える厚みが出てくると3層構造に見えるといわれている．内膜，中膜は同定できても，外膜は血管周囲組織と一体化して判別できない．

超音波特性に向いているといえる．IVUS で観察できる冠動脈の基本構造を図6に示す．エコーで観察できる血管構造上の境界は，内腔，内弾性板，外弾性板であり，外膜の周囲組織との境界が不明瞭である．そのため，IVUS で「血管（この場合，血管の最外側面）」という場合，本来は外膜の外側にすべきところ，最も明瞭な外側の境界である外弾性板（EEM）で代用するルールとなっている．

3. 基本手技

IVUS 仕様の基本手技は次の通りである［現在の主流であるシース構造機械式 IVUS カテーテル（図3）に関して記載するが，電子式のカテーテルの操作も基本的には同じである］．

① IVUS カテーテルをセットアップする．セットアップにあたり，シースとトランスデューサーを搭載したシャフトの間の空気を除去するため，ヘパリン加生食で十分にカテーテルをフラッシュする．

② ガイドワイヤーをできるだけ末梢に挿入する．

③ 硝酸薬を冠注する（スパスム合併のリスクを最小化する）．

④ ワイヤーに IVUS カテーテルを挿入する．ガイディングカテーテルに挿入する前（要するに体外のこと）で，一旦トランスデューサーを回転させ，エアアーチファクトがないことを確認する．

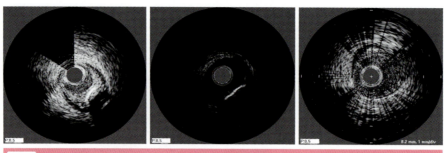

図7 エアアーチファクト（気泡混入）によるIVUS画像の異常
さまざまな見え方をする．いずれも生食のフラッシュが必要であるが，体内でフラッシュしてはならない（禁忌）．必ずガイディングカテーテル外かつ体外まで引き戻してからフラッシュすること．

⑤ガイディングカテーテル内にゆっくり挿入する．
⑥冠動脈入口部に近づいたら透視を出し，病変部をゆっくり通過する．
⑦カテーテルを体内に入れてエアアーチファクト（気泡混入）（図7）を自覚することは少なくない．その場合，IVUSカテーテルを一旦体外まで引き戻しフラッシュする．
⑧挿入プロセスでどうしてもIVUSカテーテルがたわみ，ガイドワイヤーと走行が分離する傾向があるので，観察前にIVUSカテーテルを少し引いて，たわみを解除する．
⑨観察したい部分から，オートプルバックで観察を開始する．
⑩心電図のST上昇や患者の胸部症状の出現に注意を払う．
⑪画像の取得が終了したら，一旦冠動脈からIVUSカテーテルを抜去する．
⑫抜去に際して，IVUSカテーテルがスタックしないように十分注意する．
⑬保存したIVUS画像を直ちにレビューする．

4. デバイス関連合併症

空気塞栓

シース構造のIVUSカテーテルはプライミング時にヘパリン加生食で十分にフラッシュすることを習慣づける必要がある．カテーテル内に挿入後，空気バブルによるアーチファクトで画像が見えにくい場合は（図7），ヘパリン加生食で空気を除去する必要が生じるが，決してカテーテル内もしくは体内でフラッシュしてはならない．その空気が冠動脈内，もしくは大動脈内に流入し，空気塞栓を引き起こす．面倒くさがらず，一旦ガイディングカテーテルの外に出し，空気アーチファクトが消失するまで体外で十分にフラッシュすることが重要である．

一過性心筋虚血

高度狭窄病変にIVUSを挿入すると，高度虚血を起こしうる．この場合，①IVUSのオートプルバックを何回（何ヵ所）かに分ける，②マニュアルプルバックとして，観察し

たいところにフォーカスを当てる，③バルーンで前拡張し，高度狭窄を解除して再度IVUSの観察を行う．

IVUS カテーテルのスタック

　特にショートモノレール構造のカテーテルの場合，ステントストラットがガイドワイヤーの出口ポートにトラップされ，カテーテル自体が抜去困難になることがある．「IX-13. IVUS カテーテルのスタック」（p292）で詳説する．これは IVUS カテーテルの合併症としては最も重篤である．時に開胸手術で取り抜かざるを得なくなることもある．発生に注意してほしい．

Ⅵ. PCI デバイスの種類・特徴・基本手技・デバイス関連合併症

12 | OCT/OFDI

1. OCT/OFDI の利点・欠点

　表1は，IVUS と比較した場合に考えられる OCT/OFDI の利点・欠点である.

　OCT/OFDI の第一の利点は，その高い解像度で，血管内の微細構造までも定量的に計測・評価できることである. 従来使用されてきた IVUS に比較しても，この点では OCT/OFDI に優位性があると考えられ，冠動脈インターベンションで頻繁に使用されるバルーンやステントの適切なサイズ決定に有用であると考えられるほか，プラークの質的評価に

表1 OCT/OFDI と IVUS の違い

	解像度	信号進達度	血管構造量的評価	質的評価	造影剤量	合併症ベイルアウト時の使用
OCT/OFDI	10〜20μm	〜2 mm ※血球の除去が不良な場合には評価困難	信号の届く範囲では，内膜（プラーク），中膜，外膜の血管構造が明瞭に描出される：内腔径，血管径を正確に測定することが可能. その他，線維性皮膜の厚みなどの微細構造も，正確な定量的評価が可能.	線維性プラーク，脂質，石灰化といった基本成分のみならず，マクロファージ，コレステリン結晶，血栓など，さまざまな成分の質的評価ができる.	血液除去のために，通常よりも造影剤量が多くなる傾向はあるが，工夫により造影剤を減らせる.	手技時間や造影剤量の予測ができないベイルアウト時に OCT の使用は勧められない.
IVUS	100〜200μm	〜10 mm	血管の全体像を見ることができる：内腔径，血管径を測定できるが，OCT に比べて正確性に劣ることが知られている（実際値よりも測定値のほうが若干大きくなる傾向がある）.	線維，脂質，石灰化の基本成分の評価はある程度可能だが，それ以外の成分については評価は困難. 特に石灰化の後ろは信号減衰により評価できない.	血液除去不要であり，造影剤量は増えない. 工夫により，さらに造影剤量を減らしたり，ほぼ使用せずに治療することも可能.	造影剤が不要で，術者の見たい部分をリアルタイムに見ることができる IVUS は，ベイルアウトに最適と考えられる.

より，ロタブレーターや遠位塞栓防止デバイスの使用判断に役立つ可能性がある．

　一方，OCT/OFDIは信号の透達度が浅く，血管径が大きい場合やプラーク量が多い場合，血管内の血栓・血液除去が不良の場合には，血管の全景を見ることができないことがある．これが，OCT/OFDIの欠点として取り上げられることがあり，特に，IVUSを長らく使用してきた術者がOCT/OFDIを敬遠する理由と考えられる．しかしながら，筆者の経験では，通常のカテーテル治療時に，治療部位全長に渡って血管の全景が見えている必要は，必ずしもないと考えている．例えば，ターゲット病変の近位部と遠位部のリファレンス部位が見えていれば，ステントのサイズを決定することに支障が出ることは少ない．OCT/OFDIでは，血管の外側が見えないことの欠点より，血管内腔近くの構造を詳細に観察できる利点のほうが大きいと考える．しかしながら，OCT/OFDIガイドでのPCIに習熟するにはある程度の経験が必要であり，各自，積極的に使用していただきたい．

2. 基本手技

OCT/OFDI使用の手順

　①OCTカテーテルをセットアップする（図1, 2）．セットアップに当たり，OCTカテーテル外筒とトランスデューサーを搭載したシャフトの間の空気を除去するため，造影剤で十分にカテーテル内をフラッシュする（テルモ社のOFDIシステムでは，造影剤でのフラッシュは不要）．

　②ガイディングカテーテルに挿入する前に，トランスデューサーを回転させ，アーチファクトがないことを確認する．

　③ガイドワイヤーにOCTカテーテルを挿入し，ガイディングカテーテル内をゆっくり進める．

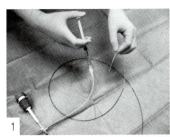 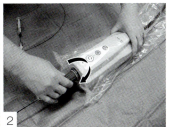

図1 OCT（St. Jude Medical社）の準備

1．カテーテルをフープから取り出し，付属のシリンジを用いて，カテーテル内を100%造影剤でゆっくりとフラッシュする（プライミング）．カテーテル遠位部のチップから3~5滴出てくるまでフラッシュする．
2．DOC接続部とカテーテルを合わせ，カテーテルを右に回してDOCに接続する．

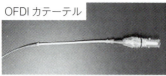
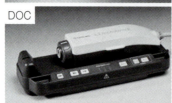
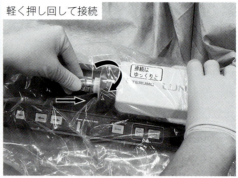

図2 OFDI（テルモ社）の準備

カテーテルをフープから取り出す．カテーテル内のフラッシュは不要（プライミング不要）．
DOC接続部とカテーテルを合わせ，カテーテルをDOCに軽く押し付けながら右に回して接続する．

④冠動脈入口部に近づいたら透視を出し，病変部をゆっくり通過させる．
⑤プルバックの前に，ガイディングカテーテルから少量の造影剤を注入し，血管内の血液除去が可能であることを，OCTを見て確認する．
⑥プルバックの直前に，キャリブレーションの調整を行う．
⑦造影剤の注入を開始し，造影剤がOCTトランスデューサーに到達したところで，オートプルバックを開始し，画像を取得する．
⑧画像の取得が終了したら，冠動脈からOCTカテーテルを抜去する．
⑨保存したOCT画像を直ちにレビューする．

きれいなOCT/OFDI画像を撮るためのtips

- 腎機能低下例でない場合には，十分な造影剤量でフラッシュする．冠動脈内から血液を除去するために必要な造影剤量は，対象血管，病変部位，血管径により異なるため，個々の症例にて調整が必要である（表2）．また，左冠動脈の場合には，対象血管に対するガイディングカテーテルの同軸性を保つように注意する
- 病変が高度狭窄で，造影剤が遠位部まで到達しない場合は，デキストランなどのより粘稠度の低い液体でフラッシュしたほうが，きれいな画像が撮影できる場合がある
- 高度狭窄の場合，OCT/OFDIカテーテルを病変手前に置いたまま冠動脈を造影剤で満たし，カテーテルを押し込んで病変を通過させると同時にプルバックする方法（プッシュ法）があるが，筆者の経験では成功率は高くない．高度狭窄の場合には，素直にまず小径（～φ1.5 mm）のバルーンで拡張してからOCT/OFDI画像を取得するほうが，治療に役立つ画像を得ることができる
- 5 Frガイディングカテーテルで治療を行う際には，シャフト径が細いSt.Jude Medical社のOCTカテーテルのほうで血液除去が容易な場合がある

表2	血液除去のために必要な造影剤量の目安		
	近位部	中間部	遠位部
右冠動脈	2.0〜2.5 mL/秒 (計5〜7 mL)	2.5〜3.0 mL/秒 (計6〜8 mL)	2.5〜3.0 mL/秒 (計8〜10 mL)
左冠動脈	2.5〜3.0 mL/秒 (計7〜9 mL)	3.0〜3.5 mL/秒 (計8〜10 mL)	3.0〜3.5 mL/秒 (計9〜12 mL)

※血管径・病変長や初回造影時の造影剤の流れ方などにより,さらに調整を行う.

表3	OCT/OFDI で観察できるプラーク成分	
プラーク成分	OCT/OFDI での見え方	
線維性プラーク	比較的輝度の高い（high intensity），均一（homogenous）な組織.	
脂質	脂質を含んだ部分は，境界不明瞭な暗い領域（low intensity）となる. 進行した動脈硬化病変では，コレステリン結晶を含んでいることがあり，この結晶は，極めて輝度の高い，棘状の物体として描出される.	
石灰化	境界明瞭な暗い塊として描出される. IVUS では信号の減弱により石灰化の厚みの定量化が困難であるが，OCT/OFDI では，石灰化の外縁が見える場合があり，厚みの評価が可能な場合が多い.	
中膜	プラーク外周を囲うやや暗めの帯. 血管径が大きい場合や，脂質成分を多く含んだプラークの場合は，中膜の全周を見ることができないこともある.	
マクロファージ	マクロファージは，血管内腔表面近くやプラーク内の脂質辺縁に存在することが多く，高輝度信号のすぐ背面から信号減弱が生じ，影を引いたような独特な見え方となる.	
血栓	血栓は，血管内腔に突出する辺縁不正な物体として描出される. 赤血球を多く含む「赤色血栓」は信号減衰により背面が見えなくなるのに対し，血小板を多く含む「白色血栓」は信号減衰が少なく，背面が見えることがある.	

造影剤量を減らすための工夫

　下記のように工夫することによって，造影剤の使用量をかなり減らせる. IVUS 使用時に比較して，10〜15 mL 程度の増加で済ませることができる.

- バルーン拡張後やステント留置後の確認造影時に，OCT/OFDI の撮影を同時に行う
- OCT/OFDI で血管の立体構造を評価できるため，2 方向からの確認造影は必要ない
- より小径のガイディングカテーテルを使用する

3. OCT/OFDI 画像の読影

　先に述べた通り，OCT/OFDI を使用することの一番のメリットは，標的病変の量的・質的な評価に優れることである. IVUS に比較して，画像の取得は若干難しいが，ひとたび画像が得られれば情報は多い. 表3 および図3 に OCT で観察できるプラークの基本成

170　VI. PCIデバイスの種類・特徴・基本手技・デバイス関連合併症

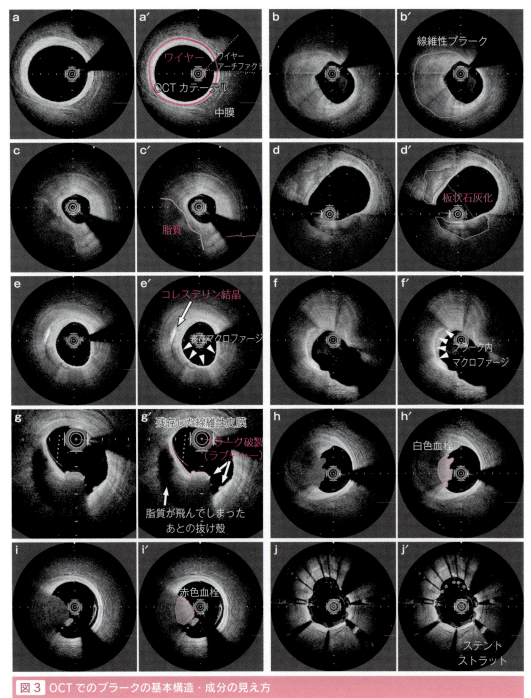

図3　OCTでのプラークの基本構造・成分の見え方

分をまとめた.

OCTを使用したPCIの一例

　基本的な使用法として，OCTによりステントの留置位置決定，サイズ選択した例を図

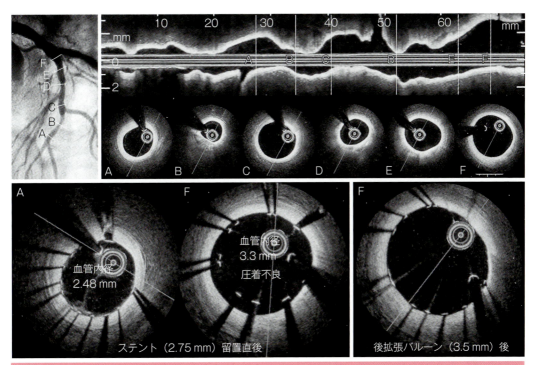

図4 OCTを使用してステントのサイズを決定した例

4に紹介する.

　血管造影で健常に見えた遠位リファレンス部位（図4E）は，OCTでは脂質性プラークであった．ステント端が脂質性プラーク上になると，さらに脂質が蓄積し，遠隔期の冠動脈イベントになる可能性があると考え，リファレンスにはできるだけ脂質を含まない線維性プラークの部位（図4F）を選択し，ステント長（A～F：38 mm）を決定した．筆者は，ステント径は，遠位部リファレンスの血管内腔径から0.25～0.5 mmサイズアップしたものを選択することが多い（経験上，リファレンス径ちょうどのステントをバルーンチャートにしたがって拡張しても圧着しないことがある．OCTの測定値は，極めて正確であることが証明されているが，生体内ではバルーンがチャート通りに広がらないことが多いため，サイズアップしている）．本症例では，遠位部リファレンス（図4A）の血管内径が2.34 mmであったため，ステント径は2.75 mmを選択した．ステント留置後，圧着不良部位があった場合は，血管内径から0.25～0.5 mmサイズアップしたバルーンにて後拡張を行う．本症例では，近位部のステント圧着不良部の血管内径3.3 mmであったため，3.5 mmのバルーンで後拡張を行った．最後にOCTで，ステントの拡張・圧着が良好で，解離がないことを確認し終了している．

4. OCT/OFDI のこれからの課題

　以上に示した通り，OCT/OFDI の使用によって，標的血管の性状を定量的，定性的に評価できるようになったが，その情報をどのように臨床的に活かすか，特に，カテーテルインターベンション治療戦略にどのように応用するかについては，現在のところ，統一した見解はほとんどない．ヒトの生体多様性を考えると，脂質や石灰化の大きさや厚みに一定の閾値を決めて，治療を画一的に選択できるとは考えにくいが，各症例でのデバイス選択，よりよい治療戦略を決定するための有益な情報が得られることは間違いないと考える．それぞれの術者が OCT/OFDI の経験を積むことはもちろん，経験を共有することで，「OCT/OFDI に基づいた適切な治療選択基準」を確立できると筆者は信じている．

Ⅵ. PCI デバイスの種類・特徴・基本手技・デバイス関連合併症

13 | エキシマレーザー

エキシマレーザー冠動脈形成術（excimer laser coronary angioplasty：ELCA）は，308 nm の紫外領域レーザーを用いた組織蒸散を利用したカテーテルインターベンションである．1990 年代に国内で治験が行われ，2001 年に薬事承認が得られたが，2012 年に保険償還適用となり本格的な臨床使用が始まった．レーザー発生装置が高価であることに加えて，保険償還にあたって施設基準［「Ⅵ-08．ロータブレーター」表 1（p143）参照］が設けられているため，まだまだ十分に普及しているとは言い難い．本項では ELCA の適応や手技上の注意などについて述べる．

1. エキシマレーザーの作用原理

発生装置内のベッセルにおいてキセノンと塩素分子（XeCl）の高電圧励起状態を作り出し，308 nm の光子を放出させて，これをカテーテル内の光ファイバー束を通して病変部へ照射する方法である．紫外領域レーザーであるので，深達度が極めて浅く熱発生が少ないという特徴がある．別名 cool laser と称される．

エキシマレーザーは，①光化学効果による分子結合の破壊，②光熱学効果によるエネルギー算出，③光力学効果による微細な粒子の除去をもたらす（表 1）．エキシマレーザーにより冠動脈から蒸散された組織片は，5〜7 μm 以下の微小片となるため，末梢塞栓は生じにくい．

2. 適応となる主な病変

保険適用としては冠動脈形成術施行困難な病変とされている．具体的には下記の病変である．

① 血栓性病変
② ステント内再狭窄病変
③ 変性した静脈グラフト病変
④ 慢性完全閉塞病変

表1 エキシマレーザーの効果		
❶光化学的効果	❷光熱的効果	❸光力学的効果
分子結合の溶解	光熱エネルギーの産出	力学的エネルギーの創出

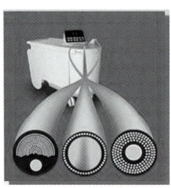
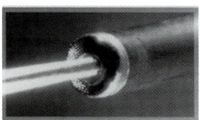

concentric タイプ

図1 エキシマレーザーカテーテルの構造
通常使用される concentric タイプは中央に 0.014 インチワイヤー対応のルーメンがある．エクセントリックタイプはワイヤールーメンが偏心性にあり，大きな範囲を蒸散することができる．カテーテルの円周上に光ファイバーを配置したものはペースメーカーリード抜去に用いる．

［資料提供：DVX 社］

3. 準備

　冠動脈形成術用のエキシマレーザーカテーテルの構造は図1に示す通りである．光ファイバー束の中心部にガイドワイヤー（GW）ルーメンを有しており，0.014 インチガイドワイヤーに対応したショートモノレール構造となっている（0.9 mm のみ OTW 構造も選択可能）．
　カテーテル外径は表2に示す通りであり，0.9 mm ならびに 1.4 mm のエキシマレーザーカテーテルは，6 Fr ガイディングカテーテルで使用可能である．1.7 mm では 7 Fr，2.0 mm では 8 Fr のガイディングカテーテルが必要になるが，実際には 1.4 mm のエキシマレーザーカテーテルを使用することがほとんどなので，6 Fr ガイディングカテーテルが用いられることが多い．
　以上をまとめると，6 Fr ガイディングカテーテルを用いて，1.4 mm エキシマレーザーカテーテルを使用するという組み合わせが，当院で最も頻度の高い選択である．

表2 エキシマレーザーカテーテル						
	Vitesse Cos（RX）				Vitesse Eccentric（RX）	
Tip 外径	0.9 mm	1.4 mm 0.057 inch	1.7 mm 0.069 inch	2.0 mm 0.080 inch	1.7 mm 0.066 inch	2.0 mm 0.079 inch
minimum vessel diameter（mm）	1.5	2.2	2.5	3.0	2.5	3.0
＊適合推奨ガイディング	6 F	6/7 F	7 F	8 F	7 F	8 F
適合 GW	0.014 inch	0.014 inch	0.014 inch	0.014 inch	0.014 inch	0.014/ 0.018 inch
有効長	135 cm					

4. 手技の実際

　通常の PCI と異なる点は，エキシマレーザー照射中には造影剤を一切使用できない点である．造影剤の存在下でエキシマレーザーを照射すると，過大な bubbling（気泡形成）が生じて冠動脈を損傷する可能性がある．特に造影剤自動注入機を使用している場合には，あらかじめ回路内の造影剤を除くように注意が必要である．1990 年代に ELCA が導入された当時はエキシマレーザー照射時に生理食塩水のフラッシュを行っていなかったために，病変部の解離が生じることが多く，急性期のアウトカムに影響を及ぼしていた．エキシマレーザー照射時の生理食塩水（あるいはリンゲル液）のフラッシュを行うことにより，病変部の解離が抑制されることが明らかになり，今日ではそれが標準的手法となった．

　冠動脈用 Vitesse Cos ならびに Vitesse Ex は 5 秒間で照射が停止するように設定されている．したがって，1 セッションは 5 秒であり，通常 25 pulse/ 秒であるので，125 pulse ということになる．

　照射はフルエンス（＝単位面積あたりの出力エネルギー）と，繰り返し数（パルス回数：repetition）を設定する．発生装置本体の電源を入れると，デフォルトの設定として 45 mJ/mm^2，25 pulse/ 秒で起動するようになっているので，そのまま使用することを推奨する．後述する理由で，フルエンスを上げることで穿孔のリスクが上昇するので，病変の血栓量が多いなどの理由で出力を上げたい場合には，フルエンスではなく繰り返し数（repetition）を上げていくほうが安全である．

　通常はカテーテル径と対照血管径比は，2/3 あるいはマイナス 1 mm とするので，1.4 mm あるいは 1.7 mm のカテーテルを用いることが標準的である．

　カテーテルの進め方は 1 秒あたり 1 mm 進める．ゆっくりとしたカテーテル操作が推奨されている．

5. 合併症

ELCA は原則的には安全な手技であるが，最も注意すべき合併症は，冠動脈穿孔である．ガイドワイヤーバイアスが健常側（プラークが存在しない方向）へ強くかかっている場合には，穿孔のリスクが高くなる．穿孔を予防するためには以下の点に注意が必要である．

① フルエンスを上げ過ぎない：デフォルトのフルエンスは 45 mJ/mm^2 に設定されているが，フルエンスを過剰に上げて設定するとカテーテルの径を超えた範囲へエキシマレーザーを照射する．このため著しいバイアスがかかった状態で照射すると，容易に穿孔を生じることがある
② 同じ部位で長時間エキシマレーザーを照射しない：石灰化でカテーテルが進まないときに起きやすい
③ エキシマレーザー照射の際には造影剤をきちんと排除する：造影剤の存在下でエキシマレーザーを照射すると，衝撃波が生じて冠動脈解離や穿孔を生じる懸念がある

わが国における primary PCI では，血栓吸引カテーテルによる血栓除去が行われることが多いが，ELCA による血栓蒸散はより安全である可能性が考えられている．従来の血栓吸引と比較して，最終的な blush grade が良好であったとする報告もあり，今後さらなる検討が必要である[1]．

文献

1) Shishikura D et al : Vaporizing thrombus with excimer laser before coronary stenting improves myocardial reperfusion in acute coronary syndrome. Cir J **77** : 1445-1452, 2013

Ⅶ. 患者管理・PCI 施行時のワークフロー

01 | インフォームドコンセント・患者説明

　わが国での心疾患患者は 19 万以上を数え，いまや死因別死亡数全体の 15.6％，悪性新生物に続く第 2 位である．このうち，急性心筋梗塞は心疾患全体の 22.2％を占め，その数は増加の一途をたどる[1]．これに対し，日本循環器学会による 2011 年度循環器疾患診療実態調査によると，年間冠動脈造影検査は 504,476 例，待機的 PCI は 181,991 例，緊急 PCI は 67,207 例も行われている[2]．これ程の数の冠動脈造影検査・治療を広く，かつ安全に提供できるようになったのは，医療従事者の絶え間ない日々の研鑽・努力の足跡でもある．

　しかし一方で，これらの検査・治療によってもたらされるメリットの反面，合併症の存在も考慮しなければならない．各合併症の頻度を表 1[3~6] に示す．

　これらの合併症を回避するため，医療従事者は最大限の注意を払うと同時に，患者によく検査に関する理解を得るよう努力をしなければならない．

1. 待機的な検査・治療の場合

　検査・治療に対する説明と同意は，基本的にはその手技を行う術者が行うことが望ましい．その内容は，どのような目的のために，どのような手技を行うか，また検査および治療によりどのようなメリットが得られるか，起こりうる合併症，特に生命を脅かす重篤な合併症の可能性について，またこれらが起きた場合の対応についてわかりやすく説明をする．さらに，より侵襲的な検査および治療，あるいは全身状態のよくない患者に対してやむなくこれらを行う場合など，合併症発生率が高くなることが予想される[7]．しかし，検査および治療を行う際にはこれらの旨を理解してもらえるよう努力が必要である．また，これらの説明は患者本人のみならず，家族の同席のもと行うことがより望ましい．

　これらのことを説明し，よく理解を得た上で同意をもらうわけであるが，説明を受ける患者本人あるいは家族は医療従事者ではないだけでなく，カテーテル検査を受けたことのない患者であることが多いことを忘れてはならない．あまり多くの情報を専門用語を交えて説明をしても，カテーテル検査というもののイメージすら持ち合わせていない者にとって，説明したほとんどのことを理解できていないかもしれない．図や写真，模型を用いて説明をすることは，より具体的なイメージをもって検査に臨む手助けをしてくれるかもしれない．当院では，初めてカテーテル検査を受ける方でも，その雰囲気をイメージしやすいよう，カテーテル検査の一連の流れを撮影した当院独自のシミュレーションビデオを作成し，視聴してもらっている．これにより，実際の検査までの流れや，血管造影室の雰囲気を疑似的に体験することができ，漠然とした検査に対する不安や恐怖感を取り除くのに

表1 各合併症の頻度	
検査・治療の合併症	頻度
冠動脈検査	
死亡[3]	0.08%
心筋梗塞[3~5]	0.05~0.07%
脳血管障害[3,5]	0.07%
穿刺関連血管合併症[4]	0.5~0.6%
ステントを用いたPCI[2]	
死亡	0~1.1%
急性心筋梗塞	0.2~1.3%
緊急CABG	0~1.9%
わが国のPCI[6]	
院内死亡	0.4%
急性心筋梗塞	1.8%
緊急CABG	0.5%

大いに役立っている.

2. 緊急の検査・治療の場合

　一方で，これまでは待機的な検査・治療について記載したが，急性冠症候群に対する緊急検査・治療においては，上記のような理想的な説明を行うのは困難である場合がほとんどであろう．緊急症例では，合併症の発生率も高く，また，患者本人やその家族も虚血性心疾患に対する予備知識を全く持ち合わせていないことが多いため，突然の状況に事態を把握することが困難である場合が少なくない．そのうえ，緊急の状況下では時間をかけて説明を行うことも難しい．必要な情報を簡潔に，かつわかりやすく説明しなければならないため，日頃より，待機的カテーテル検査の説明とは異なった，緊急症例にふさわしい説明内容も想定しておくとよいだろう．

　しかし，残念なことに，昨今は医療訴訟も身近に感じられるようになり，訴訟となった際の対策を踏まえた上での診療，説明を余儀なくされる．このため，説明した内容を文章で明記し，理解を得た旨をカルテとして保存しなければならない．しかし，事前にしっかりとした説明を行い，十分な理解を得たつもりでも，いざ問題が生じた場合には，医療従事者と患者・家族間で大きな認識の違いが生じ，トラブルとなるケースも少なくない．最も重要なことは，病状や検査に関する説明の中で，意見を交換することに基づく事前の良好な医師・患者関係の構築であろう．医療従事者も事故は得てして起こるもの，と常に心に留めて日常診療にあたり，双方，納得でできる医療を提供したいものである．

文献

1) 厚生労働省：平成23年（2011）人口動態統計（確定数）の概況
2) 日本循環器学会：循環器疾患診療実態調査2011年報告書
3) 平成10年度厚生科学研究費補助金事業：「我が国における冠動脈インターベンションの実態調査とガイドライン作成」〈平成9年におけるPTCA受療患者4834症例調査結果〉
4) Noto TJ et al : Cardiac catheterization 1990 : a report of the Registry of the Society for Cardiac Angiography and Interventions（SCA&I）. Cathet Cardiovasc Diagn **24** : 75-83, 1991
5) Kennedy JW : Complications associated with cardiac catheterization and angiography. Cathet Cardiovasc Diagn **8** : 5-11, 1982
6) Johnson LW et al : Coronary arteriography 1984-1987 : a report of the Registry of the Society for Cardiac Angiography and Interventions. I. Results and complications. Cathet Cardiovasc Diagn **17** : 5-10, 1989
7) Laskey W et al : Multivariable model for prediction of risk of significant complication during diagnostic cardiac catheterization. The Registry Committee of the Society for Cardiac Angiography & Interventions. Cathet Cardiovasc Diagn **30** : 185-190, 1993

VII. 患者管理・PCI 施行時のワークフロー

02 PCI 施行前の患者管理とチェックポイント

1. 血行再建の適応

第一のチェックポイントは PCI の適応を確認することである．器質的有意狭窄病変のある冠動脈病変が存在し，生活習慣病の対策や薬物治療を行っているにもかかわらずコントロールできない狭心症に対して，禁忌でなければ冠動脈血行再建療法が必要となる．

2. PCI の禁忌

心臓カテーテル検査の相対的禁忌を表 1 に示す．相対的禁忌事項があった場合には，スケジュールの変更や中止をすべきである．また，絶対的禁忌を表 2 に示す．インフォームドコンセントが得られていない場合は皆が理解するところであるが，設備やスタッフの不備に関しては十分に留意すべきである．これは未熟な術者やスタッフという意味も含まれる．PCI の禁忌をこれに加えて表 3 に示す．

3. 患者情報収集の必要性

冠動脈の情報だけではなく患者全体の情報を把握する必要がある．造影剤アレルギーや

表 1　心臓カテーテル検査の相対的禁忌
・コントロールできない心室興奮の亢進（VT・vf）
・低 K やジギタリス中毒・不整脈が是正されていない
・管理されていない高血圧
・有熱性疾患感染
・非代償性心不全（急性肺水腫など）
・凝固不全（PT 18 sec 以上）
・造影剤に対する重篤なアレルギー
・腎不全
・出血傾向・極度の貧血
・電解質異常
・妊娠
・最近の脳血管イベント（1〜6 ヵ月）
・メトホルミン製剤内服 48 時間以内

> **表2 心臓カテーテル検査およびPCIの絶対的禁忌**
>
> ・完全な判断力のある患者が検査や治療のすべてを理解した上で拒否したとき
> ・設備やスタッフの不備

> **表3 PCIの禁忌**
>
> ・虚血を解除することで生活の質や生命予後の改善が見込まれない場合
> ・抗血小板薬の長期（中期）の継続内服が不可能な場合
> ・他の治療方法＝バイパス術や保存療法がPCIよりも利点が多いと考えられる場合
> ・PCIの利点が危険性や有用性より少ないと考えられる場合

消化管出血の既往などは必須である.

4. 術前検査

　治療前の心電図は治療後の心電図と比較する必要性がある. 胸部写真では, 予期せぬ肺炎や心不全を見つけ, 大動脈の形状や太さと走行, ガイディングカテーテルの選択に必要な心臓の傾きのチェックを行う. 心臓超音波検査にて, 心機能や弁膜症を確認することは戦略を立てる上で重要である. 低左心機能例へのPCIはハイリスクである. slow flowにより死亡に至る合併症も起こりうるのでCABGも含めて事前の検討が必要である. 重度の大動脈弁閉鎖不全の合併患者にIABPの挿入を施行するのは好ましくない. また, 医原性の心不全を作らない補液管理にも有用である. 貧血を助長する可能性や, 腎機能を悪化させる可能性（特に糖尿病がある人は要注意）, 凝固異常による重篤な出血性合併症の可能性を考え血液検査をチェックする. 長期の抗血小板薬内服に支障が生じる場合もあるために, 肝機能や白血球数減少の有無も確認する. ABIは, 下肢閉塞性動脈硬化症の確認の意味だけではなく, 大腿動脈穿刺を行うべきかどうかわかるためにチェックを行う. 検査ではないが, インフォームドコンセントが得られているかを確認する重要性に関しては言うまでもない.

5. 検査・治療スケジュールのチェック

治療戦略の確認

　事前にカンファレンスなどで治療戦略を話し合う. 最悪のシナリオを想定し, 必要な補助循環やペーシングを考慮するかどうか, またそれらに対応できる道具の準備が整っているかをチェックする. その場になって道具がないという事態は避けなければならない.

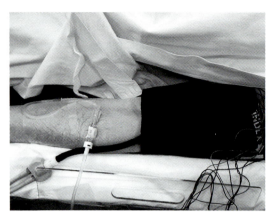

図1 補液ルートと血圧測定部位

補液ルートと治療中の血圧測定ルートが同じということは，万が一のショック時に血圧を測定していては必要な投薬と補液ができない．カテーテルで直接動脈血圧を測定できない状況こそ最悪であり，そのときこそマンシェットでの血圧測定と補液や投薬が必要である．この写真のような状況は避けるべきである．

アプローチ（穿刺）部位の確認

橈骨動脈アプローチか大腿動脈アプローチかによって術前後の安静度や管理の方法も異なる．脳梗塞後遺症や整形外科的な疾患のために必要な肢位を維持できない場合はアプローチの変更が必要になる．また，補液ルートと血圧測定部位も考慮してトータルでアプローチを考えるべきである（図1）．

開始時間と結果説明時間のスケジュール

患者は開始時間と手技時間が気になるものである．開始時間や手技時間により，食事の摂取や家族の待機，看護体制なども変更されることを念頭に置く．

6. 前投薬とチェックの必要性のある薬剤

抗菌薬

過去には，経皮的にカテーテルを挿入することを理由に，表皮ブドウ球菌を殺菌的に抑える抗菌薬の使用がルーチンでされてきたが，これらが本当に必要かどうかは疑問である．国外ではカテーテル検査や治療に事前の抗菌薬をルーチンで使用することはない．また，薬剤アレルギーという不利益の可能性もある．感染のリスクの高い患者のみを選んで投与するのが効果的かもしれない．

抗不安薬

極度の緊張を強いられている場合には極度の高血圧や頻脈をきたし，術後の迷走神経過緊張状態の誘因となる．これらを緩和するために抗不安薬を使用する施設もある．

術後長時間安静臥床を強いた経大腿動脈アプローチのみの時代はルーチン使用していた病院も多かったが，経橈骨動脈アプローチ時代になり，術後は病棟を自由に移動できる現在は，むしろ高齢者の転倒やせん妄のリスクとなることも理解すべきである．

抗血小板薬

ステント挿入時には，2剤の抗血小板薬（DAPT）が十分効いている必要がある．バイアスピリンとチエノピリジン系薬剤という組み合わせがスタンダードである．DAPT内服なしでステントを植込めばステント血栓症を起こすので必ずチェックが必要である．

抗凝固薬

心房細動などでワルファリン使用時はPT-INRを確認し，過度な延長時には治療を延期することも必要になる．TRIが推奨される．しかし，通常は内服の中止は不要である．

糖尿病治療薬

メトホルミン製剤は造影剤との併用で乳酸アシドーシスの報告があり，48時間前より中止し，造影剤使用後48時間以上たってから腎機能の低下やアシドーシスがないことを確認し再開する．

インスリンや経口血糖低下剤は，術前の絶食のために低血糖をきたす可能性がある．

貼付局所麻酔薬

穿刺部に貼付局所麻酔薬を使用するのは，局所麻酔時の最初の針で作られる穿刺の痛みを和らげる．特に橈骨動脈穿刺時のスパスム予防に効果が高い．

7. 補液

PCI時の補液の目的は血管内ボリュームの確保である．術前は絶食にしていることが多いために脱水傾向にあると考えてよい．術中は血管拡張剤の使用や何らかのアクシデントにて，血圧の低下からショックになる場合もある．これらを補うためには乳酸リンゲルや酢酸リンゲルの使用が望ましい．術前から治療終了までで，80～100 mL/h程度，total 500 mL程度が通常の指示であろう．漫然と輸液を続けると塩分過剰から医原性心不全になる可能性がある．

8. 患者家族へのチェック

PCI治療は常に命の危険と背中合わせであり，だからこそ何事もないように全力で治療を施行することを，患者と家族，そして主治医や治療医師，病棟スタッフの全員が認識すべきである．

Ⅶ. 患者管理・PCI 施行時のワークフロー

03 | TFI（経大腿動脈アプローチ）

　経大腿動脈インターベンション（transfemoral intervention：TFI）はインターベンション治療の代表的な手法であるが，意外に合併症が多いため安全な手技の習得が必要である．

1. 大腿動脈穿刺前のチェック

　総大腿動脈を穿刺する前に，同部位もしくはその末梢に虚血をきたすような障害がないかを確認すべきである．問診にて間歇性跛行の確認や足関節上腕血圧比（ankle brachial pressure index：ABI）のチェックが必需である．虚血症状や ABI が 0.9 以下であった場合には，エコーや CT などで腸骨より末梢側の動脈の狭窄や閉塞を確認し，穿刺可能かどうかを判断する．また，聴診にて血管雑音を認めたときには前回の検査や治療の際の医原性仮性動脈瘤や動静脈シャントの存在も疑い治療前に検査をしなければいけない．また，治療や安静に必要な肢位を取ることができるかどうかも事前に確認したい．

2. 大腿動脈の解剖と穿刺部位

　大腿動脈の解剖を図1に示す．穿刺部位は，恥骨結合と前上腸骨棘を結ぶ鼠径靱帯より 2〜3 横指足側より穿刺する．皮膚皺線（俗に言うコマネチライン）は肥満者ではかなり足側にあり，想定した部位よりもかなり末梢側に穿刺することになるので参考にしてはいけない．可能な限り透視にて大腿骨頭下縁を確認し，その高さの総腸骨動脈末梢側（浅大腿動脈と深大腿動脈の分岐よりも中枢側）を穿刺する（図2）．鼠径靱帯より中枢側は後腹膜腔への出血が懸念される場所であり，場合によっては生命に関わる合併症になる．末梢側は多くの動脈分枝があるために穿刺やシース挿入によりこれらを傷つけ出血性合併症の可能性が高くなり，また総大腿静脈が大腿動脈の裏側に回り込むために動静脈瘻を作る可能性も高くなる．よって，高すぎても低すぎてもよくなく，穿刺のポイントは狭い．最も安全な方法はエコーガイドでの穿刺である．全例エコーガイド下穿刺にしてから合併症がゼロになったという施設もいくつかある．

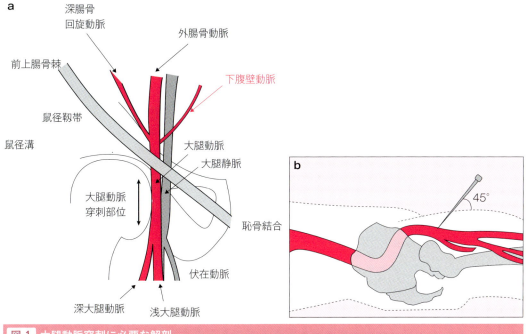

図1 大腿動脈穿刺に必要な解剖

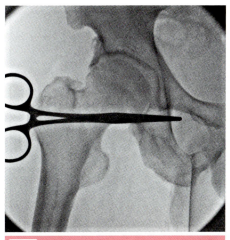

図2 大腿骨頭下縁の透視による確認

この高さからの穿刺が推奨される．

3. 大腿動脈穿刺

　局所麻酔は通常の1％キシロカインを5〜10 mL 使用する．10 mL（100 mg）という量は，筋注後であっても不整脈の停止効果を見込めるほどの量であり，血管内注入は避ける．また，キシロカインに対するアレルギーもあるので注意する．

　皮下から麻酔を始め，深部に1 cm 針を進めては1〜2 mL の局所麻酔を行うことを繰り

返す．静脈からの血液のバックフローがあったら麻酔薬を注入してはいけない．キシロカイン中毒としての痙攣，呼吸停止などの副作用が起こりうる．

静脈にもシースを挿入する場合には，動脈よりも静脈を先に本穿刺する．静脈の場合は穿刺針で血管の後壁も貫く方法が確実である[1]．16〜22 G の長い穿刺針を選択し，45°の角度で腸骨にあたるまで針を進める．内筒針を抜き，2〜3 mL のシリンジを外筒に装着し，60°程度に倒した後に陰圧をかけ続けながら 1 秒間に 1 mm 程度のスピードで引き戻す．シリンジにバックフローがあればそこでシリンジをはずし，ガイドワイヤーを透視下で進める．ここでシースを挿入してしまうと次の動脈穿刺が行いにくくなるため，シースを挿入せずワイヤーのみを残し，抜けないようにワイヤーを濡れたガーゼなどで押さえて動脈穿刺を行う．

動脈穿刺の穿刺は，前壁のみの穿刺を心掛けなければいけない．後壁を穿刺しても安全な橈骨動脈とは異なる．穿刺針を 1 秒間に 1 mm 程度のスピードのイメージで徐々に押し進める．穿刺針に血液の逆流を確認したら，60°まで針を寝かせてさらに 2 mm 程度針を進める．ここでも血液の逆流あれば，内筒針を抜く．さらに外筒針だけでも十分な血液の逆流があれば，ガイドワイヤーを挿入する．ガイドワイヤーは，抵抗がないことを確かめながら，腎動脈よりも中枢側まで透視を見ながらゆっくりと進める．穿刺部のすぐ近くから深腸骨回旋動脈や下腹動脈が分岐し，ガイドワイヤーの迷入により重大な出血合併症をきたすので透視下でのワイヤー挿入は必須である．

4. シースの選択

短いシースがよいのか，長いシースがよいのかというのはさまざまな意見があり，メリットとデメリットを天秤にかけ，選択をすべきである．

短いシースはシースのキンクが少ないのが最大の利点である．シースはコストの問題で粗雑かつ単純な構造にせざるを得ないためにキンクには弱い．シースのキンクは，必要なデバイスを持ち込めないだけではなく，シースの断裂，腸骨動脈の損傷，シース抜去時に穿刺部をさらに大きくしてしまうなどの合併症をきたす．

長いシースは一度中枢側まで挿入されると，ガイディングカテーテルの出し入れが容易になり，操作も良好になる．通常のシースよりさらに太くはなるが，腸骨動脈や大動脈の屈曲蛇行に追従し伸展してくれるコイル状の構造をしているシースも存在する．

5. ガイディングカテーテル挿入時の注意

ガイドワイヤーを先行してから下行，弓部，上行大動脈へとガイドカテーテルを挿入していくが，この際の段差と硬さが問題になる［「Ⅵ-02. 0.035 インチガイドワイヤー」（p101）参照］．

表面にアテロームが多量に付着している大動脈を通過してバルサルバ洞まで移動させたガイディングカテーテルの内腔には，しばしば削り取った粥腫が入っていることがある．カテーテル内の血液を十分捨ててから，造影剤や各デバイスを挿入すべきである．

6. シース抜去・止血

用手圧迫は古典的な止血であり，体内に異物を残さないというメリットがある．血小板へのカルシウム流入を増加させる作用があるキトサン剤やアルギン酸ナトリウム剤パッチの使用により短時間で確実な止血が可能である．力任せの完全に血流を閉ざすような圧迫ではなく，血管からの出血はしないが末梢への血流が保てるような用手圧迫を心掛けるべきである．

止血デバイスには，縫合タイプとシールタイプがある．前者はある程度熟練を要するが，再穿刺はその直後にも可能である．体内に残る吸収糸も異物としては非常に少ない．後者は比較的容易であるが，コラーゲンが体内に残る．感染源となる可能性もある．吸収には時間がかかるために再穿刺は3ヵ月ほどの時間を要する．いずれの止血方法でも，止血後は弾性包帯などでの圧迫と，患者は一定時間安静を必要とする．

7. TFI の利点

太いガイディングカテーテルが使用できることが最大の利点である．7 Fr から 8 Fr，時には 10 Fr 以上のシースが使用可能である．TAVI などはさらに太いシースが必要になるために TFI が絶対適応である．

また，太く触知良好な大腿動脈は，TRI 時の細くスパスムの多い橈骨動脈と比較して経験数が少なくても容易に穿刺ができる．緊急治療時に，不慣れな術者が橈骨動脈を穿刺するよりもずっと早く大腿動脈穿刺は可能であり，door to balloon 時間を短縮できるという考え方もある．前述の正しい穿刺方法と穿刺部位を熟知し術後の合併症の少ないように努めたい．

以上のように，患者のことを考えなければ，術者には都合のよいアプローチなのかもしれない．

8. TFI の欠点・問題点

TFI は穿刺部合併症が有意に多い．TRI に比して TFI は出血性合併症が多く，死亡率が高い．皮下出血であっても退院を延長するような出血はしばしば起こる．その理由として，まず深腸骨回旋動脈，下腹壁動脈など穿刺部直上にワイヤーが迷入する血管があり，

それによる後腹膜出血が起こることがある．よって，TFIの場合，穿刺後のワイヤー挿入は必ず透視下で行うべきである．また，腸骨動脈は屈曲しており太いシースによる伸展で解離の可能性もある．

　さらには，shaggy aorta[2]にカテーテルを挿入した場合のコレステロール塞栓症の危険性も考慮すべきである．

　患者へは精神的・肉体的な負担も強いることになる．長時間の止血目的の安静は，腰痛などの肉体的負担だけではなく，動けないということへの精神的なストレスが大きい．また，尿道カテーテルの，尿道損傷や尿路感染の可能性と精神的な苦痛も生じる．

　用手圧迫や合併症をきたしたときの若い医師の労力，寝ている患者を看護するスタッフの手間，それにかける人件費も考えると，術者以外にはあまり都合がよいアプローチではない．

9. TFIの禁忌と適応

　まず，TRIの禁忌としてあげられるのは，下行大動脈や腸骨動脈の著しい蛇行，腹部大動脈瘤の存在や，shaggy aortaの症例である．通常shaggy aortaかどうかはCTなどのチェックなしにはわからないが，動脈硬化病変へインターベンションを行うような患者の下大動脈はすべて粥腫が多量についていると想定して，末梢塞栓症は一定の確率で発症することを理解しながら，カテーテルを挿入すべきである．

　TFIの絶対禁忌としては，挿入するシースやカテーテルにより下腿の虚血をきたす場合と，大腿動脈より中枢側動脈の狭窄や閉塞により目的としたシースを挿入できない場合である．具体的には，大腿動脈含む穿刺部より末梢の血管の狭窄や閉塞がある場合には選択しないことが望ましい．

文献

1) Seldinger SI : Catheter replacement of needle in percutaneous arteriography ; a new technique. Acta radiol **39** : 368-376, 1953

2) Hollier LH et al : "Shaggy" aorta syndrome with atheromatous embolization to visceral vessels. Ann Vasc Surg **5** : 439-444, 1991

VII. 患者管理・PCI 施行時のワークフロー

04 TRI（経橈骨動脈アプローチ）

経橈骨動脈インターベンション（transradial intervention：TRI）は，出血合併症が少なく，ACS 例に対しては 2015 年の欧州心臓病学会ガイドラインにて第一選択とされた．

1. 橈骨動脈の解剖と生理

上腕動脈は肘関節より末梢で尺骨動脈と橈骨動脈に分かれ，さらに尺骨動脈は骨間動脈を分枝する．上腕はこの 3 本で，手掌は橈骨動脈と尺骨動脈の 2 本により血流が供給されるため，橈骨動脈の閉塞が虚血をきたす可能性は極めて少ない．また，動脈は一般的に神経と並走するが，橈骨動脈穿刺部では，正中神経，橈骨神経は離れており，圧迫による神経障害も少ない（図 1）．

橈骨動脈は穿刺部周辺で血管造影にて約半数で浅掌動脈枝を分枝する（図 2 左）．この枝の分枝以後は橈骨動脈が細くなるため，この枝の中枢側が穿刺ポイントである．また，それよりも中枢側には枝がなく，血管径は一定である（図 2 右）．したがって，骨の突出ラインから 1 cm 上方あたりが穿刺部位としては推奨される[1]．

2. 橈骨動脈の anomaly

radioulnar ループ（図 3）が約 1% に認められる．このループをワイヤーで伸展させる

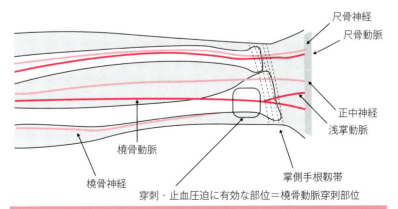

図 1 橈骨動脈穿刺に必要な解剖

橈骨動脈穿刺に理解が必要な解剖を図に示す．図の「穿刺・止血圧迫に有効な部位」をイメージしながら穿刺しなければいけない．

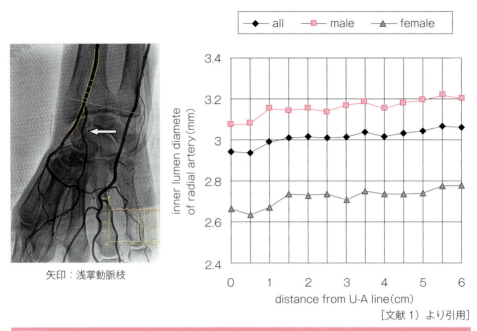

矢印：浅掌動脈枝

[文献1）より引用]

図2 橈骨動脈の造影による径の計測

こととも可能だが，強い痛みを伴う．場合によっては穿刺部を変更してもよい．

無名動脈の存在は知っておくべきである（図3）．しばしば本来の橈骨動脈よりもまっすぐなルートで，ワイヤーが無名動脈に入ってしまうことがある．しかしながら，ガイディングカテーテルは動脈径に比して太すぎて通過しない．無理に進めると血管損傷や出血合併症につながるので，少しでも抵抗があるときは直ちにシースから造影し確認する．

右鎖骨下動脈が食道の後方を通り下行大動脈へ開口する arteria lusoria という奇形も知っておくべきである（図4）．この場合，右橈骨アプローチは困難である．

3. 橈骨動脈のサイズ

必要と考えられるシース径が，橈骨動脈の血管径を上回らないことがスパスムや閉塞を防ぐために重要な注意点である．橈骨動脈の太さは男性で約 3.0 mm 程度，女性で約 2.8 mm 程度であり，男性の 80%，女性の 60% は 6 Fr シースの挿入が可能である（図5）[1,2]．

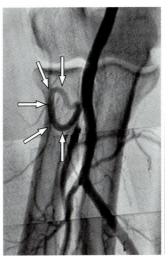 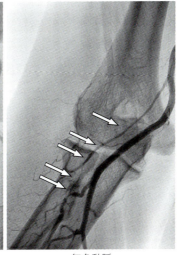

radioulnar ループ　　　　　　　　無名動脈

図3 radioulnar ループと無名動脈

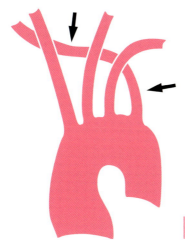

図4 arteria lusoria

4. TRI の適応と禁忌

　禁忌として考慮すべきは，末期腎疾患の患者である．透析シャントの存在やその作成の予定がある患者に対して，橈骨動脈の閉塞の可能性がある手技は禁忌と考えられている．それ以外の PCI に関して，TRI の適応は全例であるといっても過言ではない．

　アレンテストは橈骨動脈と尺骨動脈の双方からの手掌への血液供給を確認するための試験であるが，必ずしも必須とは考えられていない．

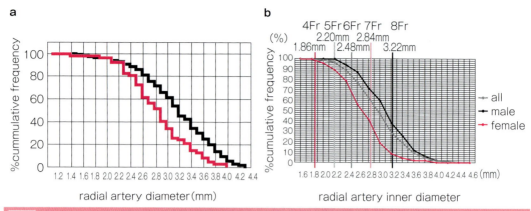

図5 橈骨動脈の計測
a. Saito らによる超音波による日本人の橈骨動脈の計測［文献2）より引用］
b. Fujii らによるアンギオでの日本人の橈骨動脈の計測［文献1）より引用］

5. 橈骨動脈穿刺方法

局所麻酔

　治療の約1時間前に貼付局所麻酔薬リドカイン（商品名：ペンレス）を穿刺部位に使用すると穿刺の痛みが和らぎ，スパスムの可能性が低くなるといわれている．

　使用麻酔薬の総量は1～2 mLであり，26～27 Gの細い注射針を使用する．この際，バックフローを確認しやすいために2～3 mL程度の注射筒を使用する．大きな内容量のシリンジと細い針の組み合わせでは血液の逆流を確認することが困難である．

穿刺

　橈骨は大腿動脈と異なり，貫いて穿刺しても安全である．穿刺用針の太さは術者や施設の考え方による．なるべく細い穿刺針は穿刺時の痛みと橈骨動脈の解離を和らげるであろうが，穿刺の確率が低くなるとして太い穿刺針を使用する施設もある．

　穿刺部位は，橈骨と尺骨の骨の突起部を結んだ1 cm近位側がよい．動脈の触知が良好であるからといって，末梢側では穿刺してはいけない．その末梢側では分枝があり細くなること，掌側手根靱帯を傷つける可能性があること，術後の止血圧迫時に全く手首を曲げることができないことなどの問題点が生じる．また，中枢側過ぎるのもよろしくない．筋肉内の穿刺は圧迫止血困難になり，出血が遷延した場合にコンパートメント症候群をきたす場合もある．

シース挿入

　穿刺後にガイドワイヤーを挿入し，シースを挿入する．シースを挿入する前，あるいは穿刺前に皮切を行うが，切れ味のよい，ダイレーターとシースの段差が少ない6 Frシー

スであれば皮切は不要なことも多い．シース挿入時の痛みは，見逃してはいけない所見である．スパスム，シースが過大，ガイドワイヤーが血管外もしくは小さな枝に入っていることがある．患者の表情を手掛かりとする．大きな合併症になる前に造影にて橈骨の走行や太さを確認するが，通常の冠動脈撮影用造影剤を動注すると，浸透圧の関係で非常に強い痛み刺激を感じるためヘパリン加生食で半分に薄めた造影剤を使用する．

6. シース抜去・止血

治療後，シースは速やかに抜去する．長時間のシース留置は橈骨動脈の閉塞を高率に引き起こす．

止血方法の如何にかかわらず，約2〜3時間程度で止血器具による圧力をほぼゼロの状態まで緩和し，6〜8時間程度で止血器具をはずすことが可能である．出血を危惧する故に，あまりにきつく長時間の圧迫を行うのは好ましくない．海外では止血時間をどんどん短縮する傾向にあり，わが国は明らかに長い傾向がある．

7. TRI の利点

出血性合併症〜生命予後

解剖学的な構造により，生命に関わる内出血をきたすスペースはなく，外出血を患者自身や看護師が容易に気付くため，出血性ショックに至る大出血は皆無である．

ACS に対するインターベンション時は，出血性合併症が起こりやすく，これは死亡につながる．TRI は死亡率を減らすため第一選択である[3,4]．

患者の安静度と快適度

長時間の安静臥床を強いられる TFI に比較して患者は快適であることはいうまでもない．さらに尿道カテーテルの痛みや精神的なストレスから解放されるだけでなく，出血，尿路閉塞，尿路感染症などの合併症より解放される．

経済性

経済的メリットは，TRI 用止血デバイス自体が TFI 用よりも安価であるという直接的なものだけではない．医師，看護師の労働時間削減から病院にとっても経済的と言える[5]．海外では TRI による日帰り PCI も施行されており，医療経済全体に対して大きく貢献している．

8. TRI の欠点・問題点

橈骨動脈の限界

　橈骨動脈の細さによる制限がある．また，橈骨動脈閉塞は皆無ではない．太いカテーテルの使用，複数回の TRI，長時間の止血圧迫，穿刺時やシース挿入時の橈骨動脈の解離は橈骨動脈閉塞の危険性を高める．閉塞時期は治療翌日よりも 2～4 週間後に多いとも言われる．手掌の虚血をきたすことは非常に稀であるが，患者の脈が触れなくなり不安をきたしたり，次回のインターベンションに支障をきたしたりするのは否めない．

穿刺やガイディングカテーテル操作の熟練度

　細くスパスムが起きやすい動脈の穿刺や，細いカテーテルの操作にある程度の習熟は必要である．

slender PCI

　TRI は安全で一般的なインターベンションのアプローチ方法である．TRI の最後の壁である「細さ」を克服し，より細いカテーテルで低侵襲な治療を提供しようと考える「slender PCI」が脚光を浴びている[6,7]．

文献

1) Fujii T et al : Analysis of right radial artery for transradial catheterization by quantitative angiography-anatomical consideration of optimal radial puncture point. J Invasive Cardiol **22** : 372-376, 2010

2) Saito S et al : Influence of the ratio between radial artery inner diameter and sheath outer diameter on radial artery flow after transradial coronary intervention. Catheter Cardiovasc Interv **46** : 173-178, 1999

3) Jolly SS et al : Radial versus femoral access for coronary angiography and intervention in patients with acute coronary syndromes（RIVAL）: a randomised, parallel group, multicentre trial. Lancet **23** : 377（9775）, 2011

4) Romagnoli E et al : Radial versus femoral randomized investigation in ST-segment elevation acute coronary syndrome : the RIFLE-STEACS（Radial Versus Femoral Randomized Investigation in ST-Elevation Acute Coronary Syndrome）study. J Am Coll Cardiol **60** : 2481-2489, 2012

5) Chase AJ et al : Association of the arterial access site at angioplasty with transfusion and mortality : the M.O.R.T.A.L study（Mortality benefit Of Reduced Transfusion after percutaneous coronary intervention via the Arm or Leg）. Heart **94** : 1019-1025, 2008

6) Masutani M et al : Use of slender catheters for transradial angiography and interventions. Indian Heart J **60**（1 Suppl A）: A22-26, 2008

7) Ikari Y et al : Transradial and slender percutaneous coronary intervention : less invasive strategy in PCI. Cardiovasc Interv Ther **25** : 60-64, 2010

Ⅶ. 患者管理・PCI 施行時のワークフロー

05 | 術中活性化凝固時間（ACT）の測定とその解釈

1. ACT とは

　PCI 時の抗凝固薬としてわが国で承認されているのは，未分画ヘパリン（unfractioned heparin）である．諸外国と異なり低分子量ヘパリンの適応はない．ヘパリンはアンチトロンビンⅢ（ATⅢ）と複合体を作り，トロンビンや Xa のほか，XIIa，XIa，IXa，VIIa 活性を阻害し抗凝固効果を発揮する．通常ヘパリンは正常対象値との APTT 比が 1.5〜2.5 で治療域とするが，PCI 中のヘパリン効果のモニターとしては，簡便で測定時間も短いため，活性化凝固時間（ACT）が汎用されている．ACT は，抗凝固薬なしで採血した全血に，カオリンやセライトなどの活性化剤を加えて内因系凝固を活性化させ，フィブリン塊が形成されるまでの時間を測定するものである．標準的な ACT は 100〜120 秒とされている[1]．低分子量ヘパリンであれば定量で一定の効果を示すが，未分画ヘパリンでは効果が一定しないためモニターが必要である．

2. PCI 中の ACT の解釈

　ACT は最初，CABG などの外科手術の人工心肺時のヘパリンのモニターとして使用され，300〜400 秒にコントロールするのがよいとされ，PCI も同様の値が推奨された[2]．現在，わが国のガイドラインでは PCI 施行時の ACT 250 秒以上が推奨されている[3,4]．他方 ACT 400 秒以上となると，出血性合併症が増加する報告[5]からも，PCI 中は ACT 250〜400 秒程度にコントロールすることが望ましいと考えられる．実際，ヘパリンを体重 1 kg につき 70〜100 IU を初期投与量と使用し，初回のボーラス投与で，目標 ACT に到達しない場合，追加的にヘパリン投与（2,000〜5,000 IU）を行うことが推奨されている．大腿動脈のシース抜去は ACT が 150〜180 秒未満になったことを確認後，施行することが望ましい[3,4]．特殊な手技で血栓形成の危険性が高いと考えられるロータブレーター使用の際は ACT 350 秒以上を目標，またエキシマレーザー冠動脈形成術の際には ACT 300 秒以上を目標にヘパリンを投与することが望ましい．特に手技が複雑で長時間にわたる可能性が高い慢性完全閉塞病変に対する PCI 時には 30 分おきに ACT を計測し，ACT を 300〜400 秒にコントロールし，血栓症の合併に十分に注意が必要である．投与後に血栓塞栓症に遭遇した場合には，ヘパリン起因性血小板減少症（heparin-induced thrombocytopenia：HIT）を疑う必要がある．HIT 時の ACT は延長していることもあり，診断には役立たない．HIT 治療薬としてアルガトロバンが知られている．使用量は一定の見解はないが，わ

が国のガイドラインでの推奨投与量として 100 μg/kg を 3～5 分かけて投与後，6 μg/kg/分で持続投与し，投与開始から 10 分程度で ACT 測定し，250～450 秒をターゲットとして適宜調節する．術後 4 時間まで 6 μg/kg/ 分，あるいは ACT が 250～450 秒となるよう調節した場合は，その用量を持続した後に 0.7 μg/kg/ 分に減量するとされている[3]．PCI 中，冠動脈穿孔が起こってしまったときなど止血が必要なときは，150～200 秒を目標にヘパリン中和剤であるプロタミンを 3～5 mL から投与する．プロタミン投与後は血栓症に注意する．ガイディングカテーテルを冠動脈口からはずすことや，2～3 分ごとにヘパリン化生食でフラッシュすることを忘れてはいけない．

　ヘパリン 35,000 単位以上でも ACT が延長しないときには「ヘパリン抵抗性」といい，ATⅢ欠乏などの病態を考えるべきである．

文献

1) Horton S, Augustin S : Activated clotting time（ACT）. Methods Mol Biol **992** : 155-167, 2013

2) Ogilby JD et al : Adequate heparinization during PTCA : assessment using activated clotting times. Cathet Cardiovasc Diagn **18** : 206-209, 1989

3) 日本循環器学会．循環器病の診断と治療に関するガイドライン：循環器疾患における抗凝固・抗血小板療法に関するガイドライン（2009 年改訂版）．http://www.j-circ.or.jp/guideline/pdf/JCS2009_hori_h.pdf［2017 年 6 月 6 日参照］

4) 日本循環器学会．循環器病の診断と治療に関するガイドライン：安定冠動脈疾患における待機的 PCI のガイドライン（2011 年改訂版）．http://www.j-circ.or.jp/guideline/pdf/JCS2011_fujiwara_h.pdf［2017 年 6 月 6 日参照］

5) Popma JJ et al : Vascular complications after balloon and new device angioplasty. Circulation **88** : 1569-1578, 1993

Ⅶ. 患者管理・PCI 施行時のワークフロー

06 | PCI 中の合併症

　カテーテル室内で起こる PCI の合併症は数多くある．些細な症状が意外と重大な合併症の初発症状のことがあり，見逃してはならず，原因を早く的確に判断する．危機を早く察知できるかどうかが PCI 術者としての重要な能力の 1 つである．具体的な項目については「Ⅸ. 合併症の予防および対策」（p251〜294）で詳細に述べる．ここでは素早く対応するための鑑別診断への手がかりとその考え方を述べる．

1. カテーテル中の徐脈

　心臓カテーテル中に突然徐脈となることがある．意外と重大な合併症の初発症状であることがある．発症した時などの状況から類推することが重要な手がかりとなる．

痛みによる迷走神経反射による徐脈

　痛みが起こった後に引き続き発症した場合にまず疑う．穿刺の痛み，ガイドワイヤーで屈曲した血管を進展した痛み，ガイドワイヤーによる血管解離の痛み，虚血による痛み，圧迫止血による痛みなど PCI 中にはさまざまな痛みを生じうる．状況証拠からの類推が重要である．特に解離を起こしている場合には，そこでカテーテルを進める手を直ちに止めなければならない．ここで直ちに手が止まるか，もう少しカテーテルを進めてしまうかが，本当のカテーテルのセンスであり上手さである．進めてしまうと血管に大解離を生じ生命に関わる重大な合併症になる．

　禁忌がなければまず硫酸アトロピンを注射して対応する．大事なことは，迷走神経反射として対応し治療を行い，さらにその痛みの原因に生命を脅かす重大なものがないかどうかを鑑別することである．硫酸アトロピンを注射するのみで，その背景を解決しないと，引き続き重大な合併症に至る可能性がある．カテーテルによる大動脈解離の発症が，痛みによる迷走神経反射で発症することもある．またタンポナーデを起こす冠破裂の最初が迷走神経反射による徐脈のことがあり，教科書的な「タンポナーデは頻脈になる」とは異なることもある．硫酸アトロピンを打ちつつ，その原因を考え，いち早く対応することで重大な合併症に至る前に手を打つことができる．

冠動脈の虚血による徐脈

　PCI 中に起こる虚血は心電図の変化で気付くか，患者の胸痛で気付くことが多い．徐脈や低血圧，時に心室性不整脈となることがある．

　第一に考えるべきは，まずガイディングカテーテルによるもので，wedge していない

かどうか，大動脈弁閉鎖不全（AR）を生じさせていないかどうかである．動脈圧を見て，圧波形のダンピング，拡張期の著しい低下などの疑わしい所見があればカテーテルの位置を少し動かしてやる．

第二にガイドワイヤーによるものである．屈曲病変の場合にはアコーディオン現象の場合がある．これらの原因はほとんどが術者のデバイス操作に由来するので，術者によるガイディングカテーテル，ガイドワイヤー，デバイス操作の基本チェックで解決することができる．

次に空気塞栓の場合がある．通常 PCI の場合には空気の注入量は最大で 10 mL 程度である．ごく少量の場合には一時的な ST 上昇，胸痛があるが，数分経過を見ることで改善する．10 mL 注入すると心停止になることもあるが，心臓マッサージを含む CPR を行うことで，約 5 分間で改善することが多い．初期の適切な対応が必要である．

ステント植込み後や後拡張後の場合には slow flow や no-reflow の可能性がある．造影を見れば明らかなので診断は容易である．この場合には，ニコランジルやニトロプルシドなどを用いる．

2. 低血圧

低血圧は，徐脈に伴って起こることがよくあるが，頻脈とともに起こることもある．

▌徐脈＋低血圧の場合

これは前述の「1. カテーテル中の徐脈」を参照されたい．まず迷走神経反射，心筋虚血などを鑑別する．ただし，その原因が下記の頻脈＋低血圧を起こす疾患のこともあり，決して油断はならず，なぜ起こったのかを短時間のうちにしっかり考えぬく習慣が必要である．

▌頻脈＋低血圧の場合

❶脱水，出血などの hypovolemic の状態
- Y コネクターの操作ミスなどで多量に出血させてしまった場合．
- ラインはずれやシースの誤開放などによる意図せぬ体外出血の場合もありうる→患者の回りに血液のたまりがどこかにないか見渡してみる必要がある．
- 後腹膜出血．
- 造影剤アレルギー→呼吸音のチェック．全身に浮腫が出る場合もあり，この場合には結膜が浮腫となっていて閉眼困難に至る場合もある．

❷心不全
急性の心不全では，頻脈，低血圧に加えて低酸素血症を伴う．呼吸音もゼーゼーしてくるので患者の様子で判明できることもある．心不全の対応も必要だが，PCI 中に急に心不全を起こす原因としては，虚血，心タンポナーデ，たこつぼ心筋症などであろう．しばし

ば，もともと心不全の患者でほんのわずかな造影剤や水負荷によりカテーテル中に突如悪化してくる症例がある．術前の症例スクリーニングも重要である．

❸心タンポナーデ

PCI 中には決して少なくない合併症である．緊急対応の多い循環器疾患の中でも超緊急対応を必要とするので必ずルールアウトすべきものである．低血圧例ではとりあえず心囊水を心エコーでチェックする．

❹排尿困難

排尿ができず膀胱がパンパンになってくると，頻脈と低血圧を起こすことがある．上記鑑別診断に当てはまらない場合には膀胱を透視画像で見てみることも必要である．

3. 急性ステント血栓症

ステント血栓症は代表的な PCI の合併症であるが，カテーテル室内で起こる頻度はあまり多くない．しかし，ゼロではないので鑑別を要する．

■ヘパリンの投与忘れ，過小投与

うっかりとヘパリンを投与したつもりで，忘れてしまっていないかチェックを要する．ACT を必ず計測するような習慣は，この合併症を予防する．筆者の経験では，ゲストで呼ばれた他所のカテーテル室で PCI を行うときにこの確認は重要である．海外のとあるカテーテル室で，すべて「イタレリツクセリ」でカテーテルの準備がされているのに，ヘパリンを投与するのは術者の役割ということで，無言でヘパリンがシリンジに入れられて台上に置いてあったが，何も教えてもらえずヘパリンなしで PCI を行い大変な合併症に見舞われた経験がある．彼らからすれば，「そんなことにも気付かないのか？」であり，こちらからすれば「そんなことも教えてくれないのか？」である．確かにヘパリン投与は術者の仕事であるが，東海大学のようにスタッフ全員で確認するスタイルに慣れていると思わぬところで足をすくわれることがある．慣れない場所での PCI では必ずヘパリン投与を確認するようにしている．

ヘパリンを投与したのに血栓症をきたす場合がある．これはヘパリン起因性血小板減少症（HIT）による血栓塞栓症の可能性がある．「IX-07．ヘパリン起因性血小板減少症（HIT）」（p273）に詳細を述べるが，直ちに対応できる必要がある．

4. 脳卒中

PCI 後に頭部 MRI を行うと約 18％に diffusion weight イメージが陽性になると報告されている．大動脈弓より近位部にカテーテルを挿入するということは，何らかの塞栓子をカテーテルから飛散させ脳梗塞を起こしうるのである．PCI 術者に頸動脈ステントを勧め

ると「脳卒中が怖いので頸動脈はちょっと手を出したくない」としばしばお答えになる.しかし,現実にはPCI中に症状のある脳卒中を合併することは決してないわけではない.ただし,臨床的に問題となる症状を伴う脳卒中はPCIの1%以下であろう.カテーテル中に起こった塞栓であれば,そのまま脳血管造影をして血栓吸引などを行う方法もあり,緊急対応するべき状態である.信頼できる脳神経専門医に緊急依頼するのがよいと思われる.また高血圧に由来する脳出血のこともあり,出血と梗塞では対応が異なるが,これも直ちに診断はつかない.頸動脈ステントを習得するときにカテーテル中の脳卒中対応を学ぶことになるが,PCI中に起こっても対応は全く同じである.

- 呼吸循環の管理：バイタルの安定と呼吸の管理が基本である.必要があれば挿管を行う
- エダラボン：脳卒中時のフリーラジカルを減らすことで脳梗塞縮小効果を期待する.直ちに静注する
- 脳血管造影：カテーテルが入っているので脳血管造影を直ちに施行する
- CT：脳血管造影で異常がなければ脳出血鑑別のためCTを行う
- MRI：diffusion weight imageにて脳梗塞を診断する

脳梗塞に対しては,カテーテル治療のエビデンスはtPAを有意に上回っていない.これは心筋梗塞でPCIがtPAよりも成績がよいことと異なる.ただし,PCI中の脳梗塞はすでにカテーテルが入っている状態であり,血管内治療をそのまま施行することは十分検討に値する.

PCI中の合併症の多くは術者由来であり,素早く的確に判断できるか,そして正しく対応できるかどうかはその術者の総合的危機回避能力である.本当に上手い術者は事前に先回りして予防しているので,何となくPCIが進み手早く終わってしまい,一見学ぶべきことが少ないように見えるかもしれない.しかし,ちょっとしたガイディングカテーテルの位置,ガイドワイヤーの位置など,すべてに配慮がありこれらを読み解くのも初学者が進歩する力になるであろう.

Ⅶ. 患者管理・PCI 施行時のワークフロー

07 | PCI 施行後 24 時間以内の合併症

　PCI が無事終了し，カテーテル室を退室となった．しかしながら，その後 24 時間以内の間にトラブルを起こすことがある．術後管理を担当する者としてはしっかり把握しておく必要がある．

　以下に鑑別診断への手がかりとその考え方を述べる．

1. 低血圧

　PCI 後の低血圧は，何らかの重大な合併症のことが多い．直ちに身体所見から hypovolemic なのか cardiogenic なのかを推定しつつ，血算，心電図，心エコーなどを迅速に行う．

出血：後腹膜出血

　大腿動脈アプローチの場合の後腹膜出血は，低血圧で気付かれることが多い．腹部の触診で明確な腹膜刺激症状が認められなくても否定はできない．ヘモグロビン値の低下がある場合には，迷わず CT を行うべきである．後腹膜出血に対し後手に回ると DIC となり生命に関わる事態となる．素早く診断し，外科的処置を含めて適切な対応をとらないと救命できないこともあり注意を要する．PCI 急性期の最大の死亡原因の 1 つであることも銘記しておくべきである．

　動脈圧ラインはずれなど医原性の出血も否定はできないので，ベッド周辺を観察することも必要である．

　消化管出血も可能性がある．STEMI に PCI を行ったところ，抗血小板薬＋ヘパリンで今まで気付かれなかった早期消化器がんなどから突然出血していることもありうる．

心タンポナーデ

　PCI 後には，遅延タンポナーデをきたすことがある．特に慢性完全閉塞（CTO）治療用のガイドワイヤーは穿通力が高く CTO 部を穿通させるのにはよいが，その末梢で正常組織を穿通していることがある．これは術者がいかに注意をしても起こりうることであり，名人の PCI であっても否定できない．ステントやガイディングカテーテルで起こす場合にはカテーテル室内で発症することが多いが，ワイヤーによる心タンポナーデは数時間後に遅延して起こることがある．これも緊急対応できないと生命に関わる．心エコーにて今までになかった心囊水があれば，心囊穿刺を準備する．また穿刺に自信がなければ外科的なドレナージを検討する．PCI 後の血圧低下では心囊水チェックは必須である．

急性冠閉塞

治療部位の閉塞は実は PCI 後 24 時間以内が好発時間帯である．ステントが導入され POBA（plain old balloon angioplasty）の時代と比べると明らかに減少しているが，それでも 24 時間以内は好発時間帯なのである．胸痛とともに血圧低下をきたすが，無痛性では血圧のみで気付かれることもある．心電図にて変化が現れるので診断は比較的容易であるが，心電図を取らなければ見過ごすこともあるので注意を要する．

心不全

PCI 後の心不全はあまり頻度としては多くないが，管理が悪く輸液過剰のとき，ぎりぎりの低心機能に PCI を施行したときなどには起こりうる合併症である．このような症例ではもともと血圧は低いので，術後管理に最初から注意をして行うべきである．

遅延型ヨードアレルギー

ヨードアレルギーも通常はカテーテル室内で発症するが，稀に遅延して発症する場合がある．血圧低下や皮膚症状で起こることがあり，適切な対応が必要である．気道閉塞は生命に関わるため，やはり早めの対策を要する．

2. 胸痛

急性冠閉塞

最も疑うべきは急性冠閉塞である．多くは心電図で ST 上昇を含む異常所見が得られる．直ちに再度心臓カテーテルを行い，血栓閉塞を確かめる．その上で再 PCI を行う．このときの PCI は非常に血栓が多く，TIMI 3 を得るのが難しい．血栓吸引やレーザー，末梢保護器具などを有効に用い丁寧に PCI をすることが必要である．

心嚢水

心嚢液貯留による心膜炎を胸痛として訴えることがある．心タンポナーデへ進行すると危険であり心エコー図にて診断し適切な対応をとる．

大動脈解離

カテーテル操作による大動脈解離は稀ではあるが否定できない．移動性の背部痛を訴える．重症感がある．通常心臓カテーテル後には想定していないが，否定できないときには造影 CT を行うべきである．

肺塞栓

PCI 時はヘパリンを用いるため非常に稀な合併症である．通常は否定的であるが，SpO$_2$

が低下し，心エコー図で右室拡張や心室中隔の扁平化などがあるときには疑う．造影 CT を行うべきであろう．

その他

　気胸，誤嚥による肺炎，数え上げればすべての胸痛をきたす疾患は鑑別としてあげるべきである．

3. 意識障害

　PCI 後に意識障害が起きることは通常ない．PCI と直接関係のない何らかの異常を考える必要がある．

低血糖

　最もありうる意識障害の原因である．PCI 症例の 4 割は糖尿病であり，経口糖尿病薬，インスリンなどが使用されている場合が多い．通常 PCI 当日は中止とするが，誤って投薬された場合などに低血糖となりうる．迅速な血糖値測定と，間違ってもよいのでグルコースの静注は直ちに行う．

電解質異常

　Na の少ない維持輸液を多量に行うと低 Na 血症から意識障害をきたすことがある．

低酸素血症

　PCI 後に低酸素血症となるのも稀である．しかしながら，急性肺水腫，肺塞栓などから起こることはありうる．SpO_2 モニターをつけていれば直ちに発見できるが，そうでない場合には直ちに鑑別するのが難しい．

脳卒中の合併

　PCI 中に血圧が高く，脳出血の引き金になることも否定できない．巣症状などがある場合には脳卒中も否定できない．PCI は上行大動脈にカテーテルを挿入するので脳梗塞の合併は否定できない．MRI による研究によると PCI 後無症状でも 18％の症例には diffusion weighted imaging 陽性の脳梗塞を合併すると言われている．

　PCI 後の術後管理は，ステントが使用できるようになりステント血栓症に関しては，圧倒的に少なくなっている．それでもステント血栓症の最多多発時間帯は PCI 後 24 時間である．PCI と全く関連のない合併症がたまたま PCI 後 24 時間以内に起きる場合もあるが，外科的手技後であり，すべての事象に関しての管理は行わなければならない．異常がある場合には原因追求を行い迅速に対応する．

Ⅷ. 各病変におけるPCI基本治療戦略とその手技

01 | ステントサイズと長さ，ステントポジショニングの考え方

　長期的に内腔を維持し虚血をきたさないこと（再狭窄の少ないこと）と長期的に安全であること（血栓症などのリスクを軽減できること）に代表されるステントの目的は，薬剤溶出性ステント（DES）の決定力や安全性の向上に伴い，かなり達成したといってよい．しかし，「留置法の影響」というオペレーター因子は必ず残る．さまざまな複雑な状況が絡み合う現実の臨床現場では，PCIに関連する合併症を回避するため，長期的安全性か効果のいずれか，または両者について妥協せねばならない場面も少なくない．現在使用しうる第二〜三世代のDESに基づいて，こうした思考回路の基本を読者の皆さんとシェアさせていただきたいと思う．さらに，かなり近い将来に生体吸収性スキャフォールドを使用できる時代が到来するため，やみくもにステントという異物を冠動脈内に長く（多く）残さないことを考えるべきであろう．本項では現在のPCIの8割近くに行われているといわれるIVUSを積極的に活用した場合を中心に構成する．

1. 考え方の基本

　ステントの長さ，ポジショニングを決定するためには，プラーク分布と有意狭窄部の情報が必要である．人間の視覚情報には限界があり，たとえばびまん性病変の場合，虚血に最も影響する狭窄箇所を長い病変から抽出することは困難である．プレッシャーワイヤーから得られる情報が，冠動脈の視覚情報から得られる印象と解離することも珍しくないことで，皆さんも実感することが多いと思う．不要に長くせず，できるだけステントを効果的に留置したい．そのために知っておかなければならない原則がある．

2. ステント留置を避けるべき（もしくは不要な）箇所

myocardial bridge

　ステントのカバーが不要な箇所として，myocardial bridgeは代表的な構造物である．図1は心筋および冠動脈の病理組織標本であるが，血管aは心筋の中にわずかに潜り，血管bは心筋の表面を走行している．通常の冠動脈は血管bの位置を走行するが，aを走行する場合をmyocardial bridgeと呼び，冠動脈の外側面も薄い心筋に覆われている[1]．この部位の冠動脈は心周期に合わせsqueezingすることで知られている．血管bをIVUSで観察すると，冠動脈を不要な低エコーの心筋の架橋構造を認める（図2の矢印はすべてこれにあたる）．この部位は動脈硬化がほとんどないことが知られており，スパスムの

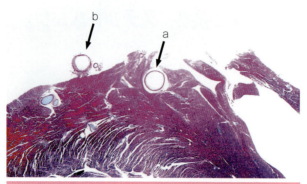

図1 心筋・冠動脈の病理組織標本：心筋内走行（a）と通常の走行（b）

心筋内走行するものは myocardial bridge といわれ，IVUS でも心筋による架橋構造として確認できる．心筋に挟まれるため，心周期による影響を受け，squeezing する．
[Möhlenkamp S et al : Circulation **106** : 2616, 2002 より許諾を得て転載]

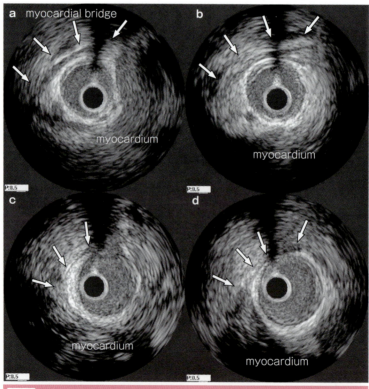

図2 myocardial bridge の IVUS 像

この構造の部位は動脈硬化がほとんどなく，ステントをかけないほうが望ましい領域と考えてよい．

好発部位でもある．激しい squeeze の箇所で遠隔期にステントがつぶされて変形したという報告も散見する．要するにステントでカバーしなければならない病変は myocardial bridge の部分には通常ないことが多く，ステントを変形させる恐れすらあることを知っておくべきである．特にアンギオで明らかな squeezing を認める箇所には注意が必要である．LAD の近位部の慢性完全閉塞（CTO）治療の際，灌流量の慢性低下のため CTO 閉塞部の末梢部位が，あたかも狭窄に見えることがある．よく見ると明らかなプラークがなく，筋肉の架橋構造を認めることがよくある．この箇所は，時間経過で拡張してくる可能性が高く，拡張すると squeeze が目立つようになる．こういった箇所も原則としてステント留置を必要としない．

アンギオで狭窄に見えるが IVUS でプラーク増大を認めない箇所

さらに，IVUS でプラークがほとんどないのに周辺より狭窄する箇所は注意が必要である．多くの場合スパスムであるので，ステントの留置は不要なはずである．特に CTO などで長期にわたり hypoperfusion であれば，硝酸薬などの冠動脈注入をしても狭窄がとれないことがある．CTO でなくても，ニトロ冠注では十分に拡張せず，IVUS でプラークのないことを確認し，より動脈拡張力の強い薬剤（ここでは塩酸パパベリン）を冠注後，スパスムが解除し血管内径が著しく増大した症例を図 3 に例示する．IVUS の正しい評価がなければ，硝酸薬で広がらないのでびまん性病変と判断してステントを留置してしまう術者もいるだろう．動脈壁が正常構造に見える部分の狭窄は，勇気を持ってそのまま見るか，さまざまな薬剤で拡張を試みるか，どうしても必要な場合に限り小径のバルーンで低圧拡張をしてみる．

アコーディオン現象で狭窄している箇所

蛇行血管にガイドワイヤーを挿入するとアコーディオン現象が生じる．あらかじめガイドワイヤー挿入前のアンギオがあれば真の狭窄かアコーディオンであるか判断できるが，治療の途中に生じた狭窄や，心筋梗塞などで末梢が見えない場合など，判断に窮する．PCI の最中に安易にガイドワイヤーを抜けないことから，補助画像による診断ができれば大いに助かる．アコーディオン現象は蛇行している血管を直線的に引き伸ばすことによって生じる．この箇所を IVUS で観察すると，図 4 に代表されるように，①ガイドワイヤーは屈曲の小弯側を走り続けることが多く，IVUS カテーテルの血管内の相対的位置が急激に反対になることを繰り返す（極性が急に反対になる，というべきか），②本来，円状か軽い楕円状の冠動脈が極端に扁平に見えることがある．こうした所見を見るときは，プラークに大きな解離など生じていないことを確かめ，問題がなければむしろガイドワイヤーを抜去して，十分に硝酸薬を投与した後に造影してみるとよい．図 5 は図 4 の IVUS と同一患者のアンギオ所見で，ガイドワイヤー抜去後に狭窄が消失している．

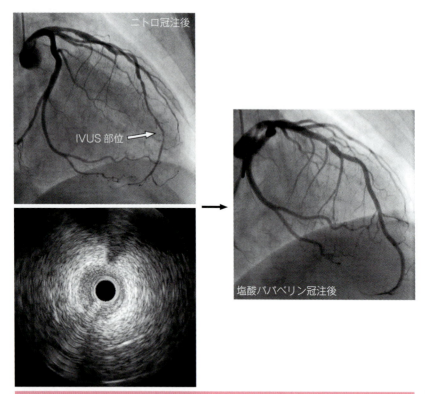

図3 硝酸薬の冠注だけで十分にスパスムが解除できなかった症例

IVUS 画像で，血管壁にプラークを認めず，アンギオで狭窄して見えるのはスパスムである，と断定できる．さらに強い拡張薬であるパパベリン冠注後に狭窄は完全に解除され，ほぼ正常血管を呈した．

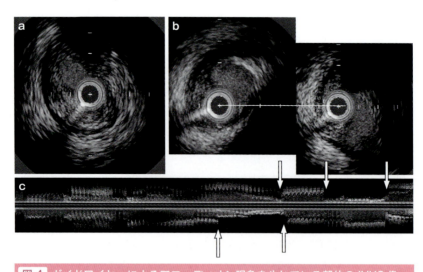

図4 ガイドワイヤーによるアコーディオン現象を生じている部位の IVUS 像

a．血管が引き伸ばされ扁平になっている．通常はこういう形態の冠動脈はない．
b．近接する IVUS の 2 断面像．楕円形の変形と IVUS カテーテルの位置，血管の位置が急激に変化している．
c．IVUS の長軸展開．蛇行した血管の最短距離を結ぶように血管を変形しているため，IVUS の位置の極性が急激に反対になっていることがわかる．

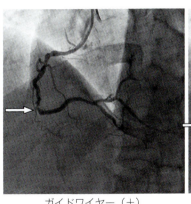 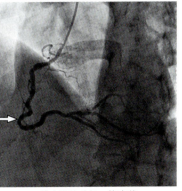

ガイドワイヤー（＋）　　　　　　　ガイドワイヤー抜去後

図5 図4と同一症例のアンギオ写真

ガイドワイヤー挿入時狭窄に見えている箇所が，ワイヤー抜去後にほぼ正常の形態に見える．

表1 代表的なDESのわが国の多施設無作為化試験（RESET試験）のフォローアップアンギオデータ

Variables-no. (%)	EES (261 lesions)	SES (276 lesions)	p value
Follow-up at 9 months			
Minimal luminal diameter-mm			
In stent	2.34±0.52	2.34±0.49	0.87
In segment	1.99±0.52	2.04±0.52	0.24
Diameter stenosis-%			
In stent	14.3±11.3	15.0±12.7	0.52
In segment	24.4±13.6	23.8±14.6	0.64
Late luminal loss-mm			
In stent	0.16±0.37	0.14±0.38	0.53
In segment	0.07±0.38	0.03±0.46	0.26
Binary restenosis-%			
In segment	13 (5.0)	11 (4.0)	0.58
Restenosis pattern-%			0.46
Focal	9 (69)	8 (67)	
Diffuse	4 (31)	3 (25)	
Total occlusion	0	1 (8.3)	

平均のin-stent lumen lossがいずれも0.15 mm程度であることがわかる．

3. ステントのカバー範囲の考え方（長さとポジショニング）

　現行のDESは優れていて，ステントでカバーした部分の再狭窄率でも5%以下，TLR率では数%以下が見込める時代である（表1）[2]．さらに長期的な安全性も高い．しかしステントのカバー範囲が不適切だと，特にステントのエッジ部分を中心とした再狭窄のリスクが高まることが知られている．したがって，最近のDESの性能を考えると，病変はできるだけカバーしたほうがよい，という考えも成り立つ．DESの導入早期に「Longer is better」という言葉が生まれた背景だ．しかしながら，これは浅慮なフレーズである．ス

Ⅷ. 各病変におけるPCI基本治療戦略とその手技

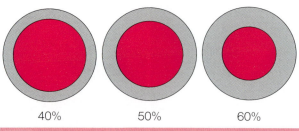

図6 %残存プラークのイメージ

40%, 50%, 60%がおおよそこのくらい，という絶対感覚を養っておくと臨床で便利である．

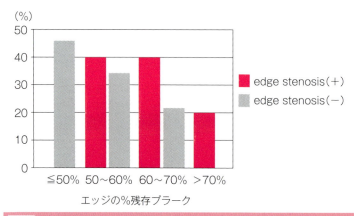

図7 残存プラークとCYPHERのエッジの再狭窄率

この試験（SIRIUS）のIVUS解析群では，50%以下の残存プラークにステントエッジを置いた患者でエッジの再狭窄を認めなかった．

テント長が長くなると，ステントの持つ再狭窄，側枝閉塞，フラクチャーなどの機械的問題などが高まる．エッジの再狭窄のリスクが同等と考えられるなら，ステントは短いほうがよいはずである．では，最適な選択は何か．エッジの再狭窄は，残存プラーク率（図6にイメージを載せる）が最も関連するパラメーターであり，その至適カットオフ値がおおむね50%前後となることが知られ[3]（図7，8），現在のコンセンサスとなっている．残存プラーク率が同等であれば，予測されるエッジの再狭窄率は同等と予測でき，その分ステントを短くしてもよいことになる．図9は筆者らが提唱してきた，ステント留置の際のエッジ位を決定する場合の思考プロセスをプロトコール化したものである．ステントのポジショニングを精緻に行うには，IVUSカテーテルのマーキングテクニックが有用である（図10）．50%のプラーク量は厳密に計測することは必要ないと思っている．添付の画像のイメージを理解すれば，おおよその見当がつく．

上記はIVUSガイドを前提に記したが，アンギオガイドの場合は，内腔の連続性を想定し治療範囲をアセスメントするが，プラーク量は計測できない．当然，ポジショニングの精度が下がるのでエッジの再狭窄率が若干高くなることは避けられない．

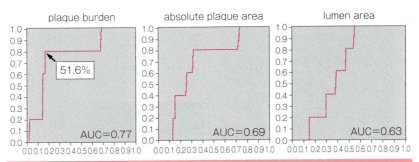

図8 Cypher ステントのマージンの再狭窄を予測する ROC 曲線（国内単施設データ）

plaque burden すなわち，％残存プラークがマージンの再狭窄を予測する最も強いパラメーターであることがわかる．ROC 曲線から，相手機カットオフ値は51.6％と得られた．ほぼ50％をカットオフと考えてよいことが証明された．

[文献3）より引用]

提唱したステントポジショニングのプロトコル

Optimal stent landing sites should be determined according to the following steps;	
Step 1.	A site of normal appearance will be selected primarily as reference.
Step 2.	If step 1 cannot be achieved, a site with plaque burden of less than 50% should be selected.
Step 3.	If step 2 cannot be achieved, a site with the least amount of plaque burden should be selected.

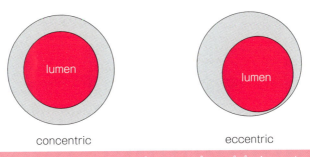

図9 筆者らが提唱するステントポジショニングのステップアッププロトコール

[文献3）より引用]

4. ステントサイズの考え方の基本

古くから「Bigger is better」という法則がPCIには存在する．ただし，ステントの過拡張が新生内膜の過増殖を惹起し，かえって再狭窄率が高くなる，との報告も存在する．過拡張は冠動脈穿孔のリスクも増大させる．したがって，「妥当な」拡張が求められる．ステントには固有の新生内膜抑制効果があり，通常この性能を定量化するのに，angiographic late loss が用いられる．この late loss をステントの選択時にイメージし，そ

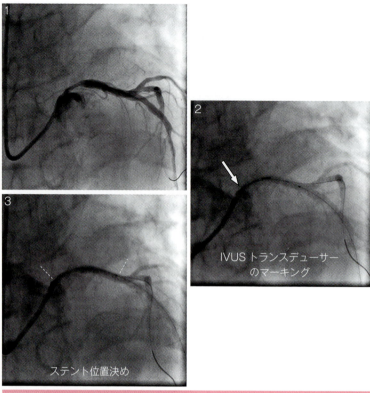

図 10 IVUS マーキングテクニックの実例

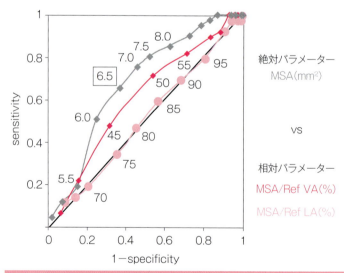

図 11 ベアメタルステントの TLR を予測する各種パラメーターの ROC 曲線

絶対パラメーターである MSA が最も強く TLR を予測することがわかる．至適カットオフ値は 6.5 mm² であった．

［文献 4）より引用］

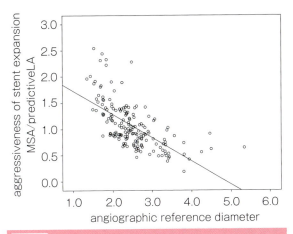

図12 筆者らの実臨床におけるステント拡張の実際

小血管ほど相対的拡張度を高くしている．すなわち再狭窄のリスクを減らす拡張の努力を小血管に対して行っている．

の分のサイズが遠隔期に狭くなることをあらかじめ想定したサイジングこそ，最も理にかなっているだろう．最近のDESのそれはおおむね0.1〜0.2 mmであり，平均としてその分は留置時より狭小化する．したがって，使用するステントのlate lossを暗記しておかなければならない．ステントのサイズと遠隔期成績をROC解析で検討していくと，遠隔期成績に関係するパラメーターとしては，リファレンス部に対する相対的拡張の達成度よりも，留置したステントの絶対面積のほうが診断能に優れていることが知られている[4]（図11）．要するに小血管は生まれながらにしてPCIの成績が劣るということだ．DESとなり，late lossを前提に治療戦略が立てられるようになった．小血管もlate lossは一定である．したがって，小血管では最初のステントの拡張度の重要性が増すわけだが，筆者らは，IVUSを駆使して小血管に対してはより積極的な拡張を試み（図12），ステント内の再狭窄を減らせることを実感している．拡張のエンドポイントに対するより詳細な考え方は，「Ⅷ-02．ステント拡張のエンドポイント」（p214）に譲る．

文献

1) Möhlenkamp S et al : Update on myocardial bridging. Circulation **106** : 2616-2622, 2002
2) Kimura T et al : Comparison of everolimus-eluting and sirolimus-eluting coronary stents : 1-year outcomes from the Randomized Evaluation of Sirolimus-eluting Versus Everolimus-eluting stent Trial（RESET）. Circulation **126** : 1225-1236, 2012
3) Morino Y et al : Intravascular ultrasound criteria for determination of optimal longitudinal positioning of sirolimus-eluting stents. Circ J **74** : 1609-1616, 2010
4) Morino Y et al : An optimal diagnostic threshold for minimal stent area to predict target lesion revascularization following stent implantation in native coronary lesions. Am J Cardiol **88** : 301-303, 2001

Ⅷ. 各病変における PCI 基本治療戦略とその手技

02 ステント拡張のエンドポイント

1. アンギオガイド vs IVUS ガイド

　1990 年代にベアメタルステント（BMS）を用いて，多数のアンギオガイドと IVUS ガイドの無作為化試験が行われた．臨床成績に差が出たものばかりではなかったが，代表的な試験（CRUISE）[1] に見られる通り，アンギオガイドより IVUS ガイドのほうが，有意に最小ステント面積（MSA）が大きく，それに伴って再血行再建率も低くなると解釈されている．試験によって差が出なかったものについては，IVUS ガイドをしても，画像解釈などに問題があって最終拡張サイズに反映できなかった可能性を指摘されている．薬剤溶出性ステント（DES）の時代となり，BMS のときほど拡張のエンドポイントによる臨床成績の差がつきにくくなっていることが予想される．DES 時代には，もはやアンギオガイドと IVUS ガイドの無作為化比較が行われなくなっており，そういう意味でのエビデンスは貧弱であるが，IVUS 情報から拡張サイズを妥当に大きくできれば，十分な患者数を登録すれば有意差がつくことが予測しうる．しかしながら，DES においては，拡張サイズの差よりも，プラークの分布に基づく長軸方向のアセスメントのほうが，臨床成績に強く影響することが予測できる．本項は IVUS ガイドが与えてくれるさまざまな付加的情報の有用性も紹介しつつ，拡張のエンドポイントを決定する思考手順について紹介したい．

2. 拡張に関連するパラメーター指標に対する検討

アンギオのパラメーター

　アンギオで用いられるパラメーターは，最小内腔径（MLD），狭窄率（% DS）である．通常は確立したソフトウエアで計測すると，リファレンス血管を仮想血管として自動計算され，それを元に狭窄率が求められる（図 1）．具体的に長期的な臨床成績と % DS との関係は十分に検討されてきたとは言い難いが，正の相関があるはずである．

IVUS のパラメーター

　IVUS 計測で用いる境界面は，内腔と外弾性板（EEM）である．径を計測する場合には，IVUS カテーテルの中心ではなく，内腔の中心を想定し，そこを通るように内腔径を測定する（図 2）．通常は，最大径と最小径を計測することで，大体のサイズ評価が可能であるが，平均径が必要であれば，内腔もしくは EEM をトレースしその面積を出せばよい．もちろん，面積を計測しさえすれば，自ずと，平均径，最大径，最小径は自動計算さ

02 ステント拡張のエンドポイント 215

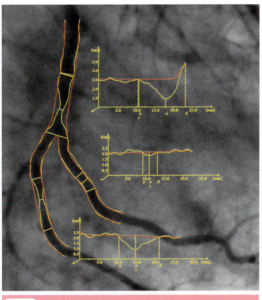

図1 定量的冠動脈造影（QCA）

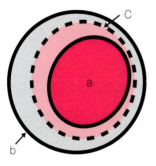

ステント挿入部の代表的な面積パラメーター
・lumen CSA（内腔面積）: a
・EEM CSA（EEM面積）: b
・stent CSA（ステント面積）: c
・intimal hyperplasia（IH）CSA（ステント内新生内膜面積）
　　＝stent CSA－lumen CSA
・peri-stent plaque CSA（ステント周囲面積）
　　＝EEM CSA－lumen CSA
・stent expansion
　　＝MSA/reference lumen CSA
・stent cross-sectional narrowing
　　＝IH CSA/stent CSA

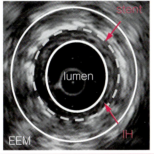

図2 IVUSで計測できる代表的パラメーター

れる．狭窄部の周辺で，アンギオで正常に見え，かつIVUSによるプラーク量の少ないところをリファレンス部とする．動脈硬化はびまん性に発達することが多く，動脈硬化所見のないリファレンス部を同定できることは稀で，現実的にはプラーク量が許容範囲内に少ない断面を選択している．ステントの拡張の評価は，最も遠隔期予後を強く予測するパラメーターである，最小ステント面積（minimal stent aria: MSA）[2]を用いる．IVUSのプ

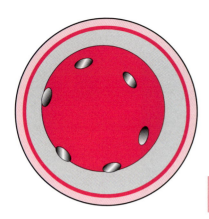

図3 ステントの不完全圧着（incomplete stent apposition）の概念図

ルバック時にMSA部分を同定し，そのフレームの面積を定量評価すればよい．

3. ステント拡張のエンドポイント

基本原則

　ステント拡張不良は，再狭窄や血栓症のリスクとなるため，拡張のエンドポイントの決定で重要なのは「Bigger is better」の原則である．ただし，過拡張に伴う種々の合併症，すなわち，穿孔，末梢塞栓，解離などを予測し，安全面を重視した適切な拡張を心掛ける必要がある．治療部位により本来の血管サイズの差が大きいため，至適MSAサイズは一概に言えない．ストラットの内腔への圧着状態も重要な情報であるが，留置時の圧着不良の臨床意義は不明である（図3）．アンギオのMLDよりも，IVUSのMSAのほうが遠隔期の予後を鋭敏に反映する．IVUSでは内腔のみならず血管（通常はEEM）サイズを観察できるので，より詳細なサイジングが可能となる．MSAを計測することがIVUSの至適エンドポイント決定に必須である．

ステントのlate loss

　BMSとDESでは遠隔期の新生内膜量に違いがあるので，理想を言えばlate loss分の拡張を留置時に得ておくことが望ましいが，拡張範囲には限界がある．BMSのlate lossは平均で大体1.0 mm，Endeavorを除く，Xienceをはじめとする第二世代のDESは0.15〜0.2 mm程度である．したがってこの分に相当する内腔が遠隔期に狭小化することをあらかじめ予測すべきである．late lossのバラツキはBMSが最も大きく，DESは小さい．このバラツキを担保するためには，さらに大きく拡張しておく，という発想があるが，穿孔のリスクを考えると現実的ではない．

MSAの指標

　1つの統計学的指標として，BMS 6.5 mm^2，DES 5.0 mm^{2}をカットオフにできる，とい

う解析がある[2,3]．しかしながら，これは統計をした母体の血管径の平均値に依存しており，画一的な数値ではないことに注意が必要である．血管なりのエンドポイントがあるはずである．あくまでも目安にとどめてほしい．

後拡張

ステント留置後に後拡張が最も必要な場面は，①極端な拡張不良部分があり，血栓症のリスクとなりうると判断できる場合，である．こうした所見が認められるときは，穿孔のリスクを考慮しながらも，できる限りの後拡張の努力を払うべきである．それ以外では，②その血管にふさわしい至適エンドポイントを達成できていない場合，③ステントの incomplete stent apposition が認められ，追加拡張で圧着可能になると判断できる場合，などがあげられる．

4. 拡張と合併症のリスク：拡張の妥協を必要とする場合は？

穿孔を予測する所見

冠動脈穿孔は手技死亡につながる PCI の最大の合併症である．穿孔を恐れるばかり，アンダーサイズの拡張になると，再狭窄が増加するばかりか，ステント血栓症のリスクを将来にわたり患者に負わせることになる．冠動脈穿孔のリスクはできるだけ画像で判断したい．経験的に得られている所見として，図4に示す通り，石灰化などの反対側にプラークがなく薄い血管壁を有する場合である．こうした所見を見る場合は，拡張のエンドポイントを決定する際で，臨床センスが問われる．実際にどの程度の拡張までは穿孔のリスクが高くないかは，周辺の血管サイズなどを総合的に判断する必要があり，拡張サイズの明確な指標化が困難である．

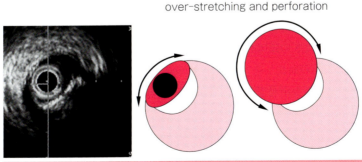

図4 血管穿孔のリスクと考えられる IVUS 画像とバルーン拡張時の血管変化の概念図

石灰化と対側の血管壁の薄い所見は血管穿孔のリスクをアセスメントに入れること．

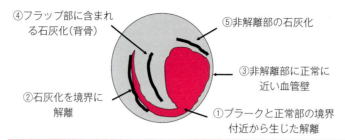

図5 血管解離の好発部位の概念図
こうした部位をステントのエッジ部位として避けることが望ましい．

ステントエッジの解離を予測する所見

　バルーンによる拡張後などに，血管の解離（dissection）（図5）を生じることがある．解離は病変部の血管硬度の違いや偏心性プラークが背景にあり，健常部とプラークの増大部の境目に亀裂が入り，中膜を境界としてプラークが半島状にはがれることが多い．解離の先端が盲端となっていて，流入した血液（造影剤，生食が混在することもある）がプールすることがある．これを血腫（hematoma）（図6）という．いずれも，放置すると経時的に増大し，内腔を閉塞させることがある．こうしたプラークをステントのエッジにせざるを得ない場合は，エッジの解離を予測してステントのエッジ付近をマイルドな拡張にしなければならない．一般的に，内腔の血流障害を合併すると予想される解離（60％以上の area stenosis とする検討がある）には，ステントによるベイルアウトが必要となる．血腫を治療する場合は，エントリー部をステントでシールすることを最優先するが，必ずしもエントリー部が同定できない場合も少なくない．急性期を冠閉塞などなく乗り切れれば，通常は解離も血腫も自然修復する．

末梢塞栓を予測する所見

　末梢塞栓は重大な拡張にまつわる合併症であり，灌流域の心筋壊死を合併することがある．今までのIVUSの臨床経験と研究で，この事象がある程度予測できるようになった．①明らかな大量の血栓，② attenuated plaque，③明らかな脂質コアはいずれも末梢塞栓を予測すべき重要な所見である．臨床的に問題となるのは，想定される塞栓物質の体積が多いと判断される場合であるが，その判断には経験を要する．attenuated plaque とは，やや高エコーの構造が表面にあり，エコー強度が遠位側に向かって徐々に減衰する所見として観察できる（図7）．こうした所見が長軸方向に5mm以上続くと，拡張後の slow flow/no-reflow を合併する可能性が高い，との研究報告[4]がある．

02 ステント拡張のエンドポイント 219

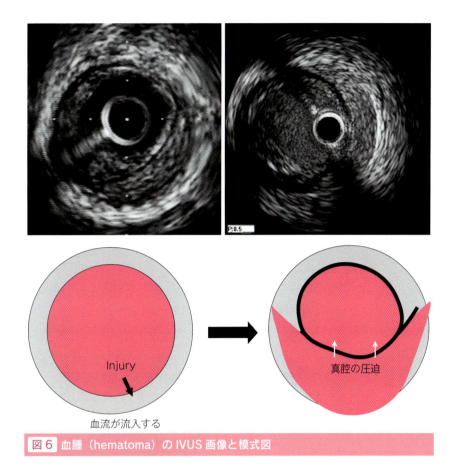

図6 血腫（hematoma）のIVUS画像と模式図

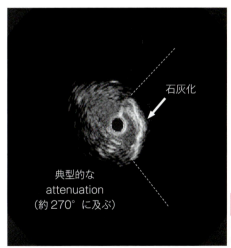

図7 末梢塞栓を予測すべきIVUS画像（attenuated plaque）
明確な石灰化がないのにエコーが急速に減衰するパターン（本図の5時〜2時）は，末梢塞栓のハイリスクと考えられている．

5. 拡張不良が予測される所見

拡張不良の予測には，血管壁の石灰化の分布や大きさを評価する．具体的に拡張不良に

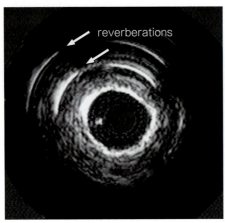

図8 石灰化のナプキンリング

拡張不良を予測する IVUS 所見で，ステント留置前に有効な前処置が求められる．石灰化のアーチファクトである反響エコー（reverberation）が認められる．

なる石灰化とは，①表在性に分布するもの，②石灰化の後方のエコーが完全に音響陰影を呈するもの（ある程度の厚みを持っている証拠），③円周方向に大きく連続するもの（弧の角度が大きい），④石灰化の総角度が大きいもの，などがある．ただし，石灰化がいくつも分かれて分布している場合，総角度が大きくても非連続なもの，すなわち石灰化の間に切れ間があるものは意外に拡張することがある．最も拡張不良に終わるのは，"ナプキンリング"といって表在性の石灰化を 360°の全周性に渡り認める場合である（図8）．ロータブレーターやカッティングバルーン（短いナプキンリングならば筆者の経験上拡張可能なことが多い）などで，石灰化に亀裂を作る必要がある．この処置を怠ってステントを留置すると，高圧バルーンで拡張しても，拡張不良に終わるリスクが高い．一旦ステントを植えた後では拡張する方法がなくなってしまう．

文献

1) Fitzgerald PJ et al : Final results of the Can Routine Ultrasound Influence Stent Expansion (CRUISE) study. Circulation **102** : 523-530, 2000
2) Morino Y et al : An optimal diagnostic threshold for minimal stent area to predict target lesion revascularization following stent implantation in native coronary lesions. Am J Cardiol **88** : 301-330, 2001
3) Sonoda S et al : Impact of final stent dimensions on long-term results following sirolimus-eluting stent implantation : serial intravascular ultrasound analysis from the sirius trial. J Am Coll Cardiol **43** : 1959-1963, 2004
4) Endo M et al : Impact of ultrasound attenuation and plaque rupture as detected by intravascular ultrasound on the incidence of no-reflow phenomenon after percutaneous coronary intervention in ST-segment elevation myocardial infarction. JACC Cardiovasc Interv **3** : 540-549, 2010

Ⅷ. 各病変における PCI 基本治療戦略とその手技

03 分岐部病変のアプローチ

　分岐部病変の頻度は J-Cypher Registry では全 PCI 症例中 19％，3 枝病変，左主幹部病変を対象とした SYNTAX study では PCI 症例中 72.3％に認められた．つまり，分岐部病変は日常の PCI の約 2 割に存在し，複雑病変の約 7 割は分岐部病変絡みであるといえる．

　しかし分岐部病変に対する PCI は薬剤溶出性ステント（DES）時代において必ずしも治療成績が良好ではない．そもそも分岐部病変は解剖学的に本幹と側枝が異なる対象血管径の近位部本幹と遠位部本幹，側枝が様々な分岐角度やプラークの分布を伴いながら 3 次元的に構成されるため病変形態が多彩である．

1. 分岐部病変の分類

　分岐部病変の分類は複数あるが，Medina らが考案した Medina 分類がわかりやすく頻用されている（図 1）．そして Medina 分類において本幹および側枝の両方に病変を持つ，すなわち（1, 1, 1），（1, 0, 1），（0, 1, 1）は真の分岐部狭窄（true bifurcation lesion）と呼ばれている．

2. 分岐部病変に対する治療戦略

　provisional single-stent が基本である．分岐部病変に対する治療はさまざまな方法が考案されている（図 2）．本幹にステントを留置後，必要な時のみ側枝に対してステントを留置する戦略（provisional single-stenting strategy）は，他の方法と比べ慢性期の成績に遜色はなく，手技も単純であり推奨されている．

　一方で，true bifurcation lesion に対して最初から 2 ステント法を施行せざるを得ない症例があることも確かであるが，比較的大きな側枝を有する（本幹≧3.0 mm，側枝≧2.75 m）true bifurcation lesion を対象とした無作為化試験（Nordic-Baltic Bifurcation Study Ⅳ）においても，短中期のアウトカムは provisional single-stent 法と 2 ステント法の間で同等であったと報告されている．

kissing balloon technique（KBT）

　2 つのバルーンを本幹と側枝に挿入し，同時に拡張することを KBT という．KBT を行う意義は，①側枝側のステントストラットを開大，側枝入口部の内腔の確保，②側枝ステントストラット拡張時に側枝対側の本幹のストラットが内側に引っ張られ変形することを

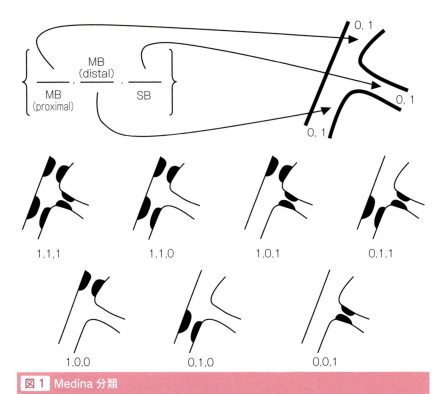

図1 Medina 分類

分岐部を近位部本幹（MB proximal），遠位部本幹（MB distal），側枝（SB）の3つのコンポーネントに分け，50%狭窄以上の場合，"1"，50%狭窄未満を"0"と表記する．

[Medina A et al：Rev Esp Cardiol **59**：183, 2006 より引用]

予防する，③分岐部上流の内腔を本来の妥当な大きさに拡張する，④ final KBT（FKBT）にてステントにより側枝方向に shift した carina を正常に近い位置に戻すことである．

図3に実験モデルで側枝方向のみの拡張時のステントの変形を示す．本幹の側枝対側のストラットが内側に引っ張られ変形し，さらに側枝側本幹ストラットも引きつれている．しかし KBT を行うことでこれらのステントの変形は改善されている[1]．

❶ KBT におけるバルーンのサイジング

分岐部上流の径 R は分岐後の径を各々 D_1，D_2 と定義すると，分岐部の理論式は古くは1926年の Murray によるは「$R^3 = D_1^3 + D_2^3$」（Murray の式）[2]，光藤の著書では「$R_2 = D_1^2 + D_2^2$」（Mitsudo の式）[3] を，実測値ベースとしては，Morino らは IVUS による KBT のハギングバルーン部のステントの拡張「$R = 0.93 \times \sqrt{D_1^2 + D_2^2}$」（Morino の式）[4] を，Finet らは正常冠動脈分岐血管の QCA および IVUS により「$R = 0.678 \times (D_1+D_2)$」（Finet の式）[5] を提唱している．実測値ベースの式はほぼ同一の値を示し±0.1 mm 以内の誤差である．一方，理論式である Murray の式は小さめ，Mitsudo の式は大きめの値を示す（図4）．つまり Mitsudo の式でバルーンサイズを決定したほうが，ハギングバルーン部分が大きく予想されるので安全に KBT が行えると考える．よって Mitsudo の式による予測 mean hugging balloon chart（表1）で各々のバルーンサイズを決定し，Morino の式または Finet の式で獲得平均径を予測するという方法が妥当であると考える．

03 分岐部病変のアプローチ 223

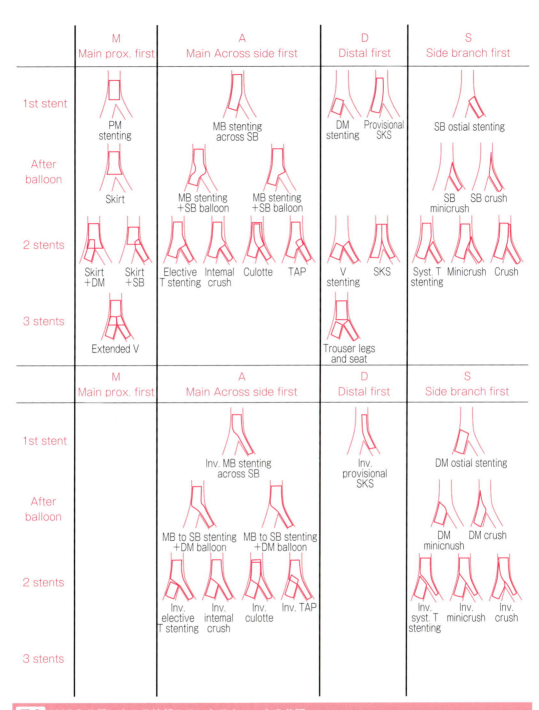

図2 MADS分類による分岐部ステントテクニックの分類

[Louvard Y et al : Catheter Cardiovasc Interv **71** : 175, 2008 より引用]

❷ kissing vs no kissing

　これまでの報告から2ステント法における final KBT（FKBT）の有用性は疑う余地がないが，1ステント法にも FKBT は必須であろうか？　最近の報告では1ステント法におけ

Ⅷ. 各病変におけるPCI基本治療戦略とその手技

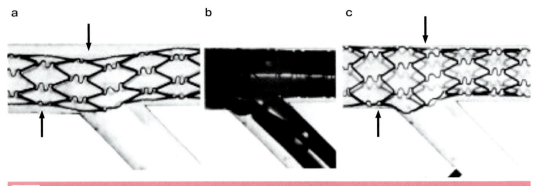

図3 側枝拡張におけるステントの変形
a：側枝拡張のみ時におけるステントの変形（黒矢印）．
b：KBT．
c：KBT後ステントの変形は是正されている．

［文献1）より許諾を得て改変して転載］

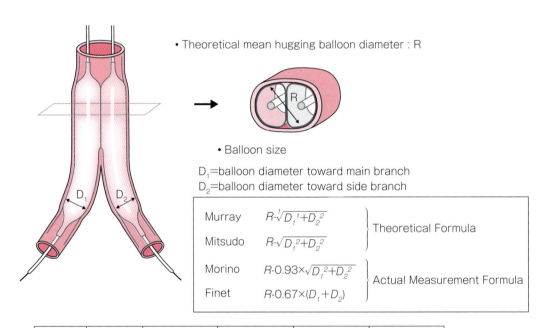

図4 Kissing Balloon Formula
Murray＜Morino≈Finet＜Mitsudo の順で hugging balloon segment の径は予測される．

［文献2～5）より引用］

　るルーチンな KBT は KBT を行わないときを上回るアウトカムを見い出していない．そのためステント留置後に側枝閉塞や血流障害をきたし虚血が生じた場合は KBT でベイルア

表1 Mitsudo の式による予測 mean hugging balloon chart

		Balloon Diameter for Main Branch （D_1）								
		2	2.25	2.5	2.75	3	3.25	3.5	3.75	4
Balloon Diameter for Side Branch （D_2）	2	2.83	3.01	3.20	3.40	3.61	3.82	4.03	4.25	4.47
	2.25	3.01	3.18	3.36	3.55	3.75	3.95	4.16	4.37	4.59
	2.5	3.20	3.36	3.54	3.72	3.91	4.10	4.30	4.51	4.72
	2.75	3.40	3.55	3.72	3.89	4.07	4.26	4.45	4.65	4.85
	3	3.61	3.75	3.91	4.07	4.24	4.42	4.61	4.80	5.00
	3.25	3.82	3.95	4.10	4.26	4.42	4.60	4.78	4.96	5.15
	3.5	4.03	4.16	4.30	4.45	4.61	4.78	4.95	5.13	5.32
	3.75	4.25	4.37	4.51	4.65	4.80	4.96	5.13	5.30	5.48
	4	4.47	4.59	4.72	4.85	5.00	5.15	5.32	5.48	5.66

［文献4）より引用］

ウトすべきであるが，そうでない場合は KBT も不要というのが最近のコンセンサスである．

proximal optimization technique （POT）

ステント植込み後，近位部対象血管径に合わせた至適サイズのバルーンでステント内後拡張を加える proximal optimization technique （POT）が提唱されている．FKBT を行う場合よりも，本幹近位部のステントが正円に血管壁に圧着することからステントストラットをガイドワイヤーが縫う危険性が減り，また側枝側のステントストラットがより開大するため，ガイドワイヤーをリクロスしやすくなる効果も期待される．

3. provisional single-stent 法 の手順

①本幹および側枝にガイドワイヤーを挿入

②必要に応じて本幹側および側枝側に前拡張

③本幹に側枝をクロスオーバーしてステント留置

④必要に応じて近位部本幹ステント内を POT

⑤この時点で側枝側にインターベンションの必要なしと判断できれば終了．インターベンションが必要と判断すれば次のステップへ

⑥側枝側のステントストラットにガイドワイヤーを再挿入（リクロス）

⑦この際，すでに挿入されている本幹や側枝のプロテクトワイヤーはそのままにして3本目のガイドワイヤーを用い，必要に応じて Crusade を用いて，なるべく遠位側（carina側）のステントストラットをリクロスすることが望ましい

⑧可能であれば IVUS や OCT などのイメージングモダリティーを用いてリクロスしたガイドワイヤーの位置を確認

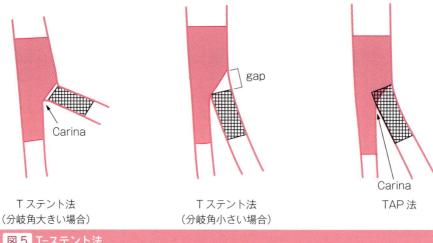

Tステント法
（分岐角大きい場合）

Tステント法
（分岐角小さい場合）

TAP法

図5 T-ステント法

⑨至適サイズのバルーンを用いてKBT
⑩必要に応じて近位部本幹ステント内をPOT
⑪この時点で側枝側にステントの必要なしと判断できれば終了．側枝側にステント留置が必要と判断すれば次のステップへ

4. 2ステント法の手順

2ステント法は図2に示す通り，多種多様である．詳細は専門書に譲るが，基本的には①T-ステント法およびその変法，②キュロットステント法（Y-ステント），③クラッシュステント法およびその変法，④simultaneous kissing stenting（SKS）やV-ステント法である．いずれの2ステント法を施行した場合，FKBTは可能な限り行うべきである．

T-ステント法（図5）

側枝の分岐角度が急峻なT字型（分岐角度が70°以上）に用いることが多く，本幹と側枝のステントストラットの重複が最小限である．ただし，分岐角度が浅いY字型（分岐角度が70°未満）の場合はcarinaに合わせてステントを留置すると側枝側の入口部すなわちcarinaの対側のプラークをフルカバーできないことがある．それを回避するため若干ステントを本幹側に突出させるT-stenting and small protrusion technique（TAP）法を用いることもある．

キュロットステント法（Y-ステント法）

いずれの角度のタイプの分岐部にも用いることができるが，本幹近位部はステントが全周性に二重となる．またsingle stentingの手順を本幹側と側枝側で2回行う（2回ステントストラットをリクロスする）必要があり，手技が煩雑である．

クラッシュステント法とその変法

　分岐角度が浅い Y-shape の分岐部病変に用いられることが多い．本幹と側枝に同時にステントを挿入して側枝のステントを留置後，側枝側のシステムを抜去した後引き続き本幹のステントを拡張し側枝のステントを潰しながら（crush）留置するクラッシュステント法，本幹にバルーン，側枝にステントを挿入，側枝のステントを留置後，本幹のバルーンで crush，その後本幹にステントを留置する balloon crush stent，またこの行程の中に側枝のステント留置後および本幹ステント留置後に KBT を行う double kissing crush stenting（DK-crush stenting）がある．本法の最大の利点は本幹および側枝に同時にステントやバルーンが挿入されるため，本幹ステントによる側枝閉塞をきたす可能性が極めて低いことであるが，欠点は側枝入口部が本幹ステントとクラッシュされた側枝ステントにより二重になること，本幹近位部はステントが三重になることである．そのため最近ではクラッシュ部分および本幹近位部のオーバーラップ部分を最小限度にする mini-crush stenting が選択されることが多い．また，クラッシュステント法では同時にステントを 2 本挿入しなければならないため通常 7 Fr 以上のガイディングカテーテルが必要である．

simultaneous kissing stenting（SKS）や V-ステント法

　クラッシュステント法と同様，本幹と側枝に同時にステントを挿入し同時に拡張し留置する方法である．同時にステントを留置することから側枝閉塞をきたす可能性がなく手技は単純で手技時間は短い．しかし，特に SKS の場合は分岐近位部にステントストラットによる metallic carina ができるため，一度ガイドワイヤーを抜いてしまうと metallic carina のストラットをガイドワイヤーが縫って挿入されたり，ステントストラットによる carina にデバイスが引っかかってしまい，病変末梢側へのアプローチが困難になってしまったりする可能性がある．そのため，緊急症例で短時間の血行再建が要求された場合や今後分岐部病変末梢側へ PCI は行わない症例にのみ限定すべきであろう．

　分岐部病変に対する基本治療戦略は provisional single-stenting strategy であることに異論はない．ただし，灌流域の心筋量が多く，かつ側枝が本幹のステント植込み後に再度のワイヤー通過が担保できないと考える症例には，最初から 2 ステント法を考慮してよい症例もある．

文献

1）Ormiston JA et al : Drug-eluting stents for coronary bifurcations : bench testing of provisional side-branch strategies. Catheter Cardiovasc Interv **67** : 49-55, 2006

2）Murray CD : The Physiological Principle of Minimum Work : I. The Vascular System and the Cost of Blood Volume. Proc Natl Acad Sci U S A **12** : 207-214, 1926

3）光藤和明：PTCA テクニック，第 2 版，医学書院，東京，1999

4）Morino Y et al : Functional formula to determine adequate balloon diameter of simultaneous kissing balloon technique for treatment of bifurcated coronary lesions : clinical validation by volumetric intravascular ultrasound analysis. Circ J **72** : 886-892, 2008

5) Finet G et al : Fractal geometry of arterial coronary bifurcations : a quantitative coronary angiography and intravascular ultrasound analysis. EuroIntervention **3** : 490-498, 2008

Ⅷ. 各病変における PCI 基本治療戦略とその手技

04 | 特異的な病変に関する理解 —— A. 左主幹部病変

　左主幹部（left main：LM）は，左冠動脈の入口から最初の分岐までの部位を指す．この部位に心筋梗塞をきたすと LAD と LCX の 2 枝分の非常に広範囲の虚血を生じるため，致死的になる率が高い．

1. 安定冠動脈疾患の場合

　歴史的には非保護 LM 病変については，冠動脈バイパス術（CABG）が第一選択であった．日本循環器学会の「安定冠動脈疾患における待機的 PCI のガイドライン（2011 年改訂版）」では，CABG がクラス Ⅰ なのに対し，PCI はクラス Ⅱ もしくは Ⅲ であり，待機例では基本的に CABG を選択し，PCI は禁忌といわれていた．

　ところが，薬剤溶出性ステント（DES）により PCI の再治療率が低下すると，LM 病変の適応に変化が生じてきた．

　2014 年の欧州心臓病学会のガイドライン（表1）では，SYNTAX スコア＜22，すなわち全体の冠動脈病変が複雑でない場合には PCI も CABG とともにクラス Ⅰ の適応となり，どちらで治療してもよいということになった．すでに LM 病変は PCI の禁忌ではなく，患者の状況などから自由に選択できるのである．

2. 急性冠症候群の場合

　LM を責任病変とする急性冠症候群では，心原性ショック，心肺停止などの重篤な状態

表1 欧州心臓病学会 2014 のガイドライン

Recommendations according to extent of CAD	CABG		PCI	
	推奨クラス	エビデンスレベル	推奨クラス	エビデンスレベル
Left main disease with a SYNTAX score≦ 22	Ⅰ	B	Ⅰ	B
Left main disease with a SYNTAX score 23-32	Ⅰ	B	Ⅱa	B
Left main disease with a SYNTAX score＞ 32	Ⅰ	B	Ⅲ	B

[Windecker S et al：Eur Heart J **35**：2541, 2014 より改変]

で来院するか，もしくは院外で死亡していることも多い．急性冠症候群の予後は責任病変の迅速な再灌流にかかっており，この場合にはPCIを行うべきである．

3. LM病変治療の技術的ポイント

LM病変は広範囲虚血ということのほかに，PCIにおける注意点がいくつかある．

LMは冠動脈の中で最大である

IVUSなどで正確な血管径を測定し対応するが，4 mmから5 mmサイズであることが通常である．後拡張もしくはPOTテクニックの際のバルーン選択に注意する．

ステント端が再狭窄好発ポイントである

LMはアンギオでは局所的な狭窄であっても，IVUSなどではびまん性にプラークが存在していることが多い．アンギオのみで位置決めすると，プラークの多い部位にステント端が来て，ここに再狭窄をきたす可能性がある．コツは「Ⅷ-01．ステントサイズと長さ，ステントポジショニングの考え方」（p205）に示す．

分岐部の対応

LCXは側枝であるが，冠動脈の中で最も大きな側枝であり，何としても血流を残してPCIを終えなければならない．分岐部病変のテクニックは「Ⅷ-03．分岐部病変のアプローチ」（p221）を参照されたい．

ガイディングカテーテルの選択

LM病変にガイディングカテーテルで解離を作るのは最悪である．病変が近いのでバックアップはそれほどいらない．カテーテルを浅くして作業しやすいものを使用する．

4. 症例提示

症例：single stent with kissing ballooning （図1）

72歳男性．急性後下壁心筋梗塞のためRCAの閉塞病変にXience Xpeditionステントが留置された．LMT-LAD-LCXの分岐部（1-1-0），LAD近位部，LCX中間部と鈍縁枝近位部にも狭窄が残存していた．術後のリハビリテーション中に心電図変化を伴う胸痛が出現したため，CABGとPCIに関する十分な説明を行った結果，PCIを行う方針となった．右橈骨動脈からEBU 3.5 6 Frを左冠動脈に挿入し，LADとLCX本幹，#D1へワイヤーを進めた．バルーン拡張後，LAD近位部にResolute Integrityステントを留置し，LAD-#D1分岐部でkissing balloon technique（KBT）を施行した．LMT～LADにもResolute

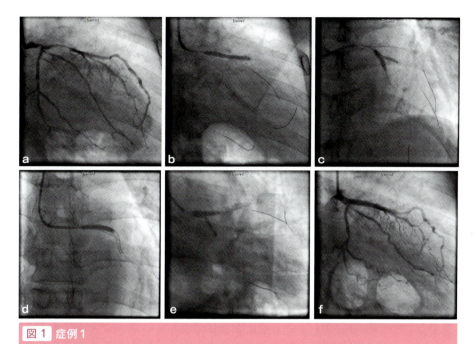

図1 症例1

a. pre：LMT bifurcation lesion, LAD bifurcation lesion, b. Stent：LAD proximal, c. Kissing Ballooning（LAD and #D1）, d. Stent：LMT〜LAD proximal, e. Kissing Ballooning（LAD and LCX）, f. final CAG

Integrityステントを留置し，LMT-LAD-LCX分岐部でKBT，LMTでhugging balloon technique（HBT）を施行した．治療にて胸痛は消失し，リハビリテーション終了後に退院となった．

Ⅷ. 各病変における PCI 基本治療戦略とその手技

04 | 特異的な病変に関する理解 —— B. 入口部病変

1. 治療戦略と注意点

　入口部病変への PCI は，通常よりも技術的な難易度が高まる．その理由として，ガイディングカテーテルのエンゲージが困難であること，ガイディングカテーテルの先端が病変部で wedge してしまい血行動態を悪化させてしまうことがあること，また，ステント留置の際に正確な位置決めを要することがあげられる．過度の deep engage をきたさないようなガイディングカテーテルの形状とサイズの選択が必要である．また，PCI 手技中には，ガイディングカテーテルが wedge して血行動態の悪化をきたさないことを確認しながら手技を進める必要があり，時には，side hole 付きのガイディングカテーテルを選択することも必要である．また，ステント留置の際には，入口部を横から見える角度を探して，正確にステント留置を行うことが重要である．留置するステントの手前側のストラットにガイドワイヤーを通して入口部に留置する方法も報告されているが[1]，煩雑であり一般的ではない．それを簡略化した方法として，ガイドワイヤーを 1 本大動脈内に出しておいて，それを目印にステントを留置する方法があり，時に有用である．さらに入口部を正確に同定してステント留置するためには，IVUS によるマーキングも有用である[2]．

　ステント留置後の術後造影や慢性期の診断造影，再治療の際には，カテーテルによるステント近位部の損傷には十分な注意が必要である．図 1 は，左主幹部（LMT）入口部にステント留置後にガイディングカテーテルによりステント変形をきたしてしまい，手前に追加ステントを行うことでベイルアウトした症例である．ガイディングカテーテルによる変形に気を付けるとともに，入口部病変には，変形をきたしにくいステントを選択することも重要である．

2. 治療戦略でのポイント

　入口部病変を考える場合，その治療の特殊性や慢性期の成績の違いから，右冠動脈（RCA）入口部と，左冠動脈入口部である LMT 入口部とを分けて考える必要がある．

RCA 入口部病変

　RCA 入口部病変は，バルーン拡張術やベアメタルステント（BMS）の時代には，再狭窄率が著しく高いことが報告された．RCA 入口部は，大動脈と連続しており，血管壁が非常に硬く，エラスティックリコイルが強いことが原因として考えられている[3]．薬剤溶

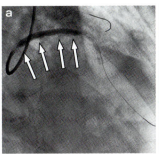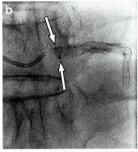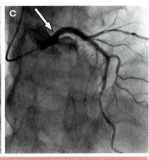

図1 ガイディングカテーテルでのステント損傷症例

a. 左主幹部入口部から左前下行枝にかけて Promus Element ステント 3.5〜32 mm を留置した.
b. ステント近位部にガイディングカテーテルによるステント損傷がみられた.
c. 1つ目のステント近位部に Nobori ステント 3.5〜14 mm を留置して良好な開大が得られた.

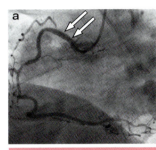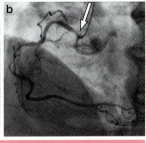

図2 右冠動脈入口部へのステント留置後に再狭窄を繰り返している症例

a. Nobori ステント 2.75〜18 mm を留置後慢性期に, ステント破損を伴う再狭窄がみられたため, Xience Xpedition ステント 3.5〜15 mm を留置して良好な開大が得られた.
b. 胸痛がみられ, 8ヵ月後に造影したところ, 入口部に再狭窄がみられた.

出性ステント (DES) を用いることによって成績は向上し, 特に第二世代の DES 使用により再狭窄率を減少させることができる. 第二世代の DES を RCA 近位部に留置した場合に, 大動脈入口部にステントをかけなかった場合の再狭窄率は 1.6% であったのに対し, 大動脈入口部をまたいでステントを留置した病変の再狭窄率は 7.5% であったと報告されている[4]. 従来の報告と比較すると十分に改善したものの, 他の部位よりは依然として RCA 入口部の再狭窄率は高い. RCA 近位部であっても大動脈入口部まで病変が及んでいない場合には, 大動脈入口部にはステントを留置しないことも重要である. 図2は, Nobori ステント留置後に stent fracture を伴う再狭窄をきたしたために Xience ステントを留置したものの, 再狭窄を繰り返している症例である. 第二世代の DES を使用した場合も, 本例のように再狭窄を繰り返す症例はあり, 注意が必要である.

さらにそのエラスティックリコイルの強さから, 慢性期の stent fracture も多い部位であり, 慢性期の注意深い経過観察が必須である. 破損し断裂したステントのために, 慢性期の造影でステント近位部が消失していたという報告[5]もあり, 注意が必要である.

LMT 入口部病変

　LMT 入口部病変への PCI の際には，ガイディングカテーテルが wedge することによって血行動態が破綻してしまうため，術中は慎重に圧波形を観察する必要がある．場合によっては，ガイディングカテーテルを浮かした状態で手技を行ったり，side hole がついたガイディングカテーテルを選択したりすることも必要である．

　慢性期の再狭窄率は，RCA 入口部とは異なり低率であると報告されている．RCA 入口部の 1/10 の再治療率であったという報告もある[6]．しっかりと入口部までステントでカバーすることによって，RCA 入口部とは異なり，慢性期の良好な成績が期待できる．

　ステント留置時の位置決めとしては，一般的には，左斜位の頭側側（left cranial view）を用いることが多いが，左斜位の尾側側（left caudal view-spider view）や，左斜位（left oblique view）で適宜確認する必要がある．

　入口部は技術的にも難易度の高い部位であり，正確にステント留置を行う必要があるとともに，RCA 入口部では慢性期の成績も必ずしも良好ではないことから，注意深い経過観察が必要である．

文献

1) Kern MJ et al : A new technique to anchor stents for exact placement in ostial stenoses : the stent tail wire or Szabo technique. Catheter Cardiovasc Interv **68** : 901-906, 2006
2) Barbash IM et al : Utilization of intravascular ultrasound to accurately position stents in true aorto-ostial lesions. Cardiovasc Revasc Med **13** : 353-356, 2012
3) Rensing BJ et al : Regional differences in elastic recoil after percutaneous transluminal coronary angioplasty : a quantitative angiographic study. J Am Coll Cardiol **17** : 34B-38B, 1991
4) Lam MK et al : Clinical outcome of patients with implantation of second-generation drug-eluting stents in the right coronary ostium : insights from 2-year follow-up of the TWENTE trial. Catheter Cardiovasc Interv **85** : 524-531, 2015
5) Kamura A et al : Fracture of a sirolimus-eluting stent with migration. Int J Cardiol **130** : e86-88, 2008
6) Luz A et al : Stent implantation in aorto-ostial lesions : long-term follow-up and predictors of outcome. EuroIntervention **7** : 1069-1076, 2012

Ⅷ. 各病変における PCI 基本治療戦略とその手技

04 特異的な病変に関する理解
——C. 石灰化病変

　石灰化病変は PCI を完遂する上で大きな障壁となる．殊に高度な石灰化を有する症例では，治療に難渋することが少なくなく，さまざまなイメージングモダリティを用いた詳細な評価に基づく綿密なストラテジーの構築が成功の鍵となる．

1. 評価方法

　冠動脈造影は石灰化に対しては感度が低く，感度 40〜79％，特異度 52〜82％で検出できると報告されている[1]．一方で，冠動脈造影においては 38％に石灰化を認めたのに対し，IVUS では 73％であり，冠動脈造影では IVUS で検出できる石灰化の半数しか検出できないことになる[2]．同様に，CT との比較においても，冠動脈造影は CT で検出できた石灰化の 52％しか検出できなかったと報告されている[3]．

CT

　単純 CT による石灰化の評価は，冠動脈全体に対する分布，面積，重症度を評価するのに優れる．石灰化カルシウム量を Hounsfield units（HU）を用いた CT 値によりスコア化した冠動脈石灰化スコアは，石灰化を定量的に評価できる．スコア測定法として最も一般的な Agatston 法は，$1\,mm^2$ 以上の面積のある 130 HU 以上の CT 値を有する部位を石灰化と定義した上で，130 HU〜を 1，200 HU〜を 2，300 HU〜を 3，400 HU 以上を 4 点とし，それを石灰化面積に乗じる．これを冠動脈全体（石灰化・スライスごと）で計算した総和を石灰化スコアとする（表 1）[4]．冠動脈石灰化スコアと 3〜5 年間の心血管イベントの相対リスクは相関する[5]．

血管内超音波（IVUS）

　石灰化は IVUS 上，明るい高輝度エコーとして描出され，その後方には無エコー域（音響陰影 acoustic shadow）が存在する．IVUS での評価では，音響陰影のために，IVUS で

表 1　石灰化スコア（CT）
（0　　　　：石灰化なし）
<100　　　：mild
≧100-399：moderate
≧400-999：severe
≧1,000　：extensive

236   VIII. 各病変における PCI 基本治療戦略とその手技

は石灰化自体の厚さの定量的な評価が困難な場合が多い.

▌光干渉断層法（OCT）

石灰化は境界明瞭な低輝度領域として描出される. IVUS での石灰化所見とは異なり, 音響陰影はなく, 石灰化自体の大きさや厚さ, または石灰化の周囲および後方の観察も可能である. OCT で検出された石灰化は感度 95～96％, 特異度 97％で病理組織像と一致するとされる[6].

2. 石灰化病変に対する PCI で遭遇するトラブル

▌デバイスの不通過

デバイス不通過は, 石灰化病変において遭遇する困難である. 狭窄を伴わない場合でも, 石灰化による血管伸展性喪失のためデリバリー困難なことがある. これに対しては, ガイディングカテーテルやワイヤーを操作し, デバイスの石灰化へのストレスのかけ方を変化させること, あるいは通過しやすいデバイスへの変更を行う. ありとあらゆるテクニックを用いても通らない場合もある.

▌石灰化病変部の拡張不良

病理学的に砂を散らしたような石灰化はバルーンで拡張できるが, ひとかたまりとなっている石灰化は拡張不可である. この 2 つは IVUS で識別は困難だが, OCT/OFDI では識別可能である.

拡張不可の病変にステントを入れてしまうと, 拡張方向は極めて限られてしまい不成功の原因となる. したがって石灰化病変では前拡張バルーンの完全拡張を確認してからステントを植込む.

▌石灰化病変の拡張による穿孔・破裂

冠破裂の原因は, ほぼ石灰化であるといっても過言ではない. IVUS にて特徴的所見があり, 後拡張をあえて控えめにする必要がある［「VIII-02. ステント拡張のエンドポイント」図 8（p220）参照］.

3. ロータブレーター

現在, 石灰化に対し唯一有効なのはロータブレーターである. DCA やレーザーでは高度石灰化には歯が立たない［「VI-08. ロータブレーター」（p143）参照］.

4. 長期成績

　j-Cypher レジストリーにおいて SES 留置を受けた 10,595 症例 16,803 病変を対象に，中等度以上の石灰化病変の有無により 5 年の成績を評価した検討では，透析の有無にかかわらず，石灰化病変を有する患者では長期の死亡，および TLR のリスクの上昇が認められた[7]．この傾向は第二世代 DES においても同様である[8]．つまり，石灰化病変はむしろ，TLR をはじめ，心血管イベントのハイリスク群であるといってよい．

文献

1) Detrano R, Froelicher V : A logical approach to screening for coronary artery disease. Ann Intern Med **106** : 846-852, 1987

2) Mintz GS et al : Patterns of calcification in coronary artery disease. A statistical analysis of intravascular ultrasound and coronary angiography in 1155 lesions. Circulation **91** : 1959-1965, 1995

3) Agatston AS, Janowitz WR : Coronary calcification : Detection by ultrafast computed tomography. Ultrafast Computed Tomography in Cardiac Imaging : Principles and Practice, Stanford W, Rumberger JA（eds）, Futura, New York, p77-95, 1992

4) Agatston AS et al : Quantification of coronary artery calcium using ultrafast computed tomography. J Am Coll Cardiol **15** : 827-832, 1990

5) Greenland P et al : ACCF/AHA 2007 clinical expert consensus document on coronary artery calcium scoring by computed tomography in global cardiovascular risk assessment and in evaluation of patients with chest pain : a report of the American College of Cardiology Foundation Clinical Expert Consensus Task Force（ACCF/AHA Writing Committee to Update the 2000 Expert Consensus Document on Electron Beam Computed Tomography）developed in collaboration with the Society of Atherosclerosis Imaging and Prevention and the Society of Cardiovascular Computed Tomography. J Am Coll Cardiol **49** : 378-402, 2007

6) Yabushita H et al : Characterization of human atherosclerosis by optical coherence tomography. Circulation **106** : 1640-1645, 2002

7) Nishida K et al : Comparison of outcomes using the sirolimus-eluting stent in calcified versus non-calcified native coronary lesions in patients on-versus not on-chronic hemodialysis（from the j-Cypher registry）. Am J Cardiol **112** : 647-655, 2013

8) Onuma Y et al : Efficacy of everolimus eluting stent implantation in patients with calcified coronary culprit lesions : Two-year angiographic and three-year clinical results from the SPIRIT II study. Catheter Cardiovasc Interv **76** : 634-642, 2010

VIII. 各病変におけるPCI基本治療戦略とその手技

04 特異的な病変に関する理解 ── D. 血栓性病変

急性冠症候群（ACS）は，冠動脈病変に血栓形成を伴うことで発症する．病理学的には，おおよそプラーク破綻が7割，プラークのびらんが2割，石灰化結節が1割程度である．稀な原因に特発性冠動脈解離（spontaneous coronary artery dissection：SCAD）もあるが，いずれの病変にもACSの責任病変であれば血栓を伴っていると考えて間違いない．

1. 血栓の診断

冠動脈造影による血栓（図1）

冠動脈造影における血栓画像は①造影の陰影欠損，②多層の造影の不規則性，③血管の途絶，時に蟹爪状が特徴である．

鑑別すべき所見は，以下の通りである．

- 血栓のないプラーク：造影の方向によっては，陰影欠損に見え鑑別困難なこともある
- 石灰化結節（透析例に多い，いわゆる「まりも」）：陰影欠損に見える．造影だけでは鑑別困難である
- 血管解離：多層の造影の不規則性を伴い，解離か，血栓か，両者かは鑑別困難である
- 慢性完全閉塞：慢性完全閉塞の入口がいかにも軟らかそうな血栓に見えることがある

以上から，実は血管造影だけで血栓を鑑別するのは非常に困難である．ACSの責任血管にこれらの所見があるときには強く疑う．

IVUSによる血栓像

原理的にはIVUSで血栓を見るのは不可能である．上級者はさまざまな状況証拠から血

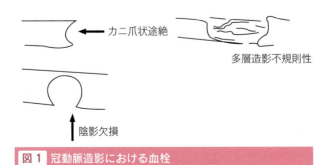

図1 冠動脈造影における血栓

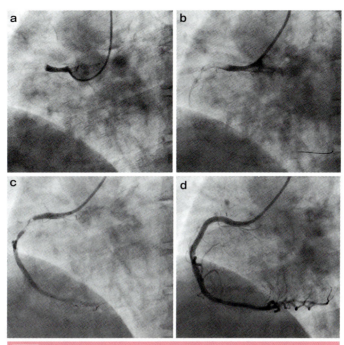

図2 多量血栓を伴う完全閉塞病変に対する primary PCI
a. 治療前．多量血栓を伴う完全閉塞病変．
b. ワイヤーを通しても末梢への血流は不良．
c. 5 Fr の血栓吸引にて頻回に血栓吸引を行うも血栓は消失しない．
d. エキシマレーザーによる血栓蒸散後，ステント留置し血流良好．

栓を考え，生理食塩水などで negative な IVUS 造影を行い，血栓と確定する．通常の IVUS 単独では不可能である．

OCT/OFDI による血栓像

OCT/OFDI は血栓像を明らかに検出できる．白色血栓も赤色血栓も認めることができる．

2. 血栓性病変の治療

ACS は血栓を伴う病態であるが，現在の ACS に対する PCI の成績はかなり良好であり，これらから推測すれば特別に PCI 時に考慮する必要はないかもしれないが，いくつかの原則を心得ておく必要がある．

TIMI 3 フローは予後がよい

STEMI に対する PCI では，終了時に TIMI 3 フローを達成していると死亡率が低い．逆に slow flow（TIMI 2）や no-reflow（TIMI 0-1）を合併してフローが悪い場合には，死亡

率が高い．PCI 終了時点でよいフローを獲得するのが STEMI に対する PCI で最も重要な
ポイントである．

blush grade がよいと予後がよい

　TIMI 3 フローの中にも末梢循環を示す blush grade が低下していると予後が悪く，良好
な blush grade を得ていると予後がよい．

　これらから，末梢保護器具に期待が持たれたが，無作為化試験の結果では予後が不良で
あったため，使用されていない．血栓吸引器具は，TAPAS 試験，VAMPIRE 試験におい
て微小循環改善効果，予後改善効果を認めたが，その後の TASTE 試験，TOTAL 試験で
予後は全く差がないことが示され，ルーチンで血栓吸引することは推奨されていない．し
かしながら，微小循環改善効果などもあり，やはり一定の割合で血栓吸引により利益が得
られる集団がいるものと推察している方も根強くいる．ルーチン使用は否定されている
が，適切な症例への使用は否定されていないので，適切と思われる例には使用するべきで
あろう．レーザー（図 2）も同様に期待されるが，大規模なデータはまだ示されていない．

Ⅷ. 各病変における PCI 基本治療戦略とその手技

04 | 特異的な病変に関する理解 —— E. 慢性完全閉塞病変

1. 慢性完全閉塞（CTO）病変の定義

　　CTO の定義は多種多様であるが，Japanese CTO PCI Expert Registry では① TIMI 0（順向性血流の場合，bridge collateral，ipsicollateral を介しての flow，順行性血流があって明らかな bridge collateral が認められない場合は CTO と見なさない），②閉塞期間 3 ヵ月以上，もしくは不明，と定義されている．

2. CTO 病変の分類

　　J-CTO スコアは CTO 病変のアンテ側からのガイドワイヤーの通過の難易度を示す血管造影所見をもとにしたスコアである（図 1）．ガイドワイヤーの通過と PCI の成功が CTO病変では直結することから，CTO 病変の難易度を示すスコアとしても有用である．

3. 順向性アプローチ（antegrade approach）

loose tissue tracking（sliding technique）

　　意図的にガイドワイヤーを操作するというよりも，ガイドワイヤーに適度なローテーションとたわまない程度の力で押し引きすることで，そのガイドワイヤーが進むことができる軟らかい組織をガイドワイヤー自ら進んでいく方法，いわゆる「ワイヤー様の言うとおり」に進めていく方法である．テーパードワイヤーや先端荷重の軽くかつ滑りのよいポリマーコーティングされたワイヤーを用いる．

penetration/deflection control

　　前述の loose tissue tracking がうまく機能しない CTO 病変や入口が途絶した CTO 病変の場合は先端荷重の重いワイヤーを用いて意図的にプラークを穿通させる必要がある．その場合もガイドワイヤーがたわまない程度の力で押しつつガイドワイヤーはグルグルとローテーションさせるのではなく，±90°程度のローテーションのイメージで意図的に方向性をもって進め，ガイドワイヤーが通過できる部分を意図的に探しながら進めていく．先端荷重の重いワイヤーは，不用意に必要以上に回転させると CTO 病変内にガイドワイヤーの先端カーブよりも大きなフリースペースが形成されてしまい，一旦フリースペース

J-CTO SCORE SHEET　　　　　　　　　　Version 1.0

Variables and definitions	
Tapered　　　　Blunt Entry with any tapered tip or dimple indicating direction of true lumen is categorized as "tapered".	Entry shape ☐Tapered　(0) ☐Blunt　　(1) point
Calcification angiographic evident calcification within CTO segment Regardless of severity, 1 point is assigned if any evident calcification is detected within the CTO segment.	Calcification ☐Absence　(0) ☐Presence (1) point
Bending>45degrees >45°　bending >45° within CTO route　estimated CTO route at CTO entry　at CTO route One point is assigned if bending> 45 degrees is detected within the CTO segment. Any tortuosity separated from the CTO segment is excluded from this assessment.	Bending>45° ☐Absence　(0) ☐Presence (1) point
Occlusion length collateral CTO segment true occlusion length Using good collateral images, try to measure "true" distance of occulusion, which tends to be shorter than the first impression.	Occl.Length ☐<20mm　(0) ☐≧20mm　(1) point
Re-try lesion Is this Re-try (2nd attempt) lesion? (previously attempted but failed)	Re-try lesion ☐No　　(0) ☐Yes　　(1) point

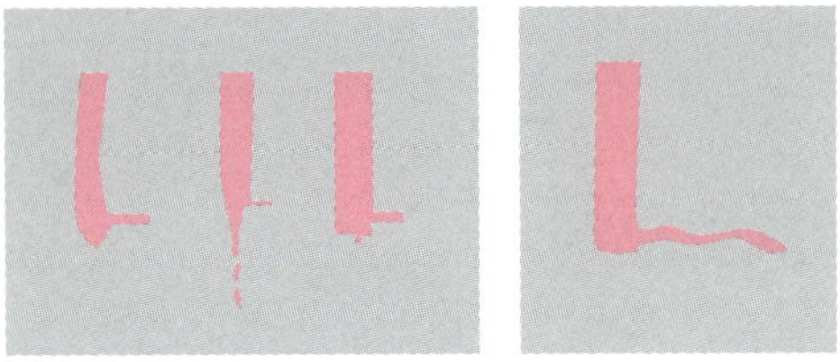

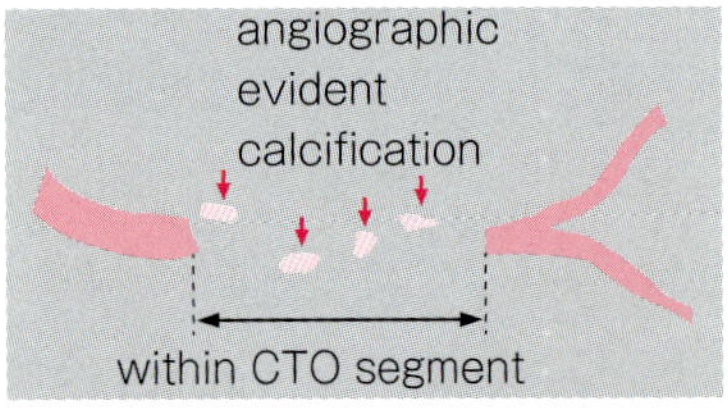

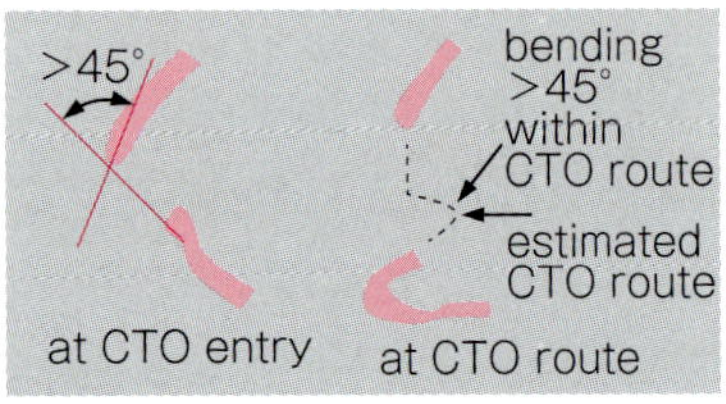

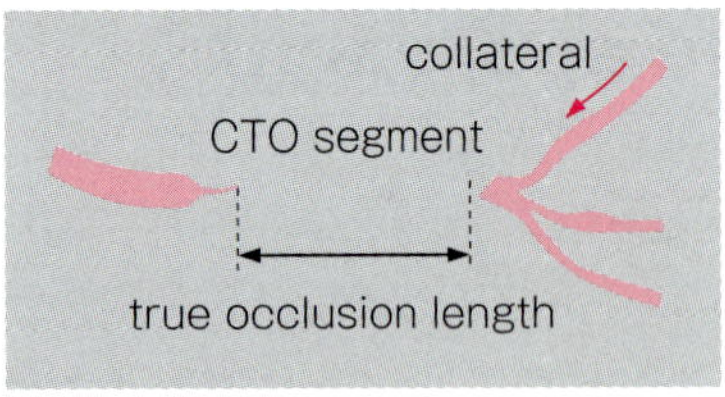

Category of difficulty (total point)
☐easy　　(0)　　☐Intermediate　(1)
☐difficult (2)　　☐very difficult　(≧3)

Total

points

図1 J-CTO スコア

[Morino Y et al : JACC Cardiovasc Interv **4** : 213, 2011 より引用]

ができてしまうとガイドワイヤーの方向付けが困難となり，別のルートを選択しようとしても不可能になってしまう．そこで，最近では特に優れたトルク伝達性能 Asahi Gaia シリーズのガイドワイヤーを用いて，CTO 内を先端形状がたわまないように押し，押しても進まずにたわんでしまったら少し（0.5〜1 mm 程度）引き戻して，方向を少し（30〜90°程度）変えて再度押し進める作業を繰り返し，ガイドワイヤーの進むことができるルートを探しながら進めていく deflection control という方法を用いる．

parallel wire technique（seesaw wiring）

loose tissue tracking 法や penetration 法にてガイドワイヤーが偽腔（sub-intimal/sub-media）に迷入してしまった場合，そのワイヤーをそのままその偽腔に挿入したままで，最初に使用したガイドワイヤーよりも荷重の重いワイヤーを第2のガイドワイヤーとして選択し，マイクロカテーテルの2本使用や Crusade や Sasuke を用いて，最初のガイドワイヤーをランドマークにして真腔を取り直すことを試みる方法である．最初のワイヤーが偽腔に残っていることはランドマークになるだけでなく，血管の固定性がよくなるため真腔を捉えやすくなると考えられる．また，ガイドワイヤーが偽腔に迷入する多くの場合はCTO の entry point から偽腔のことが多いため，第2のガイドワイヤーで別の entry point を選択することも理にかなっているのかもしれない．

IVUS guidance wiring

CTO 入口部から分岐している側枝に IVUS を挿入，CTO の入口部の同定や，parallel wire technique を用いてもガイドワイヤーを真腔に取り直すことができなかった場合にIVUS を偽腔に挿入し，IVUS で真腔の入口を同定する方法である．操作するガイドワイヤーと IVUS プローブの位置を2方向の直交するアンギオ画像で確認し，アンギオ上の真腔の入口を同定，そこへガイドワイヤーを導く方法である．IVUS の画像を直接見ながらワイヤー操作する方法もあるが，IVUS 画像のみでは可視範囲が狭くそれだけでワイヤー操作することは困難である．基本的には IVUS で真腔の入口を見つけ出し，IVUS やガイドワイヤーの位置関係からアンギオ上の真腔の位置を3D で理解することが IVUS を使用する目的である．

4. 逆向性アプローチ（retrograde approach）

逆行性アプローチ（retrograde approach）には大きく分けてガイドワイヤーの通す向き，ガイドワイヤー通過前に CTO 部をバルーン拡張するか否かで分類され，4つの方法がある（図2）．

direct retrograde wire cross

レトロ側のワイヤーを逆向性に病変を通過させる方法である．

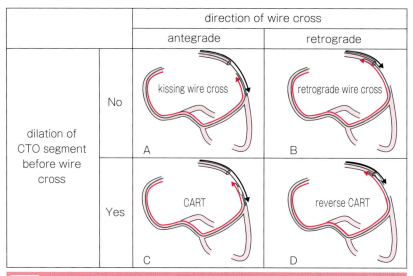

図2 逆行性アプローチ

[Sumitsuji S et al : JACC Cardiovasc Interv **4** : 941, 2011 より改変]

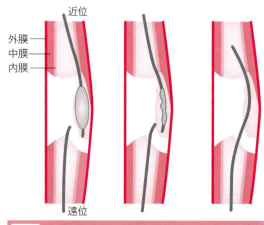

図3 reverse CART テクニック

[Joyal D et al : JACC Cardiovasc Interv **5** : 1, 2012 より引用]

kissing wire cross technique

レトロ側のワイヤーを目印としてアンテ側のワイヤーを通過させる方法である．

CART テクニックと reverse CART テクニック[1]

　　CART (controlled antegrade and retrograde subintimal tracking) および reverse CART テクニックは，ワイヤーのみで通過したいとき，解離腔内でバルーンを拡張し，その大きくなった解離腔に対側からワイヤーを通す方法である．バルーンがレトロ側にあるのが CART，バルーンがアンテ側にあるのが reverse CART である．バルーンのレトロ側への

持ち込み手技の困難さなどから CART はあまり用いられず，reverse CART（図 3）が一般的である．

5. CTO：PCI の合併症

日本慢性完全閉塞インターベンション専門家会議の資格要件を満たす熟練した術者の成績（2014 年 8 月版）は，造影剤腎症 5.1％，冠穿孔 3.5％，院内死亡率 0.3％と報告されている．

CTO への PCI で用いるガイドワイヤーは穿通力のあるものが使われることが多く，複雑なテクニックを用いることが多いため，PCI 領域の中で特殊なトレーニングを受ける必要がある．CABG や内科治療に対する有意性は未だ示されておらず，初学者は慎重に始めるほうがよい．

文献

1）Surmely JF et al : New concept for CTO recanalization using controlled antegrade and retrograde subintimal tracking : the CART technique. J Invasive Cardiol **18** : 334-338, 2006

Ⅷ. 各病変における PCI 基本治療戦略とその手技

04 特異的な病変に関する理解
― F. 再狭窄病変

1. ステント内再狭窄の定義

定量的冠動脈造影法による計測にて，ステント留置部位から前後 5 mm 以内（stented segment）の 50% 以上の狭窄をステント内再狭窄という[1]．

2. ステント内再狭窄の形態分類

Mehran らの提唱した冠動脈造影上の再狭窄の形態学的分類を図 1 に示す[2]．本分類はステント内再狭窄（in-stent restenosis：ISR）を Class Ⅰ～Ⅳへ分類，Class Ⅰを局所的（focal），Class Ⅱ～Ⅳをびまん性（diffuse）に大別し，それぞれ Class Ⅰ：focal ISR，Class Ⅱ：diffuse intrastent，Class Ⅲ：diffuse proliferative，Class Ⅳ：total occlusion とした．この分類は，ベアメタルステント（BMS）時代に提唱されたものであるが，薬剤溶出性ステント（DES）の再狭窄にも適用される．

DES の再狭窄 250 病変を focal と非 focal に分けると，再狭窄再発率は focal で有意に低く（17.8% vs. 51.1%，$P=0.0001$），BMS・DES ともに非 focal の再狭窄病変は再治療後の再狭窄が多い[3]．

ISR Pattern I: Focal

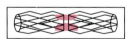
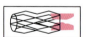
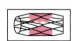
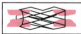

ISR Patterns II,III,IV: Diffuse

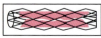
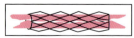
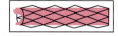

図 1 再狭窄の形態学的分類（Mehran 分類）

クラスⅠ：focal な再狭窄病変．病変長が 10 mm 以下．
クラスⅡ：びまん性ステント内再狭窄．病変長が 10 mm より大で，ステント内に狭窄がとどまるもの．
クラスⅢ：びまん性増殖ステント内再狭窄．病変長が 10 mm より大で，ステント端を超えるもの．
クラスⅣ：完全閉塞のステント内再狭窄．TIMI フローは Grade 0 である．

表1 薬剤溶出性ステント再狭窄の予測因子		
患者の因子	病変の因子	手技の因子
高齢 女性 糖尿病 多枝病変	ステント内再狭窄 静脈グラフト 慢性完全閉塞 小血管 石灰化病変 入口部病変 LAD	複数病変の治療 薬剤溶出性ステント（DES）の種類 拡張不十分

[Dangas GD et al : J Am Coll Cardiol **56** : 1897, 2010 より改変]

3. ステント内再狭窄に関与する原因・予測因子

DES の再狭窄に関与すると報告される因子は多岐にわたり，患者因子，病変因子，手技因子に大別される（表1）.

4. 再狭窄病変に対する治療

BMS の再狭窄に対する治療

BMS の再狭窄に対しては，DES を留置するか[4~6]，薬剤コーテッドバルーン（DCB）が有用である[7,8]．131 例の BMS-ISR をランダムに paclitaxel-coated balloon 治療群とパクリタキセル溶出性ステント治療群に割り付けて比較した PEPCAD II 試験では，6 ヵ月後の再狭窄再発率は，それぞれ 7％と 20％（P = 0.06），in-segment late lumen loss は 0.17 ± 0.42 mm と 0.38 ± 0.61 mm（P = 0.03）であり PES に比べ同等以上の効果があると考えられた[9]．一方で，エベロリムス溶出性ステントと DCB を比較した RIBIS V 試験では late loss や再狭窄率再発率に差はなかったが，minimal lumen diameter や％ diameter stenosis において EES に優位性を認めた[10].

DES の再狭窄に対する治療

DES 再留置の有効性が報告されており，再狭窄再発率は約 15～25％程度とされる[11~13].また，DES 再留置を行う場合，同種 DES か異種 DES のどちらを再留置すべきなのかという問題もあるであろう．450 例の SES-ISR に対し，SES または PES 再留置で比較した ISAR-DESIRE 2 試験において，再狭窄再発率や late loss に有意な差はなかった[11]．その他いくつかの同様の比較試験が行われているが，症例数が限られていることもあり，この問題は明確にされていない．これまでの報告では，少なくとも異種 DES 留置が優位性を持つことは少ない印象を受ける一方で，2014 年にはその逆のメタ解析の結果も報告されている[14]．また，ポリマーやステント金属に対するアレルギーが再狭窄の原因として想

定される場合は，同種 DES は避けるべきであろう．

DES-ISR では，DES 再留置と PCB との比較が問題点となろう．ISR-DESIRE 3 試験では 402 例 500 病変の DES-ISR を PCB 群，PES 群，POBA 群の 3 群にランダム化割り付けで比較した検討では，6～8 ヵ月後の再狭窄再発率は PCB と PES は同等であり，DES-ISR に対する PCB は有効な治療法の 1 つとされた [13]．わが国でも，208 患者・213 病変（BMS：123，DES：90）を PCB 群と conventional balloon angioplasty（BA）群に割り付け，6 ヵ月後の評価を行った結果が報告されている．ISR 再発率は BA 群 31.9%，PCB 群 4.3%（P＜0.001）であった．PCB 群での ISR 再発率は BMS1.1%，DES9.1% に対し，BA 群では BMS 27.8%，DES 36.4% と DES，BMS ともに再狭窄の再発を抑制した [15]．

5. ステント内再狭窄への治療方針

これらの結果を踏まえた上で，ステント再狭窄に対する治療方針を決定するわけだが，治療戦略はその症例の原因を考察することが重要である．前述のごとく，ステント再狭窄にはさまざまな直接的・間接的原因があり（表 1），これらを解決・補完するように，安全性が高く，再狭窄を繰り返さない方法を選択すべきである．IVUS や OCT などのイメージングが必須であろう．

第一のポイントはステントの拡張不十分がその原因であるかどうかを鑑別することである．この場合，これを高圧で適切なサイズで拡張することが第一である．第二のポイントとして，内膜増殖が主体である場合，増殖を抑制する DCB や DES の再留置などが適切である．しかし，原因がポリマーや金属に対するアレルギーが想定される場合は，同種ステントの再留置は避けるべきであろう．これらを総合的に判断し適切な治療方針を各症例ごとに立てる必要がある．

文献

1) Cutlip DE et al : Clinical end points in coronary stent trials: a case for standardized definitions. Circulation **115** : 2344-2351, 2007

2) Mehran R et al : Angiographic patterns of in-stent restenosis : classification and implications for long-term outcome. Circulation **100** : 1872-1878, 1999

3) Cosgrave J et al : Drug-eluting stent restenosis the pattern predicts the outcome. J Am Coll Cardiol **47** : 2399-2404, 2006

4) Kastrati A et al : Sirolimus-eluting stent or paclitaxel-eluting stent vs balloon angioplasty for prevention of recurrences in patients with coronary in-stent restenosis : a randomized controlled trial. JAMA **293** : 165-171, 2005

5) Holmes DR Jr et al : Sirolimus-eluting stents vs vascular brachytherapy for in-stent restenosis within bare-metal stents : the SISR randomized trial. JAMA **295** : 1264-1273, 2006

6) Stone GW et al : Paclitaxel-eluting stents vs vascular brachytherapy for in-stent restenosis within bare-metal stents : the TAXUS V ISR randomized trial. JAMA **295** : 1253-1263, 2006

7) Scheller B et al : Treatment of coronary in-stent restenosis with a paclitaxel-coated balloon catheter. N Engl J Med **355** : 2113-2124, 2006

8) Rittger H et al : A randomized, multicenter, single-blinded trial comparing paclitaxel-coated balloon angioplasty with plain balloon angioplasty in drug-eluting stent restenosis : the PEPCAD-DES study. J Am Coll Cardiol **59** : 1377-1382, 2012

9) Unverdorben M et al : Paclitaxel-coated balloon catheter versus paclitaxel-coated stent for the treatment of coronary in-stent restenosis. Circulation **119** : 2986-2994, 2009

10) Alfonso F et al : A randomized comparison of drug-eluting balloon versus everolimus-eluting stent in patients with bare-metal stent in-stent restenosis : The RIBS V Clinical Trial. J Am Coll Cardiol **63** : 1378-1386, 2014

11) Mehilli J et al : Randomized trial of paclitaxel- versus sirolimus-eluting stents for treatment of coronary restenosis in sirolimus-eluting stents : the ISAR-DESIRE 2 (Intracoronary Stenting and Angiographic Results : Drug Eluting Stents for In-Stent Restenosis 2) study. J Am Coll Cardiol **55** : 2710-2716, 2010

12) Song HG et al : Randomized trial of optimal treatment strategies for in-stent restenosis after drug-eluting stent implantation. J Am Coll Cardiol **59** : 1093-1100, 2012

13) Byrne RA et al : Paclitaxel-eluting balloons, paclitaxel-eluting stents, and balloon angioplasty in patients with restenosis after implantation of a drug-eluting stent (ISAR-DESIRE 3) : a randomised, open-label trial. Lancet **381** : 461-467, 2013

14) Vyas A et al : Meta-analysis of same versus different stent for drug-eluting stent restenosis. Am J Cardiol **113** : 601-606, 2014

15) Habara S et al : A multicenter randomized comparison of paclitaxel-coated balloon catheter with conventional balloon angioplasty in patients with bare-metal stent restenosis and drug-eluting stent restenosis. Am Heart J **166** : 527-533, 2013

IX. 合併症の予防および対策

01 | 冠動脈穿孔・破裂，心タンポナーデ

冠動脈穿孔および破裂は PCI 術者の誰しもが経験しうる重大な合併症である．

1. 冠動脈穿孔，破裂の機序

冠動脈穿孔の発症パターンには大きく 2 つがある．病変部位の過拡張あるいはデバルキングによる外膜損傷によって病変部そのものが破裂するものと，ガイドワイヤーなどによる病変部やあるいは遠位部の損傷に分けられる．最近の報告では，冠動脈穿孔の 50％以上がガイドワイヤーに起因するとされている．

2. 冠動脈破裂の予測

IVUS や OCT/OFDI などのイメージング所見から，冠動脈破裂リスクはある程度予測可能である．

①全周性の高度石灰化病変，特に acoustic shadow（音響陰影）のため正確な血管径の測定が難しい場合
②270°以上の石灰化を伴い，かつ石灰化が途切れた部位にプラーク量が少なく血管外膜が近接している場合
③長軸方向に観察して病変部位に限局して極端な negative remodeling segment が存在する場合

上記所見が認められる場合に，バルーンあるいはステントのサイズが過大であるときに冠破裂は生じやすくなる．①に該当する場合には，ロータブレーターの使用を考慮すべきであり，施設基準など何らかの事情でロータブレーターが使用できない状況では，施行可能な施設と連携するか，CABG の適応を今一度積極的に検討するなどの場合によっては PCI の中止を含む慎重な判断を必要とする．

冠動脈破裂のリスクは，十分な拡張という PCI の基本と表裏一体の関係にあると言える．よりよい長期の結果を追求すれば，一定の確率で避け難い合併症とも言える．冠破裂という合併症を術前アンジオで想定できる術者は上級者であろう．

表1	Ellis 分類

タイプ1：造影剤の漏出を伴わない血管内腔からのクレーター状の突出
タイプ2：明らかな jet を伴わない心筋や心外膜への造影剤の漏出（濃染）
タイプ3：1 mm 以上の血管破綻を伴う造影剤の明らかな漏出
Cavity spilling：冠状静脈洞あるいは心室内腔への造影剤の流入

3. 穿孔の重症度分類

　一般に Ellis 分類（表1）が用いられる[1]．

　緊急の対応が必要な事態の多くはタイプ3に限られるが，何よりも血行動態の把握が重要である．すなわち心タンポナーデの兆候を見逃さないようにしたい．Shimony らの単施設報告では，タイプ3の冠動脈穿孔の16％にタンポナーデを合併し，死亡率は7％であった[2]．

4. 緊急対処法

　①まず穿孔，破裂が生じたことをいち早く察知することが何よりも重要である．拡張に際して，患者が予期せぬ胸痛を訴えた場合には，まずはカテーテル先端圧の確認と，速やかな CAG を行う．

　②冠動脈穿孔が確認されたら，直ちに拡張に使用したバルーンによる低圧拡張を行う（2〜4 atm にとどめる）．

　③同時に ACT（活性化全血凝固時間）を測定し，プロタミン硫酸塩が禁忌ではない症例では，プロタミン投与を考慮する（ACT を150秒程度にコントロールする）．ただし，プロタミンによる血栓形成も重篤であり，リバースしないことも考える．

　④バルーン拡張式冠動脈灌流型血管形成術用カテーテル（カネカメディックス社製，CO-R5　リュウセイ）を準備する．

　⑤グラフト付救急処置型ステントセット（図1：アボットバスキュラー社製，グラフトマスター）を準備する．

　⑥上記処置を行いつつ，心嚢穿刺の適応を考慮する．心嚢穿刺は血行動態が破綻する前に行うべきである．

5. 心嚢穿刺法の実際 （図2〜7）

　本項で述べている心嚢穿刺法とは，PCI 中の冠動脈穿孔により，急速な血行動態の急速な破綻をきたした際のベイルアウト手段であり，悪性腫瘍や甲状腺疾患などの慢性疾患に

01 冠動脈穿孔・破裂，心タンポナーデ 253

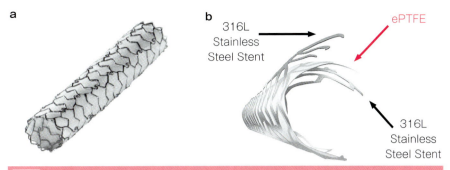

図1 グラフトマスター

特定保険医療材料分類：冠動脈ステントセット・救急処置型．
販売名：グラフトマスター．
医療機器承認番号：21500BZY00239000．

［資料提供：アボットバスキュラー社］

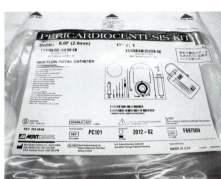

図2 心囊ドレナージキット（Merit Medical Systems 社製）

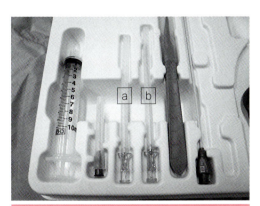

図3 心囊ドレナージキット（Merit Medical Systems 社製）に含まれる穿刺針

a：22 G-9 cm 試験穿刺針．
b：18 G-6 cm 穿刺針．

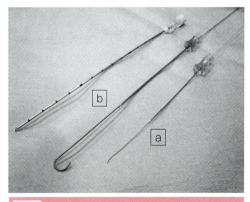

図4 穿刺針とガイドワイヤーの組み合わせ

a：22 G 試験穿刺針に，PCI 用 0.014 インチガイドワイヤーを通すことが可能．
b：18 G 穿刺針には付属の 0.035 インチガイドワイヤーを通して，留置カテーテルへ交換する．

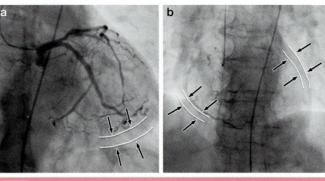

図5 心嚢内への造影剤の貯留

正面透視画像で心臓周囲の造影剤を含んだ血液貯留を確認する．

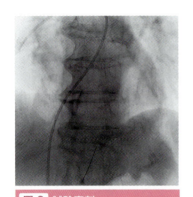

図6 試験穿刺

そのスペースへ向けて試験穿刺針（22 G）を慎重に進める．

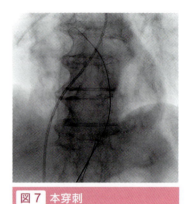

図7 本穿刺

試験穿刺針を目印に，穿刺針（18 G）で本穿刺．0.035インチガイドワイヤーを挿入．

より慢性の経過における心嚢穿刺法とは適応が異なる．慢性疾患の場合には時間の猶予があることと，稀ではあるが冠動脈損傷という合併症も懸念されるために，外科的開窓術を含めて適応を慎重に検討する．

①まず透視画面で心陰影の大きさを確認する（図5）．PCI 施行時の冠動脈穿孔の場合には，造影剤を含む血液が漏れ出ていることが多いので，透視画面で一目瞭然である．

②多くの症例ではそのままX線透視下に試験穿刺（22 G カテラン針）を行い，心膜までの深さを確認する（図6）．刺入点は原則として胸骨左肋骨下縁角（Larry's point）であるが，稀に肝臓の損傷のリスクがあり，状況が許す限りエコーでの確認も必須である．

③心膜の抵抗を突破して試験穿刺が心嚢へ到達したら，必ず希釈した造影剤（通常は2倍希釈）を用いて，X線透視にて針先が確実に入っていることを確認する．

④その試験穿刺針を残したまま，X線透視下に本穿刺針を刺入する．心嚢液の逆流を確認してから，0.035インチガイドワイヤーを進める（図7）．

⑤その後は型通り皮下切開を加えて，留置カテーテルを挿入する．

⑥カテーテル抜去は，テストクランプにても新たな心嚢液貯留がないことが確認されて

から行う.

6. 心嚢穿刺手技の合併症

心嚢穿刺の主な合併症は，心臓（心筋あるいは冠動脈）損傷，肝損傷，気胸などの副損傷が主である．いうまでもなく慎重な穿刺操作が肝要である．特に心臓損傷の予防に関しては，上述のごとくX線透視下での穿刺が極めて有効である．穿刺針と心陰影の関係が明瞭であり，十分に穿刺針を立てて穿刺することで，確実に心陰影を避けつつ，心尖部下壁から後壁方向へ，心膜を穿刺するというイメージを描くことができる.

冠動脈穿孔はPCIにおける最も重篤な合併症の1つであるが，発生頻度は0.5%未満と低く，多くの場合に単一術者が経験する生涯症例数は限定的である．ただし，起これば致命的となるので，日頃から対応などについて十分な知識を持っていることが必要である.

文献

1) Ellis SG et al : Increased coronary perforation in the new device era. Incidence, classification, management, and outcome. Circulation **90** : 2725-2730, 1994
2) Shimony A et al : Incidence, risk factors, management and outcomes of coronary artery perforation during percutaneous coronary intervention. Am J Cardiol **104** : 1674-1677, 2009

IX. 合併症の予防および対策

02 | ガイディングカテーテルによる冠動脈解離

ガイディングカテーテルは，PCI術者が操らなければならない第一のデバイスであるが，このPCIを助けるべき器具が，あるとき思わぬ一大合併症を起こすことがある．それがガイディングカテーテルによる冠動脈解離である．これは冠動脈入口部の急性閉塞となるため，重大な合併症である．

1. 冠動脈解離のメカニズム

ガイディングカテーテルによる物理的刺激が直接の原因である．

第一に，カテーテルそのものがプラークに当たる力が解離を起こすものがある．カテーテルがぶつかることによる解離は，最初の挿入時だけではなく，デバイスを引き抜いているときに反作用でガイディングカテーテルが深く引き込まれることによることもある．PCIの最初だけではなく，いずれのタイミングでも起こりうる．

第二に，カテーテルが同軸ではなく壁に向かった状態で造影剤を強く注入することで，注入圧による解離が起こることがある．これは，最初のカテーテルが入った最初の造影で最も起こりやすい．なぜなら，ガイドワイヤーが通過することでカテーテル先端と冠動脈が同軸を保てるため注入圧が1ヵ所の冠動脈壁に強くかかるリスクは減るからである．

2. 冠動脈解離が起きやすい状況

冠動脈近位部にプラークがある症例で起こりやすい．その部位に不用意に深くカテーテルを挿入させると起こる．診断カテーテルでは，PCIを行う狭窄部の病変長や石灰化，側枝などを確認することも重要だが，近位部のプラークについてきちんと診断カテーテルを読む習慣をつけるべきである．その上で，カテーテルを選択し，カテーテルの挿入を適切に行う．

3. 冠動脈解離が起きやすいカテーテル

深く入るタイプほど冠解離が起きやすい．どのカテーテルがどれくらい深く入るか，使っていればわかることであるが，少し考察する．

太いカテーテルほど冠動脈解離は起きやすい

カテーテルは太いほどバックアップ力が強いが，冠動脈挿入時に与える衝撃も太いほど強い．太いものと細いもので叩いたときに，どちらの衝撃が強いかは自明である．8 Fr と 6 Fr では直径は 3/4 であるが，面積はその 2 乗であり 9/16，すなわち約半分となる．細いガイディングカテーテルにはデバイスの適応などに限界があるが，こと冠動脈解離の合併症予防に関しては細いほうが優れている．つまり，細いものは技術的に困難であるが安全性は高い．太いカテーテルは技術的には容易だが安全性を犠牲にする．これらを熟考し，症例に応じた必要最小限のものを選択するのが正しい PCI であろう．

深く入るほど冠動脈解離は起きやすい

❶左冠動脈の場合

意図的にガイディングカテーテルを深く入れる術者はいないと思うが，意図的に深く入れようとすればカテーテルの形状にかかわらず可能である．術者の意図しないところでどれくらい深く入るかという問題のほうが，安全面に関しては重要であろう．Ikari カテーテルよりも Judkins カテーテルのほうが深く入る．さらに，Judkins カテーテルよりも Voda/EBU/XB 型のほうがより深く入る．Voda は，1992 年に Voda カテーテルを報告しているが，深く入って血圧低下を起こす恐れというのを自ら記載している．long-tip カテーテルなのでバックアップが強いという利点があるが，深く入るという欠点を自ら明確にしている．これは，プラークがある左主幹部に対しては冠動脈解離の恐れがあるということに等しい．左主幹部にプラークがある症例にこのタイプを選択するのはお勧めできない．

一方，Ikari カテーテルは Judkins カテーテルを左冠動脈に深く入ることなくバックアップ力を増すことに成功させたものである．パワーポジションにしても tip 先端は最初の位置と不変であり左冠動脈の入り口である．意図的に冠動脈の外でカテーテルを保持した状態で PCI を行うことも可能である．左冠動脈主幹部への安全性という点では，最も優れたカテーテルである．

❷右冠動脈の場合

右冠動脈に対するカテーテルでは Judkins R は最も深く入るリスクが少ないが，バックアップは最も弱いため使用しにくい．Amplatz L と Ikari R は long-tip カテーテルであり深く冠動脈内に入る．避けるには Short Amplatz を使うか，Ikari R の場合 1.0 という短いタイプを使うかである．いずれにしても深く入ることを前提に PCI プランを練る必要がある．Ikari L は 0.035 インチワイヤーでカテーテルを伸ばすと Judkins R の形状になるので，挿入時の解離を避けることができる．ただし，パワーポジションでは左冠動脈では全く深く入らなかったのに，右冠動脈では deep engagement になるので注意を要する．Ikari L のパワーポジションではいずれの右冠動脈用カテーテルよりもバックアップは強い．

いずれにしても右冠動脈の解離はどのカテーテルでも起こりうる．右冠動脈入口周辺の

プラークを診断カテーテルで読影し，術者の心の準備と道具の準備を行い，柔らかい挿入操作が要求される．

　ガイディングカテーテルは PCI の術者であれば必ず操作しなければならない最初の道具であるが，冠動脈入口部に対し凶器へと変貌するので注意を要する．特に左主幹部解離は生命の危機があるため無視できない．これを避ける習慣，つまり診断カテーテルでカテーテルが当たるエリアのプラークの確認を行うことでハイリスク例を選別し，安全なサイズと形状を持ったカテーテルを使用する．そしてソフトで柔らかなカテーテル挿入技術と，PCI 中に安全なカテーテル位置を保つ総合力が必要である．

IX. 合併症の予防および対策

03 | 造影剤アレルギーとアナフィラキシーショック

1. 造影剤アレルギーと喘息

　過去に造影剤アレルギーの既往がある例，喘息がある例には造影剤は使用しないのが原則である．もう1つの冠血行再建である冠動脈バイパス術をまず考慮する．しかしながら，臨床的にPCIを行うほうが患者にとってメリットがある場合には施行せざるを得ない．その場合の前処置を示す．なお，もちろん十分なインフォームドコンセントが必要である．

①簡便な方法[1]
　12時間前（前日寝る前）：メドロール32 mg
　2時間前：メドロール32 mg＋ポララミン2 mg
②ワシントンマニュアル，米国内科学会アレルギー診療ガイドの方法
　13時間前：プレドニン50 mg
　7時間前：プレドニン50 mg
　1時間前：プレドニン50 mg＋レスタミン50 mg
③成人における造影剤による全身性反応に対する予防に関するガイドライン[2]
　12時間前：メドロール32 mg またはプレドニン30 mg
　2時間前：メドロール32 mg またはプレドニン30 mg

　現在，東海大学では①の簡便な方法を採用している．ステロイドの静脈注射による造影剤アレルギーの予防のエビデンスはない．事前の内服が推奨されている．

2. アナフィラキシー[3]

　アナフィラキシーとは，「アレルゲン等の侵入により複数臓器に全身性にアレルギー症状が惹起され，生命に危機を与えうる過敏反応」と定義されている．造影剤によるアナフィラキシーの発症頻度は0.04％と報告されている．

アナフィラキシーの症状

　アナフィラキシーの発症する臓器は多種である．皮膚および粘膜症状はアナフィラキシーの80〜90％，気道症状は70％，消化器症状45％，心血管系症状45％，中枢神経症状は15％とも報告されている．発症の初期には進行の速さや重症度の予測は困難であり，

IX. 合併症の予防および対策

表1 臨床所見による重症度分類

		グレード1（軽症）	グレード（中等症）	グレード3（重症）
皮膚・粘膜症状	紅斑・蕁麻疹・膨疹	部分的	全身性	←
	瘙痒	軽い瘙痒（自制内）	強い瘙痒（自制外）	←
	口唇，眼瞼腫脹	部分的	顔全体の腫れ	←
消化器症状	口腔内，咽頭違和感	口，のどのかゆみ，違和感	咽頭痛	←
	腹痛	弱い腹痛	強い腹痛（自制内）	持続する強い腹痛（自制外）
	嘔吐・下痢	嘔気，単回の嘔吐・下痢	複数回の嘔吐・下痢	繰り返す嘔吐・便失禁
呼吸器症状	咳嗽，鼻汁，鼻閉，くしゃみ	間欠的な咳嗽，鼻汁，鼻閉，くしゃみ	断続的な咳嗽	持続する強い咳き込み，犬吠様咳嗽
	喘鳴，呼吸困難	―	聴診上の喘鳴，軽い息苦しさ	明らかな喘鳴，呼吸困難，チアノーゼ，呼吸停止，$SpO_2 \leqq 92\%$，締めつけられる感覚，嗄声，嚥下困難
循環器症状	脈拍，血圧	―	頻脈（＋15回／分），血圧軽度低下，蒼白	不整脈，血圧低下，重度徐脈，心停止
神経症状	意識状態	元気がない	眠気，軽度頭痛，恐怖感	ぐったり，不穏，失禁，意識消失

血圧低下：1歳未満＜70 mmHg，1～10歳＜[70 mmHg＋（2×年齢）]，11歳～成人＜90 mmHg
血圧軽度低下：1歳未満＜80 mmHg，1～10歳＜[80 mmHg＋（2×年齢）]，11歳～成人＜100 mmHg
[海老澤元宏，伊藤浩明，藤澤隆夫（監修）：食物アレルギー診療ガイドライン2016，日本小児アレルギー学会 食物アレルギー委員会（作成），協和企画（編集・制作・発売），2016より許諾を得て転載]

数分で死に至ることもある．致死的反応において呼吸停止までの時間は，中央値で薬物5分，ハチ15分，食べ物30分と報告されている．アナフィラキシーの重症度を**表1**に示す．

■アナフィラキシーの治療

PCI中の発症であり，直ちにバイタルの維持，酸素投与を行う．

❶アドレナリン筋注（第一選択）

重症度でグレード3（重症）の場合アドレナリンの適応である．気管支拡張薬で改善しない呼吸器症状（中等度）でもアドレナリンの適応である．成人にはアドレナリン0.5 mgを大腿中央部前外側部に筋注する．血中濃度は10分で最高になり，40分で半減する．症状が続く場合には再投与する．経静脈投与は心停止の場合に限られる．

❷その他の薬物治療

• H1抗ヒスタミン薬：瘙痒感，紅斑，じんましん，血管浮腫，鼻および目の症状には有効であるが，呼吸器症状には無効である．

- β_2アドレナリン受容体刺激薬：喘鳴，咳嗽，息切れの下気道症状に有効であるが，上気道閉塞には無効である．
- ステロイド：作用発現に数時間を要するので即効性は期待できない．二相性アナフィラキシーを予防する可能性はあるが，その効果は立証されていない．

❸気道確保

生死を分ける手技となるため，最も上手な施行者が気管内挿管を行う．しかし，咽頭粘膜の腫脹を伴い非常に困難である．場合によっては緊急気管切開も躊躇しない．

文献

1) Lasser EC et al : Pretreatment with corticosteroids to prevent adverse reactions to nonionic contrast media. AJR Am J Roentgenol **162** : 523-526, 1994
2) Morcos SK et al : Prevention of generalized reactions to contrast media : a consensus report and guidelines. Eur Radiol **11** : 1720-1728, 2001
3) 日本アレルギー学会：アナフィラキシーガイドライン（2014年11月17日一部訂正）

IX. 合併症の予防および対策

04 | 末梢塞栓・slow flow

　冠動脈血流は後述する評価方法により評価するが，通常 slow flow は TIMI Flow Grade（後述）に準じて診断される．

> no-reflow：TIMI grade 0 または 1
> slow flow：TIMI grade 2

1. 発生頻度 [1]

　前述の定義に基づく血管造影所見上の slow flow および no-reflow の発生頻度は表1のように報告されている．しかし，心筋コントラストエコー法など異なる診断方法を用いた検討では，より高頻度に発生するとされる [2~5]．

2. 原因

　さまざまな要因が複雑に関与する．心筋組織の虚血に起因して心筋細胞・組織の浮腫に伴う毛細血管の圧排とこれに伴う毛細血管循環障害，また，血管内皮細胞の膨化と浮腫による内皮細胞障害が起きる．さらに，虚血後の再灌流に伴う心筋細胞の浮腫の増悪やフリーラジカルによる組織障害や微小血管の血管攣縮が毛細血管循環障害や内皮細胞障害を助長する．これらに加えて，血小板やフィブリンまたは多核白血球による毛細血管の塞栓性閉塞，また，不安定プラークや血栓そのものに対するバルーンやステントの拡張に起因する機械的な刺激により，これらが粉砕され，末梢への塞栓子として飛散することによる微小血管の塞栓性閉塞も加わり，slow flow の発生へ関与する（図1）[6]．

　slow flow および no-reflow とは，血管造影所見上，冠血流が低下している現象を指す概念である．そのため，広義には冠動脈解離，血腫，末梢塞栓や冠攣縮などによる冠血流

表1 発生頻度
全 PCI：0.6~2%
primary PCI：8.8~11.5%
伏在静脈に対する PCI：8~15%
rotational artherectomy：≦16%

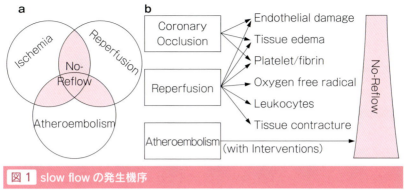

図1 slow flow の発生機序

[Rezkalla SH et al : Circulation **105** : 656, 2002 より引用]

の低下も含まれてしまうが，一般的には，明らかに冠血流低下の原因である場合は，slow flow，no-reflow の概念には含まない．しかし，上述の通り，これらの所見が血管造影所見では明らかでないものの，微小血管レベルでの関与を厳密に区別することは困難であるばかりか，恐らくは，これらの要因が複雑に関与し合っていると考えるべきである．slow flow が発生した場合には，何が最もその発生に寄与しているのかをよく考慮し，slow flow の改善のために何を優先すべきかを検討しなければならない．

3. slow flow 発生予測

　slow flow の発生においては，不安定なプラークの存在とその量，血栓の存在，positive remodeling などが関与するとされる．IVUS 所見では，大きな石灰化によらない後方超音波の減衰［「Ⅵ-11．IVUS」(p160) 参照］，大きな血管径，血栓像の存在などにより特徴づけられる．急性心筋梗塞を対象とした検討では，IVUS 上 180°以上の石灰化によらない後方超音波の減衰を血管長軸方向に 5 mm 以上認め，かつ，plaque rupture を認める場合は高頻度に slow flow を発生する報告もある[7]．さらに，急性心筋梗塞においては，VAMPIRE 試験でも示されたように，発症から PCI までの時間がより経過しているほうが slow flow の発生率は高い[8]．

4. 発生予防

末梢保護デバイス

　末梢塞栓による slow flow 発生予防に用いる．SAFE 試験の結果から伏在静脈バイパスグラフトに対する PCI に対しては no-reflow 発生抑制効果，MACE 発生抑制効果が証明されている．しかし一方で，固有冠動脈に対しては，否定的な結果が目立っている．現在では，急性冠症候群における末梢保護デバイスのルーチンの使用による有効性に関しては

264   IX. 合併症の予防および対策

否定的である.

■エキシマレーザー

　従来なら難治性 slow flow 必発であったであろう非常に血栓量・プラーク量が多い病変, ectasia の強い病変においても, 極めて速やかにこれを処理し得た経験をしており, slow flow 発生の抑制に期待ができる.

■過度の後拡張を避ける

　過大拡張するとプラーク内容物がしぼり出されて slow flow のリスクは上昇する. 過小拡張はステント血栓症のリスクであり, 適切な拡張が必要である.

5. 対策

　slow flow は一度起こると, 血行動態の破綻や致死的不整脈の原因ともなりうる. ひとたび血行動態が破綻すると, slow flow は難治性となり, 状態を安定させるまで大変な労力を要することが少なくない. しかし残念ながら, 原因の項で述べた通り, 単一の原因で起こる現象ではないが故に, slow flow に対して特異的な予防・治療方法はない.

■薬物療法

❶ニコランジル

　血管平滑筋細胞膜表面の ATP 感受性 K^+ （K_{ATP}）チャネル開口作用により, 膜電位の過分極から電位依存性 Ca チャネルを介する Ca^{2+} の細胞内流入を抑制することで, 比較的細い冠抵抗血管拡張作用を有する. また, ニトロ基を有し, 内皮非依存的に一酸化窒素（NO）を生成, 冠血管平滑筋のグアニル酸シクラーゼ活性化を介して cyclic-GMP を産生し, 比較的太い冠血管の平滑筋を弛緩, 拡張する作用も併せ持つ. 半減期は約 6 分である. ニコランジルは術中の slow flow 改善にも有効性があると同時に, 急性心筋梗塞に対する術前投与にて slow flow 発症を抑制するとの報告も散見される.

　• 使用方法：ニコランジル 2 mg を酢酸リンゲル液で総量 10 mL とし, 緩徐に冠動脈内へ投与する. 急速投与をすると心室性不整脈を誘発することがあるため避ける. また, 生理食塩水などのカリウムを含まない溶液を用いての投与は稀に心室性不整脈を起こすことがあるため, 酢酸リンゲル液など, カリウムを含む溶液での溶解が望ましい.

❷ニトロプルシドナトリウム

　化学構造に NO を持つ硝酸薬系血管拡張薬の 1 つで, NO を放出することで冠血管の血管平滑筋のグアニル酸シクラーゼ活性化を介して cyclic-GMP を産生, 冠動脈拡張作用を持つ. 本剤の作用発現には cGMP の産生によるため, cGMP の分解抑制作用を持つ PDE V 阻害薬との併用で過降圧となるため併用は避ける. 本剤は血管内皮の状態に依存せず, 非酵素的に NO を放出することができる "NO ドナー" であるがため, 冠動脈に対して

は，他の硝酸薬系薬剤よりも比較的細い冠動脈に対しても拡張作用があるといった特徴を有する一方で，coronary steal 現象を起こしうるという側面も持つ．効果発現まで 30 秒程度，半減期は 2〜3 分程度と短く，作用も 10 分以内に消失するため，効果発現・消退が早い薬剤だが，強力な血圧降下作用を持つため，過度の降圧に中止しながら使用する．急性心筋梗塞において発生した slow flow に対する改善効果は確立しており[9,10]，近年の報告ではニコランジルよりも血流の改善度は優れているとの報告もある[11]．

• 使用方法：ニトプロ（6 mg/2 mL）＋を生理食塩水で希釈し総量 100 mL とする（6 mg/100 mL）．これを 1 mL（60 μg）とり，乳酸リンゲル液 9 mL と合わせて総量 10 mL とし（60 μg/10 mL），これを 1〜2 mL（6〜12 μg）ずつ冠動脈内へ投与する．

昇圧

　slow flow が発生すると，一時的に心機能の低下から体血圧の低下を認め，これがさらに slow flow を助長・難治化させるといった悪循環に陥ることがある．逆に体血圧は冠動脈還流圧を維持するために重要であり，slow flow の改善に必須である．したがって，slow flow に対しては血圧を維持することが非常に重要である．まずは昇圧剤による昇圧を行い，これにより速やかに昇圧を図れない，slow flow が改善しない場合には，速やかに IABP の留置を行う．

血栓吸引

　slow flow の原因として遠位塞栓の関与が考慮される場合には，血栓吸引が試されるべきであろう．血栓吸引デバイスはそのシンプルな構造から使用が簡便であり，かつ吸引デバイスであると同時に，超選択的に標的の病変部位に直接上記に挙げた薬剤投与を行うこともできるため有用である．

　ステント留置，冠動脈バイパス，ニトロ冠動脈注入，血栓溶解剤などは slow flow の治療として無効と考えられている．

文献

1) Prasad S, Ian T M : Current approach to slow flow and no-reflow. Cardiac Interventions TODAY January/February 2008 : 43-51, 2008
2) Ito H et al : Lack of myocardial perfusion immediately after successful thrombolysis. A predictor of poor recovery of left ventricular function in anterior myocardial infarction. Circulation **85** : 1699-1705, 1992
3) Henriques JP et al : Incidence and clinical significance of distal embolization during primary angioplasty for acute myocardial infarction. Eur Heart J **23** : 1112-1117, 2002
4) De Luca G et al : Unsuccessful reperfusion in patients with st-segment elevation myocardial infarction treated by primary angioplasty. Am Heart J **150** : 557-562, 2005
5) van't Hof AW et al : Angiographic assessment of myocardial reperfusion in patients treated with primary angioplasty for acute myocardial infarction : myocardial blush grade. Zwolle

myocardial infarction study group. Circulation **97** : 2302-2306, 1998

6) Rezkalla SH, Kloner RA : No-reflow phenomenon. Circulation **105** : 656-662, 2002

7) Endo M et al : Impact of ultrasound attenuation and plaque rupture as detected by intravascular ultrasound on the incidence of no-reflow phenomenon after percutaneous coronary intervention in st-segment elevation myocardial infarction. JACC Cardiovasc Interv **3** : 540-549, 2010

8) Ikari Y et al : Upfront thrombus aspiration in primary coronary intervention for patients with st-segment elevation acute myocardial infarction : Report of the VAMPIRE（VAcuuM asPIration thrombus REmoval）trial. JACC Cardiovasc Interv **1** : 424-431, 2008

9) Wang HJ et al : Treatment of slow/no-reflow phenomenon with intracoronary nitroprusside injection in primary coronary intervention for acute myocardial infarction. Catheter Cardiovasc interv **63** : 171-176, 2004

10) Pasceri V et al : Effects of the nitric oxide donor nitroprusside on no-reflow phenomenon during coronary interventions for acute myocardial infarction. Am J Cardiol **95** : 1358-1361, 2005

11) Kobatake R et al : Comparison of the effects of nitroprusside versus nicorandil on the slow/no-reflow phenomenon during coronary interventions for acute myocardial infarction. Heart Vessels **26** : 379-384, 2011

Ⅸ. 合併症の予防および対策

05 | 後腹膜出血

後腹膜出血はカテーテル手技において，大腿動脈アプローチに伴う合併症である．何らかの原因で大腿動脈の周辺に予期せぬ出血が起こることで引き起こされるが，時に致命的となる重大な合併症である．

1. 原因

さまざまな原因があるが，代表的なものを記す．

穿刺部からの出血

鼠径靱帯よりも高位の総大腿動脈に穿刺した場合や穿刺時大腿動脈を貫通させてワイヤーを挿入（セルジンガー法）した場合，穿刺時に動脈の枝を刺し貫いた場合に起こりうる．穿刺部周辺の皮下出血を伴うことが多い．

ガイドワイヤーによる出血

穿刺後ガイドワイヤーを進めていく際に，ワイヤーが総腸骨動脈の方向に進まずに分枝血管内へ迷入してしまうことがある．このときにガイドワイヤーにより血管損傷を起こし出血すると，大腿筋群や腹斜筋，さらには進展して腸腰筋などにおける筋層内出血に発展し，後腹膜出血の範疇までに至る．この場合，穿刺部周辺の皮下出血は認めないことが多い．

血管損傷による出血

透析患者などにしばしばみられる強い石灰化を伴う動脈硬化の顕著な症例においては，その影響で総腸骨動脈，外腸骨動脈などのシース，カテーテルの通り道が弾性を失っており，また血管蛇行が著しいこともあるためシースやガイディングカテーテルの挿入が困難なことがしばしばある．そういった症例の多くは stiff wire やロングシースの挿入の際，血管を物理的に長軸方向に引き伸ばしてカテーテルを進めていくことになるが，血管の引き伸ばしが脆弱な動脈を損傷させ，出血を招くことがある．

2. 診断

後腹膜出血の診断は，体表面における腫脹などの変化が必ずしも認められない．そのた

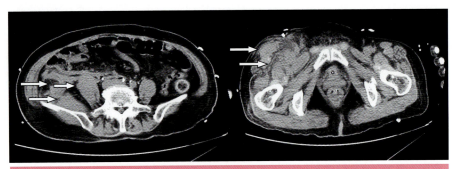

図1 腹部CT

右大腿動脈穿刺によるPCIを施行しCCU帰室後，下腹部痛と貧血の進行を認めた後腹膜出血のCT画像．右大腿の穿刺部周囲から，後腹膜に至るまで血腫が連続性に存在している．

め出血性ショックによるvital signの変化（血圧低下，心拍数上昇）や貧血の進行（ヘモグロビン，ヘマトクリット値の進行性の低下）などにより，カテーテル終了後，病棟にて疑われることが多い．また時に下腹部痛や腰痛，股関節痛などの訴えで気付くこともある．

大腿動脈穿刺後に上記のような病態の変化が認められれば，まず後腹膜出血を疑い，診断確定のため腹部CT検査を速やかに施行する必要がある（図1）．腎機能障害患者であれば腹部超音波検査や腹部単純CT検査にてある程度評価は可能であるが，腎機能に問題がないのであれば造影CTが望ましく，血腫の大きさや現状の出血，あるいはおおまかな出血源などが確認できる．血液検査もヘモグロビン，ヘマトクリットの変化のみならず，大量出血に伴うDIC徴候がないか凝固線溶系のチェックも必ず行う．またPCI時にはほぼ必ずヘパリンをボーラス投与しており，APTT値はACTとともに必ず迅速にチェックすべき項目である．

3. 治療

止血できなければ救命できないため，外科的止血を躊躇してはいけない．出血性ショックは赤血球輸血を含む輸液管理を行う．ヘパリンや抗血小板薬のため止血困難なことが多い．また発見時はすでにDICを起こしていることもあり要チェックである．DICになる前に止血できるかどうかが重要であり，緊急対応が必要である．

後腹膜出血は大腿動脈アプローチに特異的なカテーテル合併症であり，ワイヤーの迷入は術者も気付いていないことが多い．カテーテル後に突然血圧低下をきたすような場合にはまず第一に考えるべき病態である．

IX. 合併症の予防および対策

06 造影剤腎症

　造影剤腎症は日常臨床でしばしば遭遇する合併症の1つであるが，その臨床的意義，発症予防，長期予後などまだ議論の余地が多い．慢性腎臓病（CKD）患者においては，その発症リスクが高いことがよく知られている．CKD の存在により過剰に腎死を懸念するあまり，造影剤使用を回避する結果，不十分な介入となり心疾患リスクの高い CKD 患者の予後を悪くしてしまうというジレンマが生じるが，これを renalism と称する[1]．

1. 定義

　造影剤腎症は「ヨード造影剤投与後，72 時間以内に血清クレアチニン（SCr）値が前値より 0.5 mg/dL 以上または，25% 以上増加した場合」と定義されている[2]．これまで contrast induced nephropathy（CIN）と記載されることが多かったが，近年 contrast induced acute kidney injury（CI-AKI）と記載されている文献も多い．本項では CI-AKI で統一して記載する．

　CI-AKI は，広義では薬剤による急性腎障害（AKI）の1つであるので，AKI 診断基準に基づいて定義されることもある．

　ちなみに AKI の国際基準には 2004 年に Acute Dialysis Quality Initiative（ADQI）により作成された RIFLE 分類（Risk, Injury, Failure, Loss of kidney function, and End-stage kidney disease）と，2007 年 Acute Kidney Injury Network により作成された AKIN 分類があるが，いずれも重症度の分類であり，主に正常腎機能患者における AKI を対象としている．わが国における CI-AKI の基準には，RIFLE あるいは AKIN はいくつかの理由により適用されていない．

2. 頻度と疫学

　CI-AKI の疫学として最も知られるのは 2004 年の Mehran らの報告である[3]．単施設ではあるが6年分の前向きインターベンション・データベースから，手技前と 48 時間後の血清クレアチニン値が得られている 8,443 例を解析対象としている．全症例 13.1% に CI-AKI が発症したと報告されている．その結果から CI-AKI の発症リスクをスコア化したものが図1 である．

IX

合併症の予防および対策

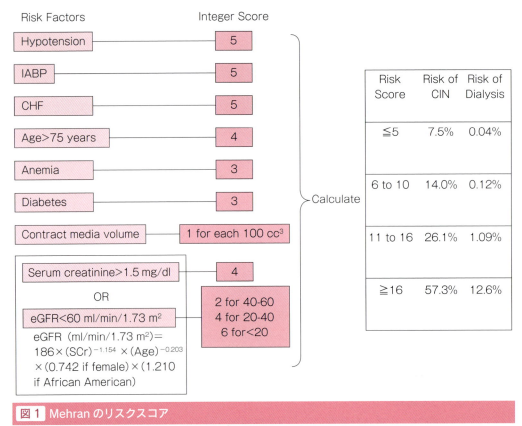

図1 Mehran のリスクスコア

［文献3）より引用］

3. 造影剤腎症の予防

造影剤腎症のリスクは以下の通りさまざまであるが，eGFR，なかでも CKD（eGFR 値 60 mL/min/1.73 m² 未満）の合併が最も重要である．

①慢性腎臓病（CKD）
②造影剤使用量
③造影剤使用頻度
④ヨード濃度
⑤造影剤の浸透圧（高浸透圧性造影剤）
⑥利尿薬の使用（血管内脱水）
⑦NSAIDs の併用

造影剤量を減らす

腎機能に見合った造影剤使用量の上限として，MACD（maximum-allowance contrast dose）という概念が提唱されている．

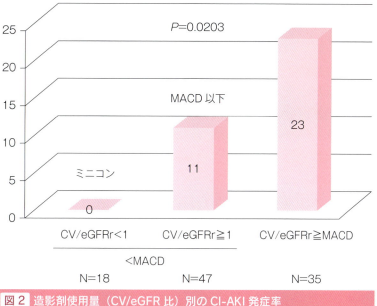

図2 造影剤使用量（CV/eGFR比）別のCI-AKI発症率

［文献5）より引用］

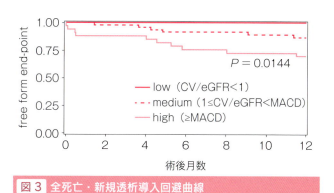

図3 全死亡・新規透析導入回避曲線

［文献5）より引用］

■ MACDの計算式

$$造影剤使用量上限（cc）= \frac{体重（kg）\times 5}{血清クレアチニン値（mg/dL）}$$

造影剤使用量がMACDを超えるとCI-AKIの発症が増えることが報告されている[4]．

筆者らの後ろ向き解析では，MACD以下ではCI-AKIの発症を低下させるが，eGFR×1以下という極少量に低下させる方法（minimum contrast PCI）にてさらに発症率を低下させた（図2）[5]．

予後の改善も見込まれるが（図3），IVUSガイドの技術が必要であり，習得にはトレーニングが必要である．

術前補液

　この他に十分なエビデンスとして推奨されるのは，術前・術後の十分な補液がある．標準的には PCI 施行の 24 時間前から生理食塩水による輸液を行うことが一般的である．尿のアルカリ化が CI-AKI の予防には重要とされ，重炭酸塩を含む輸液が推奨された時期もあったが，生理食塩水を上回るかどうかは不明である．術後も 24 時間を継続する．筆者らの施設では，術前時間あたり 40〜60 mL で輸液負荷を行い，術中は時間あたり 100 mL へ増量，手技終了後再度時間あたり 40〜60 mL へ戻すように調節している．

N アセチルシステイン（NAC）

　N アセチルシステイン（NAC）の投与が有効であるとする報告もあったが，近年ではこれを否定する論文もある[6]．わが国では NAC の CI-AKI 予防目的の投与は薬事承認を得ていないので off-label であり，効果は明らかではない．

　そもそも CKD 患者群は，非 CKD 患者群と比較して生命予後が著しく悪く，心血管イベント発生が多い．CKD 例の 8 割は心血管イベントで死亡し，透析導入できるのは 2 割といわれている．必要な PCI は行われるべきであるが，CI-AKI の合併はできるだけ減らす努力が必要である．

文献

1) Chertow GM et al : "Renalism": inappropriately low rates of coronary angiography in elderly individuals with renal insufficiency. J Am Soc Nephrol **15** : 2462-2468, 2004
2) 日本腎臓学会，日本医学放射線学会，日本循環器学会：腎障害患者におけるヨード造影剤使用に関するガイドライン 2012, http://www.radiology.jp/content/files/iodine_guideline.pdf
3) Mehran R et al : A simple risk score for prediction of contrast-induced nephropathy after percutaneous coronary intervention : development and initial validation. J Am Coll Cardiol **44** : 1393-1399, 2004
4) Cigarroa RG et al : Dosing of contrast material to prevent contrast nephropathy in patients with renal disease. Am J Med **86** : 649-652, 1989
5) Ogata N et al : Safety margin of minimized contrast volume during percutaneous coronary intervention in patients with chronic kidney disease. Cardiovasc Interv Ther **29** : 209-215, 2014
6) Briguori C et al : Renal Insufficiency Following Contrast Media Administration Trial (REMEDIAL) : a randomized comparison of 3 preventive strategies. Circulation **115** : 1211-1217, 2007

Ⅸ. 合併症の予防および対策

07 | ヘパリン起因性血小板減少症（HIT）

　ヘパリン起因性血小板減少症（heparin induced thrombocytopenia：HIT）とは，ヘパリン投与に起因する血小板減少症であり，重篤な血栓塞栓症を引き起こすことのある疾患である．HIT は，物理的機序による Type Ⅰ と，免疫学的機序による Type Ⅱ に分類される．Type Ⅰ は，通常ヘパリン投与 2～3 日後に血小板低下が出現して，血栓症などの合併症の出現もない．また，ヘパリンの投与を中止しなくても，血小板数も自然回復する．一方，Type Ⅱ は，血小板第Ⅳ因子とヘパリンの複合体を抗原とする自己抗体（HIT 抗体）により，血小板が活性化されトロンビンが過剰となることにより，血小板の減少に加えて，血栓塞栓症を引き起こしうる病態である．表 1 に，HIT type Ⅱ の病型分類を示す．

1. カテーテル室における HIT

　カテーテル施行時に問題になる HIT とは，ヘパリン投与に伴い主に冠動脈に難治性の血栓が出現する場合であり，致死的なカテーテル合併症になりうる．通常は，静脈血栓が多い（静脈血栓：約 70％ vs 動脈血栓：約 30％）が[1]，PCI 中では動脈内に異物を留置した状態になっており，冠動脈内やカテーテル内部に発症することが多い．

　診断としては，ヘパリン投与後の原因不明の血栓で血小板減少（50％以下あるいは 10 万 /μL 以下）を認めていることが重要であるが，血小板の減少よりも血栓症が先行する例も 1/3 程度あり注意が必要である[2]．また，ヘパリン投与後の発熱，悪寒，呼吸困難感，悪心，嘔吐なども HIT を疑わせる症状である．また，HIT 抗体の測定は感度 97％，特異度は 74～86％であり診断上有用であるが[2]，すぐに結果がわからない点に難がある．

表 1 HIT type Ⅱ の病型分類

❶ 通常発症型
　ヘパリン投与を開始した 5～14 日後に血小板減少が出現して，その内の約半数で血栓塞栓症が発症する．HIT type Ⅱ の約 70％を占める．
❷ 遅延発症型
　ヘパリン投与中止後（主に中止 5～10 日後）に，残存している HIT 抗体により発症する，非常に稀な病型である．
❸ 急性発症型
　過去のヘパリン曝露により HIT 抗体がすでに存在しており，ヘパリンの投与数分～数時間で急性に発症する病型であり，HIT type Ⅱ の約 30％を占める．
❹ 早期発症型
　ヘパリンの曝露に関係なく自然抗体として HIT 抗体が存在して，ヘパリンの初期投与後すぐに発症する，稀な病型である．

実際の臨床では，ヘパリンが十分に投与されているにもかかわらず（点滴漏れや薬剤，シリンジ間違いによるヘパリンの投与ミスがないかも確認すべき），カテーテル中に原因不明の血栓が出現した場合は，HIT と考えて即刻対応するべきである．

HIT 抗体はヘパリン曝露後，100 日程度で消失する一過性抗体であり[3]，ヘパリン曝露 100 日以内は特に注意が必要である．しかし，ヘパロックなどにより気付かれずに曝露されている場合や，頻度は少ないが生来 HIT 抗体を有している早期発症型の場合があり，過去にヘパリン曝露歴がないと思われる場合も HIT は常に念頭に置くべきである．

2. HIT 時の対応

PCI 中の原因不明の血栓症から HIT が疑われた場合は，診断より先に即刻治療を行う．HIT の病態の本質は，HIT 抗体によるトロンビンの過剰であり，治療の中心はヘパリンを中止し，抗トロンビン薬（アルガトロバン水和物：ノバスタン，スロンノン）を開始することである．以下に当院での PCI 中の HIT 対応プロトコールを示す．

① ヘパリンの追加投与は一切しない
② スロンノン 0.1 mg/Kg を緩徐静注する
　　例：体重 50 kg であればスロンノン 1/2A（5 mg）を緩徐静注する
③ トレー内や造影剤用（3 連や ACIST）のヘパリン生食をアルガトロバン生食に切り替える．トレー内は，スロンノン 10 mg（1A）＋生食 1,000 mL で作製．造影剤用は，スロンノン 1 mg（0.2 mL）＋生食 200 mL で作製する
③ すぐに持続静注を 6γ で開始する（アルガトロバンの半減期は 15〜30 分と短いため）
　　例：スロンノン 10 mg（5A）/ 生食 40 mL で，体重 50 kg であれば 18 mL/hr で開始
④ PCI 中は ACT を 250〜450 秒になるようにコントロールする

上記が当院のプロトコールであるが，PCI 中の HIT は緊急事態である場合が多く，投与量などを間違わないようにわかりやすい表にしてカテーテル室内に常備しておくのが望ましい．

PCI 後は，アルガトロバンの持続投与を 0.7γ に減量して，その後は aPTT 1.5〜2.5 を指標に投与量をコントロールする．肝代謝であり，肝機能低下例では，aPTT を頻回に測定して，より厳密なコントロールが必要になる．血小板数が改善するまでは，持続投与継続するべきである．また，HIT では，血小板輸血は禁忌である．

HIT はカテーテルにおいて一定の確率で起こる合併症であり，いつ起きても対応できるように，カテーテル室のスタッフ全員で事前に準備をしておくことが大切であると考える．

文献

1) Victor JM et al（eds）: Hemostasis and Thrombosis : Basic Principles and Clinical Practice 6th edition, LWW, Philadelphia, p1292-1307, 2012
2) 厚生労働省：重篤副作用疾患別対応マニュアル　ヘパリン起因性血小板減少症（HIT），平成22年3月（http://www.mhlw.go.jp/topics/2006/11/dl/tp1122-1f33.pdf）［2017年6月6日参照］
3) Warkentin TE, Kelton JG : Temporal aspects of heparin-induced theombocytopenia. N Engl J Med **344** : 1286-1292, 2001

IX. 合併症の予防および対策

08 脳血管障害

PCI周術期の合併症として脳卒中が発症した場合には，院内死亡率が著しく高まることが報告されており[1]，PCIの成績向上のためには，脳卒中予防は必須である．

1. 発生頻度

46,888症例のPCIを後ろ向きに検討した the Euro heart survey percutaneous coronary intervention registry によると，全PCI症例の0.4％に脳卒中が発生していた[1]．待機的症例では0.3％で，緊急症例では0.6％であり，緊急PCIで多い結果であった．診断のみの心臓カテーテル検査では，0.1％の発症率と言われており，それに比較すると明らかに高率である．診断の場合に比べて，PCI時には大きなサイズのカテーテルを使用することや，長時間の手技になることが原因と考えられている．小さいサイズのガイディングカテーテルで，短時間で手技を終えることは，脳卒中予防のためには有用である．

脳卒中は，虚血性脳卒中と出血性脳卒中のいずれも起こりうるが，虚血性脳卒中が多い．

2. 原因とその対策・予防

虚血性脳卒中発症の一番の原因としては，ガイドワイヤーやガイディングカテーテルが大動脈を通過する際に，大動脈内のアテローム性プラークが剝がれて頭蓋内動脈に流れて閉塞させてしまうことが考えられる．それ以外にも，カテーテル内のデブリスや空気を打ち込んでしまうことによって発症することがあり，これらを起こさないように注意する必要がある．

カテーテル挿入直後

ガイディングカテーテル挿入直後には，カテーテル内に動脈壁からのアテローム性プラークが付着している可能性があり，内容物をすべて引いた上でフラッシュすることが重要である．

造影剤注入中のマイクロ塞栓

心臓カテーテル検査あるいは治療の前と治療24時間後にMRIを撮影した前向きの検討によれば[2]，無症状ではあったものの，15％の症例で新規の脳梗塞の所見がみられていた．

経頭蓋ドプラ超音波による検討では，ほとんどの症例でカテーテル手技中にマイクロ塞栓がみられたという報告もある[3]．それらの大部分は造影剤注入時に起きており，一部はガイドワイヤーやカテーテルを操作中に生じていた．造影剤注入中のマイクロ塞栓は，わずかな気体の混入によるものと考えられるが，それらにおいては脳卒中イベントが問題になることは少ない．イベントを起こすような大きな血栓や空気を誤って注入しないように，カテーテル内は常にフラッシュを心掛ける必要がある．

動脈壁からのマイクロ塞栓

一方，ガイドワイヤーやカテーテル操作中に生じる，動脈壁からのアテローム性プラークによるマイクロ塞栓は，脳卒中のイベントに結びつくものであり，これらが臨床的には問題である．経大腿動脈アプローチよりも経橈骨動脈アプローチで高率であり，手技時間が長くなるほど高率であったとの報告もある[4]．経橈骨動脈アプローチでは，時にガイディングカテーテルの冠動脈口への挿入に難渋することがあるが，雑なガイドワイヤーやガイディングカテーテルの操作は，厳に慎むべきである．

PCI 周術期

大動脈内の石灰化や動脈硬化病変からの末梢塞栓によって起きるこれらの PCI 周術期の虚血性脳卒中には，血栓溶解療法は無効のように考えられる．しかしながら，心臓カテーテル検査や治療後の虚血性脳卒中に対する t-PA の効果を後ろ向きに検討した報告によれば，死亡率や出血性合併症を増加させることなく，有意に症状の改善がみられた[5]．そのため，PCI 後に脳卒中が疑われた場合には，直ちに CT や MRI を施行して出血性脳卒中を否定した上で，脳卒中専門医と相談しながら t-PA の投与を検討すべきである．

抗血小板薬，抗凝固薬の使用

抗血小板薬 2 剤に加えて，術中に抗凝固薬を使用することによって，約 0.1% の危険性で出血性脳卒中も合併する．高齢者など出血性リスクが高いと思われる患者においては，抗凝固薬を効かせ過ぎないこと，適切な血圧管理を行うことが，出血性脳卒中の予防には重要である．出血性脳卒中がみられた場合には，プロタミンでヘパリンの効果を中和させた上で，適切な血圧管理，脳圧管理を行う必要がある．大きな出血の場合には，外科的処置が必要になることもあることから，脳卒中専門医との連携は必須である．

3. 危険因子

PCI 周術期脳卒中の患者側危険因子として，高齢，糖尿病，高血圧，脳卒中の既往，腎不全，心不全などが指摘されており，手技上の危険因子として，緊急治療例，長時間施行例，静脈グラフトへの PCI，IABP 併用の PCI などが指摘されている．これらの危険因子を有する症例の PCI では，抗凝固薬を適切に使用した上で，より慎重にガイドワイヤー

やガイディングカテーテルの操作をするとともに，何らかの神経徴候がみられた場合には，CT や MRI で適切に診断して，早急に適切な対応を行うことが重要である．

文献

1) Werner N et al : Incidence and clinical impact of stroke complicating percutaneous coronary intervention : results of the Euro heart survey percutaneous coronary interventions registry. Circ Cardiovasc interv **6** : 362-369, 2013

2) Büsing KA et al : Cerebral infarction : incidence and risk factors after diagnostic and interventional cardiac catheterization--prospective evaluation at diffusion-weighted MR imaging. Radiology **235** : 177-183, 2005

3) Leclercq F et al : Transcranial Doppler detection of cerebral microemboli during left heart catheterization. Cerebrovasc Dis **12** : 59-65, 2001

4) Lund C et al : Cerebral emboli during left heart catheterization may cause acute brain injury. Eur Heart J **26** : 1269-1275, 2005

5) Khatri P et al : The safety and efficacy of thrombolysis for strokes after cardiac catheterization. J Am Coll Cardiol **51** : 906-911, 2008

Ⅸ. 合併症の予防および対策

09 カテーテルがねじれて抜けない

　カテーテルがねじれて抜けなくなる以前に，ねじれていることに早めに気付かなければならない．カテーテル操作中に抵抗を感じたら，カテーテルの折れ，キンク，ねじれが生じている可能性があるため原因究明を行う．

　血管蛇行が強い部分をカテーテルが通過し，操作する場合にカテーテルがねじれることが多いと考えられる．大腿動脈アプローチの場合は，ロングシースを用いること，橈骨動脈アプローチはワイヤーでサポートしカテーテル先端にトルクが伝わっていることを確認しながら，カテーテル操作を行うことなどを念頭に日頃から注意することが望ましい．

1. 基本的な対処法

　それでも，カテーテルがねじれてしまったときの対処法について，基本的には時計回りに回していれば反時計回りへ回し，反時計回りに回していれば時計回りに回すことでねじれが解消し，ワイヤーを挿入して抜去することが，最初の段階で試される．無理な操作はカテーテルの切断，血管損傷の可能性があるため避けるべきである．その他の方法について以下に述べていく．

2. 同穿刺部により大きいカテーテル外筒を挿入

　以下に述べる方法は，「1. 基本的な対処法」で解決されない場合であり，ガイディングカテーテルのねじれにより，ガイドワイヤーは通らないことが前提の処置である．

　大腿動脈アプローチ時，6 Fr シースを挿入し，6 Fr ガイディングカテーテルを使用している場合は，カテーテルがねじれ，結節状になっている．大きさにもよるが，7 Fr あるいは 8 Fr 相当のシースの外筒への入れ替えをガイディングカテーテル下に行う．そのまま外筒の中にねじれたカテーテルを入れてシースごと抜去を試みる．

　橈骨動脈アプローチも，ほぼ同様の考え方による抜去法の報告がある[1]．また，シースレスガイディングカテーテルを用いた抜去の報告もある[2]．しかしながら，大腿動脈に比べて血管径の細い部位での操作となるために血管損傷に細心の注意が必要である．

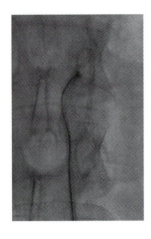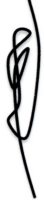

図1 下行大動脈でのカテーテルのねじれ

大腿動脈アプローチにて RCA に engage を試みているときにねじれが発生．ガイドワイヤーを抜いた状態で操作をしていた．このねじれでは，ガイドワイヤーは通過できなかった（右はねじれたガイドの模式図）．

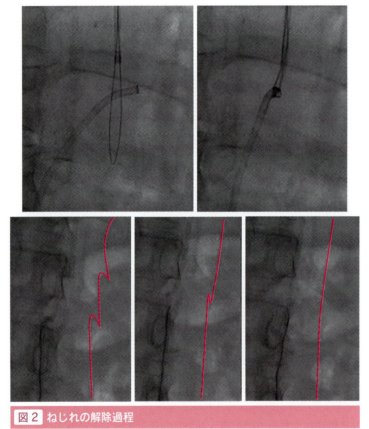

図2 ねじれの解除過程

左肘動脈アプローチにてガイディングカテーテルの先端をスネアにて把持．先端を把持した状況で，ガイディングカテーテルのねじれをゆっくり解除する．

3. 他の穿刺部からのアプローチ

　他の穿刺部からアプローチを試み，ねじれたカテーテルの先端をスネアなどで補足し，ねじれをとる方法である．文献による報告もされている[3]．当院でも，この方法でねじれ

たカテーテルを抜去した経験があり，図1，2に示す．

　以上が，ねじれたカテーテルを抜去する方法である．抜去に成功しない場合は，血管外科に抜去術を依頼することになる．繰り返しになるが，カテーテルがねじれて抜けなくなる状況に至らぬよう，細心の注意を払って，カテーテル操作を行う必要がある．

文献

1) Leibundgut G et al : Percutaneous retrieval of a twisted guide catheter using a longer second radial sheath. Catheter Cardiovasc Interv **83** : 560-563, 2014

2) Aminian A et al : Severe catheter kinking and entrapment during transradial coronary angiography : percutaneous retrieval using a sheathless guide catheter. Catheter Cardiovasc Interv **85** : 91-94, 2015

3) Michael TT et al : Percutaneous retrieval of a fractured guide catheter using contralateral snaring. J Invasive Cardiol **24** : E176-178, 2012

IX. 合併症の予防および対策

10 | コレステロール塞栓

カテーテル合併症の1つとしてコレステロール塞栓がある．稀な合併症であるが，一旦起こると重篤になり死亡率が高いため，カテーテルに携わるものとしては理解しておく必要がある．

1. コレステロール塞栓とは？

コレステロール塞栓症は，全身性の心血管系疾患の1つである．カテーテル操作，大血管手術や抗凝固療法などの機械的および化学的損傷が誘因となり，大血管に存在する粥状硬化巣とそれを覆う防御的血栓が損傷され，その構成成分であるコレステロール結晶が飛散して全身の末梢小血管を塞栓することによって，多彩な臓器障害をきたす疾患である．

PCI関連としては，腹部大動脈に強い粥状硬化病変を持つ症例に対し，大腿動脈アプローチ（TFI）カテーテル操作後に，下肢皮膚症状と腎機能障害が出現するときに強く疑われる．

2. 症状

皮膚：網状皮斑（livedo reticularis），blue toe 症候群
腎臓：急性から亜急性腎不全
消化器：腸管の出血，虚血，潰瘍形成など
脳：一過性脳虚血発作，脳梗塞
心臓：心筋梗塞
その他：発熱，筋痛などの血管炎症状に似た症状，膵炎，副腎不全など

3. 検査所見

好酸球増多，炎症反応（CRP，血沈）が上昇する．

4. コレステロール塞栓を疑うとき

PCI後に網状皮斑やblue toe症候群などの皮膚症状が出現し腎機能が悪化していくときにはコレステロール塞栓を疑う.

5. 確定診断

生検により，特徴的な針状のコレステリン結晶が小血管に塞栓している組織像が証明されれば確定診断である．皮膚，腎臓などの部位から行う.

6. 予後・治療

確立された治療法はないが，スタチンによるコレステロール低下療法，LDLアフェレーシスなどが試みられている．予後は不良であり死亡率は高い.

7. 予防法

治療法が確立されたものはないので重要なのは予防である．PCIの適応となる冠動脈疾患症例はもともとすべてハイリスク症例であるが，その中でも超ハイリスク例は腹部大動脈の浮遊性アテローマである．腹部エコーまたはCTにおいて描出される場合には大腿動脈アプローチ（TFI）は避けるべきである．メカニズムを考えれば，当然橈骨動脈アプローチ（TRI）においてはコレステロール塞栓のリスクは少ないが，エビデンスとして確立していない．カナダからの10万例のPCI登録データベースでTRIはTFIよりも腎機能悪化が少なかったのは，コレステロール塞栓が少ないためかもしれない．筆者の経験で，冠動脈疾患に対しPCIを橈骨動脈から行ったときには腎機能悪化もなく，引き続き同じ症例に大腿動脈アプローチで頸動脈ステントを施行したときに，腎機能悪化と好酸球増多を認めた症例がある．大腿動脈アプローチの場合には腹部大動脈のスクリーニングをするべきなのかもしれない.

Ⅸ. 合併症の予防および対策

11 | 偽性動脈瘤・動静脈瘻

いずれも代表的な穿刺部合併症であり，穿刺が不適切か，止血が不適切な場合に起こる．

仮性動脈瘤

止血が不十分な状態である．穿刺部位に形成された血管外血腫と血管内が交通し，止血終了後も血腫内に血流を認める状態である．瘤は血管壁構造を有しないため，"仮性"動脈瘤に分類される．

動静脈瘻

穿刺時に静脈を貫いて動脈に穿刺してしまうために生じる．動脈と静脈の交通が生じ，止血を終了しても，その交通が残存し，動脈から静脈へのシャント血流を認める状態である．

1. 頻度・リスクファクター

大腿動脈穿刺による穿刺部合併症発生率は，診断造影で0.1〜1.5％，PCIで6％程度とされる．大腿動脈アプローチで心臓カテーテルを行った18,165症例の検討では，全体の1.8％に穿刺部合併症を認め，仮性動脈瘤は1.2％，動静脈瘻は0.6％に認められた[1]．ただし，これらの合併症は無症候で経過することが多く，認識されずに経過している例が少なくない．大腿動脈穿刺後にルーチンの超音波検査を行った検討では，穿刺部合併症は9％と非常に多いことが指摘されており，潜在的な合併率はより高頻度であると考えられる[2]．橈骨動脈穿刺では圧倒的に発生率は低いが，仮性動脈瘤や動静脈瘻合併の症例報告が散見される．リスクファクターを表1にまとめた．

2. 症状と自然経過

仮性動脈瘤は，穿刺部位での疼痛，腫脹，拍動性腫瘤で気付かれ，thrillやbruitを伴う．時に腫瘤による圧排から虚血，静脈血栓，神経症状が出現することもある．また，瘤自体の感染やコンパートメント症候群を起こすこともある．瘤が破裂すると，周辺の腫脹・疼痛と貧血の進行をきたし，殊に破裂が後腹膜で起きる（後腹膜出血）と，出血は気付かれにくく，また出血も大量になりやすいため，出血性ショックとなり致命的となるこ

表1	リスクファクター
手技因子	診断＜治療，動脈・静脈両方へのカテーテル留置，浅大腿動脈・深大腿動脈へのカテーテル，待機＜緊急，大口径シースの留置，左側大腿動脈穿刺
術者因子	低い穿刺部位，不適切な圧迫止血
患者因子	肥満，抗凝固薬，維持透析，石灰化した動脈，高血圧，女性，末梢動脈病変

ともある．小さな仮性動脈瘤（2〜3 cm 以下）の多くは自然に血栓性閉鎖をする[3]．

　動静脈瘻の多くは無症状で経過する．左-右シャントから，心不全の増悪が懸念されるが，一般的に心房や心室中隔欠損症ではシャント量が心拍出量の 30％以上になると代償不全をきたすとされる．しかし，動静脈瘻のシャント量は中央値 310 mL/ 分（IQR：160〜510 mL/ 分）であり，穿刺による動静脈瘻のみで心不全をきたすことは稀である[4]．しかし，既存のシャント性疾患および透析患者はこの限りでない．ある報告では，動静脈瘻を合併した 38％が 1 年以内に自然閉鎖をし（そのうち 69％が 4 ヵ月以内に自然閉鎖），残りは自然閉鎖しなかったが，無症候で経過したと報告している[4]．

3. 好発部位

　穿刺部合併症の多くが，大腿動脈より低位での浅大腿動脈と深大腿動脈分岐下の穿刺に起因している[1]．仮性動脈瘤では 54％，動静脈瘻では 84％が低位穿刺と関連している．

4. 大腿動脈の至適穿刺部位

　合併症を避けるには，確実に大腿動脈穿刺をすることである．大腿骨および鼠径靱帯と CFA の分岐との関係に関する報告では，鼠径部の皺（大腿の付け根）上での穿刺では 78％が分岐より遠位を穿刺することになり推奨されない．大腿骨頭の中間レベルでの穿刺では，99％で分岐より近位で穿刺できることが示され，X 線透視により骨頭を目印に穿刺することが推奨される．一方，鼠径靱帯（上前腸骨棘と恥骨の上縁を結ぶ靱帯）より上では 100％分岐より近位を穿刺できるが腹腔内に出血するためあまりに高位での穿刺も禁忌である[5]．最近ではエコーガイドによる大腿動脈穿刺によりこれらの合併症を避ける可能性が報告されている．

5. 仮性動脈瘤の治療

外科的修復術

　大腿動脈穿刺に伴う穿刺部合併症においては，外科的修復術が最も確実な治療法であ

る．約20〜40%で外科的修復が必要とされる．

超音波ガイド下によるプローブ圧迫法

仮性動脈瘤に対する超音波ガイド下によるプローブ圧迫は非常に有効で，かつ侵襲も少ない．特に，動脈瘤が動脈前面で表在に近い場合は成功率が高い．超音波ドプラにて動脈と瘤内での血流，およびそれらが交通する血流をドプラで確認し，交通部分の血流が確認できる部位にそのままプローブを押し付けて，血流が確認できなくなる強さで圧迫する．この方法で止血までの圧迫時間は中央値24.5分（IQR：5〜90分）で，成功率は69〜89%と報告されるが，大きな仮性瘤，肥満，抗凝固薬を投与下では成功率は25〜35%と低く，再発率も20%と高い[1,6]．

超音波ガイド下低用量トロンビン注入

超音波プローブによる圧迫が不成功に終わった場合に引き続き試みることが可能で，かつ有効性が高いことで知られる．しかし，トロンビンの末梢動脈への流出による末梢塞栓症に注意が必要であり，かつわが国ではトロンビンの血管内注入は禁忌とされている．

その他

カバードステント，ステントグラフト留置，コイリングなども有効である．

拡大傾向，破裂，感染，圧迫による症状があり，上記の治療が有効でなかった場合は外科的修復術の適応である．鼠径部の出血は致死的になることもあるため，外科的修復の判断は遅れてはならない．

6. 動静脈瘻に対する治療

外部へ出血していなければ致死的になることはないため，基本的には慎重に超音波ドプラによる経過観察によって，自然閉鎖を期待できる．自然閉鎖しないようであれば，外科的修復術を考慮する．ある検討での動静脈瘻の外科的修復術施行率は11%と報告されている[1]．

また，近年では数種類の大腿動脈止血用デバイスが使用可能となっているが，これらのデバイスが穿刺部合併症を明確に減少させるとは言い難い[7]．重要なことは，適切な部位を穿刺し，確実な止血を行うことが合併症の回避に最も重要である．

文献

1）Ohlow MA et al : Incidence and outcome of femoral vascular complications among 18,165 patients undergoing cardiac catheterisation. Int J Cardiol **135** : 66-71, 2009

2) Kresowik TF et al : A prospective study of the incidence and natural history of femoral vascular complications after percutaneous transluminal coronary angioplasty. J Vasc Surg **13** : 328-333; discussion 333-335, 1991

3) Kronzon I : Diagnosis and treatment of iatrogenic femoral artery pseudoaneurysm : a review. J Am Soc Echocardiogr **10** : 236-245, 1997

4) Kelm M et al : Incidence and clinical outcome of iatrogenic femoral arteriovenous fistulas: Implications for risk stratification and treatment. J Am Coll Cardiol **40** : 291-297, 2002

5) Garrett PD et al : Fluoroscopic localization of the femoral head as a landmark for common femoral artery cannulation. Catheter Cardiovasc Interv **65** : 205-207, 2005

6) Ahmad F et al : Iatrogenic femoral artery pseudoaneurysms--a review of current methods of diagnosis and treatment. Clin Radiol **63** : 1310-1316, 2008

7) Nikolsky E et al : Vascular complications associated with arteriotomy closure devices in patients undergoing percutaneous coronary procedures : a meta-analysis. J Am Coll Cardiol **44** : 1200-1209, 2004

Ⅸ. 合併症の予防および対策

12 橈骨動脈のスパスム

橈骨動脈アプローチの利点はわかっていても TRI を躊躇する術者は少なくない．その原因の1つに，橈骨動脈スパスム（以下，スパスム）がある（図1）．スパスムは穿刺時だけではなく，シース挿入と抜去の大きな妨げとなることがある．

1. スパスムの起こる機序

橈骨動脈は筋性動脈なのでスパスムが起きやすい．スパスムを誘発する内因子は，患者の緊張や痛みによるカテコラミンの過剰な放出が主である．橈骨動脈のレセプターは $\alpha 1$ 交感神経受容体がほとんどであり，β 交感神経受容体はない．狭心症の治療として β 遮断薬を内服していたとしても，橈骨動脈のスパスムには無関係である[1~3]．外因子としては，穿刺針や局所麻酔による物理的な刺激，血腫による圧排，シース挿入・抜去時の物理的な刺激などがスパスムを誘発する．

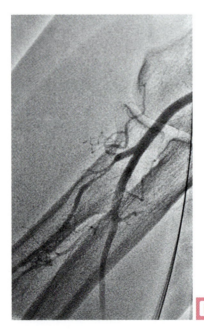

図1 スパスムの起きた橈骨動脈

2. スパスムを予防するために行うこと

患者の緊張を解く

　初めての心臓カテーテル検査で緊張しない患者はいない．心臓カテーテル検査は生命に関わる可能性があるとの説明をされるが，心臓の血管が悪いかもしれないという恐怖心と引き替えに検査に応諾する．入院後，補液をされ，見たこともない大きなシネアンギオ装置のある心臓カテーテル検査室へ車椅子やストレッチャーにて移動される．施設によっては，TRA/ TRIであるにもかかわらず，下着を脱がし鼠径部の消毒という羞恥心にさらされる．外科手術と同様の仰々しいマスクと帽子で風体を隠した医師が，時には研修医と明らかにわかる口調で穿刺を始める．軽度の痛みは我慢すべきか，痛いと叫ぶことで医師の心象を悪くしないかと悩んでいるうちに，時間が過ぎていく．いつのまにか検査が始まると「大丈夫ですか？」と具体性のない看護師の声に，「大丈夫なはずはない，最高に緊張しているのだ」とは言えず，まず磔にされて動けない患者は余程のことがない限り頷くしかない．大きな装置が動く中で，自分の血管ははたしてどうなっているのか？　大きな不安が時間とともに大きくなっていく．すべてが非日常であり，カテコラミンを過剰分泌させる誘因になっている．

　では，これらを和らげるためにどうするか．手順1つ1つを見直し，患者のリラックスに努めることがスパスムを起こしにくくすると考える．これは，検査後の迷走神経過緊張状態をも予防する．必要と判断すれば，安定剤の投与も有効である[4]．

　何より患者を緊張させるのは，医師やスタッフの緊張である．特にスタッフがTRIを信じていない環境では，患者にそれが伝わりスパスムが頻発する．

穿刺

　穿刺前の貼付用局所麻酔剤の使用は痛み対策として有効である．穿刺の1〜2時間前に貼付する．この作業は，スタッフや術者が事前に穿刺部位を確認し，術前後の合併症対策に意識を持つことができるメリットもある．

　痛みの多くは最初の表皮への刺激である．局所麻酔は，26〜27Gと極力細い針を使用することをお勧めする．不要な刺激を避けるために，穿刺は一度で完結することが望ましい．数回の穿刺でも橈骨動脈を穿刺できない場合には，完全に橈骨動脈が触知できなくなる前に術者が交替すべきである．東海大学では「三振，バッターアウト」を原則としている．これは，決して恥ずべきことではない．ベテラン医師が穿刺できないときでも，研修医は1回で穿刺できることもある．

　ガイドワイヤー挿入後でシース挿入前，穿刺針外筒を橈骨動脈に押し込み，痛みを感じるときには，穿刺部位に十分な局所麻酔薬を追加するようにする．これが不十分なときには痛み刺激がスパスムを誘発し，シース挿入に支障を生じる場合もある．

シース

　血管径に対して太いシースは，直接刺激によりスパスムや痛みを誘発する．この状況は，血管の損傷をきたすことも多く，スパスムだけではなく術後の橈骨動脈の閉塞もきたす可能性も高くなるので避けるようにする．痛みや不愉快さを感じないためには，血管径／シース径の比が 0.9 以下であるという報告もある[5]．なるべく細いシースを使用することがスパスムを軽減するよい方法であることは間違いない．近年，外壁を肉薄にすることにより外径を細くしたシースが使用できるようになった．挿入時のスパスムや閉塞予防には有効であろうと考える[6]．シースの長さに関しては意見は様々であるが，実際にはシースの長さはスパスムには関連がないという報告もある[7]．

　シース挿入前の硝酸薬や Ca 拮抗薬などの血管拡張薬の使用が有効であるという報告もある[8]．しかし，ほとんどその効果が経験的に有用性を感じないためか，わが国ではその頻度は少ないのが現状である．

　看護体制の問題や過去のアクシデントが理由で，検査や治療時のヘパリンを橈骨動脈シースより動注する施設がある．十分に生食で薄めてから徐々に動注しなければ，患者は強い灼熱感や痛みを感じる．交換神経の緊張を誘発するために，基本的には静注に変更すべきであろうが，そのメリットとデメリットをよく考えて施設としての対応を行いたい．

シース抜去時

　検査や治療後，スパスムによりシースが抜去困難になることがある．抜去の際には，ゆっくり止めることなくシースを一度に引き抜くようにする．動的摩擦は静的摩擦より小さく，一度シースを引く手を止めてしまうと摩擦の大きさよりさらに抜去が困難になることがある．

　シースの外径の太さはもちろんであるが，親水コート付きのシースや，薬剤や生食をシースの外壁と血管壁の間隙に注入してから抜去できるスリットシースの使用が抜去困難には有効という報告もある[9, 10]．

　どうしても抜去できない場合には，その場での抜去を断念する．極度の緊張状態にある患者から出るカテコラミンの放出を戻すには，時間経過が必要である．検査台よりストレッチャーへ移動し，主治医が優しい言葉をかけるだけでシース抜去時のテンションが全く異なるものである．イタリアの心臓カテーテル室で TRI 指導中に強いスパスムによりカテーテルが抜けなくなった際に「少し待て，患者と皆で雑談しよう」と指示し，イタリア名物レモネードの話をしていたところスパスムを 10 分程度で解除できたというエピソードもある．また，鎮痛剤や安定剤を使用することも有効である．最終手段としては，短時間型全身麻酔の導入により，容易にシースが抜去できる可能性もある．

　橈骨動脈のスパスムは容易に誘発される合併症である．場合によっては検査や治療自体が成り立たなくなる．しかし，患者や術者がリラックスすることや，使用デバイスと検査手順を見直すことでその確率は著しく低くなり，安全で有効な TRA／TRI を提供すること

ができる.

文献

1）He GW, Yang CQ : Characteristics of adrenoceptors in the human radial artery : clinical implications. J Thorac Cardiovasc Surg **115** : 1136-1141, 1998

2）He GW : Arterial grafts for coronary artery bypass grafting : biological characteristics, functional classification, and clinical choice. Ann Thorac Surg **67** : 277-284, 1999

3）Ercan S et al : Anxiety score as a risk factor for radial artery vasospasm during radial interventions : a pilot study. Angiology **65** : 67-70, 2014

4）Deftereos S et al : Moderate procedural sedation and opioid analgesia during transradial coronary interventions to prevent spasm : a prospective randomized study. JACC Cardiovasc Interv **6** : 267-273, 2013

5）Gwon HC et al : A 5 Fr catheter approach reduces patient discomfort during transradial coronary intervention compared with a 6 Fr approach : a prospective randomized study. J Interv Cardiol **19** : 141-147, 2006

6）Yoshimachi F et al : Safety and feasibility of the new 5 Fr Glidesheath Slender. Cardiovasc Interv Ther **31** : 38-41, 2016

7）Rathore S et al : Impact of length and hydrophilic coating of the introducer sheath on radial artery spasm during transradial coronary intervention : a randomized study. JACC Cardiovasc Interv **3** : 475-483, 2010

8）Varenne O et al : Prevention of arterial spasm during percutaneous coronary interventions through radial artery : the SPASM study. Catheter Cardiovasc Interv **68** : 231-235, 2006

9）Kiemeneij F et al : Hydrophilic coating aids radial sheath withdrawal and reduces patient discomfort following transradial coronary intervention : a randomized double-blind comparison of coated and uncoated sheaths. Catheter Cardiovasc Interv **59** : 161-164, 2003

10）Caussin C et al : Reduction in spasm with a long hydrophylic transradial sheath. Catheter Cardiovasc Interv **76** : 668-672, 2010

IX. 合併症の予防および対策

13 IVUSカテーテルのスタック

　機械式（回転式）IVUSカテーテルは，できるだけ末梢を観察するため，トランスデューサーをなるべく先端に配置する必要がある．この理由から可能な限りガイドワイヤールーメンを短くしている．通常のバルーンなどのモノレールデバイスと異なり，ショートモノレール構造にしたことが，カテーテルトラップという特殊な事態（ガイドワイヤーの出口のポートにステントなどが挟まってしまうこと）の最大の原因と考えられる（図1）．とはいえ，ガイドワイヤールーメンを長くすると末梢の観察ができず，観察範囲が限られてしまう．この関係を理解し，「IVUSカテーテルはスタックしうるもの」との認識のもとに，そうならない手技に心掛けるしかない．

1. スタックの発生原因

　発生原因として，次の仮説が考えられる（図2）．
　①ワイヤーセパレーションが起こり，ストラットがガイドワイヤーエグジットポートに誘導されて，引っ掛かる．
　②ワイヤーセパレーションに続いて，ガイドワイヤーがZ字状に折れ，ステントストラットに引っ掛かる．
　③ガイドワイヤーエグジットポートが，血管の屈曲などの何らかの理由で直接ステントストラットに引っ掛かる．

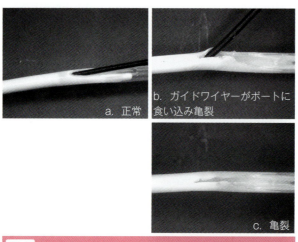

図1 IVUSスタック症例のガイドワイヤーの出口ポート
ガイドワイヤーが出口ポートに食い込み，亀裂を生じている．

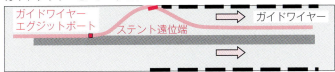
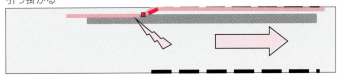
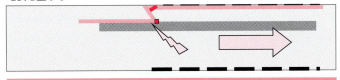

図2 IVUSカテーテルスタックの発生要因の概念図

④小口径のステントを比較的低圧で拡張した後，カテーテルがステントディスタルエッジに引っ掛かる．

⑤サイズの異なるステントをオーバーラップして留置した場合は，近位ステントの遠位端に引っ掛かる．

2. スタックを予防するためには

次のことに気をつけさえすれば，通常はIVUSカテーテルのトラップは生じない．

①カテーテルをゆっくり抜去する．

②挿入時に生じたカテーテルのたわみをとってから抜去する．通常は押しすぎたカテーテルを少し引き抜けばワイヤーとのセパレーションは改善する．

③ステントの遠位端を通過するまで，カテーテルとガイドワイヤーを一塊にして同時に引き抜く（筆者は必ずこの方法を行っている）．

④万が一，抜去時に抵抗を感じたら，カテーテルのトラップを想定して，それ以上強く抜去しないことが肝要である．この場合，まずカテーテルを押し込み，トラップ解除を試みる．

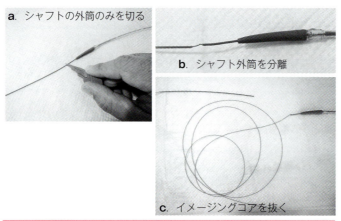

図3 IVUSスタック時の対応，イメージングコア（シャフト）の抜去

イメージングコア抜去後にシャフトにサポート性のよいガイドワイヤーを挿入しIVUSカテーテルを押すことにより抜去可能となる．IVUSカテーテルごとにシャフトの抜き方は異なる．

3. スタックしてしまった場合の対処法

スタックがどうしても抜けず緊急手術を受けた患者は，世界中で相当数報告されている．かなり重篤な事態が起きたと認識し，上級医に連絡し皆で知恵を合わせて対処すること．以下に具体的な対処法を述べる．

① まずカテーテルを押し込み，トラップ解除を試みる．
② 挿入したガイドワイヤーは安易に抜かないこと（このワイヤーを利用できる）．
③ もし完全にトラップされ抜けない場合，ドライブシャフトを抜いて（図3）（方法は各種カテーテルにより異なる），その管腔に新たなワイヤーを挿入してトラップ解除を試みる．
④ ガイドワイヤーに新たなバルーンなどのカテーテルを進め，それを用いてスタックの解除を試みる．
⑤ もう1本ガイドワイヤーを挿入し，トラップ部分でバルーンなどを拡張してあたりを変える．

誰もが起こしうる事象であるため，カテーテル室の壁にトラップ時のトラブルシューティングの手順を貼っておくことが望ましい（各デバイスメーカーで配布している）．スタックしてこの教科書に立ち寄るよりも，あらかじめ使用するカテーテルメーカーの推奨するスタック時の対処法を，カテーテル室に準備しておくこと．

X．PCI に関連する薬剤とその使い方

01 | ステント血栓症──総論

1. ステントの歴史とステント血栓症

　現在では PCI の中心となっているステントであるが，1980 年代後半の開発当初は頻発するステント血栓症という致命的な欠点のため，とても臨床応用は不可能なデバイスと考えられた．1990 年代になり Palmaz-Schatz ステントが最初に臨床応用された．薄いメタルでバルーンエクスパンダブルとしたこと，抗凝固薬＋抗血小板薬（ワルファリン＋アスピリン）を併用することで臨床使用可能となったが，この時点でもステント血栓症は 1 ヵ月以内に数%，さらに 10% くらいの出血合併症があり，まだデバイスの中心というには程遠い存在であった．1990 年代の後半になり，コロンボらが血管内超音波を使った十分なステント拡張と，アスピリン＋チエノピリジンの 2 剤の抗血小板薬を使用することでステント血栓症を 1% 未満に低下させたこと，デバイスの改良で 8 Fr から 6 Fr ガイドで使用可能になったことで PCI の中心の座を勝ち得た．ステント血栓症を克服することは，ある意味ステント開発歴史そのものであったのである．現在ステント血栓症はかなり減少してきたもののステントを用いた PCI を行う以上，その克服の歴史を理解することは，目の前の患者の血栓症のリスクを未然に防ぐことにつながると思われる．

2. ステント血栓症の定義（ARC の定義）

　ステント血栓症は，研究ごとに違う定義がされ，研究ごとに比較することも困難であった．その限界を克服するため，ARC（Academic Research Consortium）より定義が発表され，以後幅広く使用されるようになった．現在の標準的な定義と認めているため，ステント血栓症に関連する部分を以下に示す．ARC の定義はステント血栓症だけでなく，冠動脈ステントの研究でのエンドポイントを一定にする目的で作成されたので，時間があれば原著を一読することをお勧めする[1]．ステント血栓症の発症時期を表 1 に示す．

definite stent thrombosis
❶血管造影によるステント血栓症の確認
　ステント内もしくは前後 5 mm 以内から始まる血栓が認められ，かつ 48 時間以内に下記のいずれか 1 つの要素に合致するもの．

表1	ステント血栓症のタイミング		
急性	acute	ステント植込み後24時間以内	≦24h
亜急性	subacute	24時間以後30日以内	24h<, ≦30days
遅発性	late	30日以後1年以内	30days<, ≦1yeaer
超遅発性	very late	1年以後	>1year

- 安静時の急性虚血症状
- 急性虚血を示唆する新しい心電図変化
- 典型的な心筋バイオマーカーの上昇と下降
- 非閉塞性血栓像：冠動脈内血栓の定義は，（球形，楕円形，もしくは不整な）石灰化ではない造影欠損像，または造影剤に囲まれた（3方もしくは冠動脈狭窄部で）透過性のもの，または血管内物質による下流の造影で見える塞栓である
- 閉塞性血栓像：TIMI 0またはTIMI 1のフローでステント内，またはステント近位部から直近の枝まで，または側枝から本幹まで（もし側枝から発生している場合）

❷病理学的なステント血栓の確認

解剖でステント内に最近の血栓の証拠がある，または血栓吸引により得られた組織の病理にて血栓が証明されたもの.

probable stent thrombosis

臨床的な定義はステント留置後に下記の事象が起こった場合とする.

- ステント植込み後30日以内の説明できないすべての死亡
- 時期にかかわりなく，血管造影やステント血栓の確認はできていないが，他の理由がなくステント植込み領域の急性虚血を呈するすべての心筋梗塞

possible stent thrombosis

- ステント植込み後30日以後に発生した説明できない死亡.

注意点

- definiteステント血栓症は，血管造影または病理学的な確認が必要である.
- 臨床的に急性虚血を伴わないが，血管造影でステントが閉塞している場合，ステント血栓症とはしない（silent occlusion）.
- STEMIに関する研究の場合，30日以内の説明できない死亡をステント血栓症から除外してもよい.

01 ステント血栓症——総論 297

3. ステント血栓症の臨床的重要性

　ステント血栓症は，ステント植込み後の心筋梗塞および死亡の原因となる．したがって，ステント植込み後には避けるべき合併症である．

4. ステント血栓症を避けるために PCI 術者が心掛けること

ステント植込みを綺麗に仕上げること

　何といっても，PCI の術者の技量による部分が大きい．長期にわたりよい状態を保っているステントは PCI 終了時点の状態のままであることを PCI 術者は肝に命じておく必要がある．

❶ステント不十分拡張がないこと

　ごくわずかな（10％か 20％程度）造影上の残存狭窄がステント不十分拡張の冠動脈造影所見であり，この造影所見を読み切れる力量が必要である．POBA の最終像では 10％から 20％狭窄の残存は許容範囲であり，よい仕上げである．一方，異物を挿入するステント治療では完璧でなければならず，軽度の狭窄の残存も許容できない．IVUS はステント不十分拡張を知るためには非常に優れたデバイスである．しかし，IVUS が使用できない環境の場合には造影所見の診断は極めて重要である．IVUS がないときの，ステント仕上げの造影の読みは神経質なくらいこだわらなければならない．

　不十分拡張を認めた場合には non-compliant バルーンによる高圧拡張が必要である．不十分拡張をきたす病変の多くは石灰化，第二に線維化病変である．石灰化に関しては造影や IVUS である程度予測ができるので，ステント不十分拡張になる前に最初の段階でロータブレーターを検討する必要がある．不十分拡張のままステントを植込めばかなりの効率でステント血栓症となるので避けるべきである．したがって，PCI を始める前の最初のプランが非常に重要であることは言うまでもない．

❷ステント両端に解離がないこと

　ステントの端部に解離が残存するとフローを低下させ血栓症の原因となるので，ステントの端部の造影の読みも重要である．これも IVUS は感度が高い．解離がフローを低下させることが予想される場合にはステントの追加留置も必要である．また血腫の場合もあり，これもステント追加，末梢での cutting balloon による追加拡張が必要である．

　ステントの弱点は両端である．両端部はステントが支える力が弱く，ステント異物による刺激はあり，また DES の場合には薬物の濃度も下がる．1995 年に Palmaz-Schatz ステントが承認されたころ中央の関節部に関する問題点が指摘されたが，筆者が十分に見当した結果は関節部よりもステント両端部の late loss index は大きく，この傾向は今のステントにおいても変わっていない．したがって，ステントの留置位置，つまり最大の弱点であるステント両端をどの部位に置くかという決断は重要な問題である．両端の位置は BMS

X

PCI に関連する薬剤とその使い方

の時代には「Shorter is better」と言われ，より短いステントで狭窄部だけを選択して留置していた．しかし，DES時代となった今では正しくない．「Longer is better」も正しくない．両端がプラークのない正常部位にきちんと留置できれば，現在のDESの性能であれば再狭窄になる可能性は低く，またステント両端に解離が残存する可能性も極めて低い．したがって，IVUS所見からステント留置位置の計画が重要であり，これが正しければステントの端部の解離も，長期的再狭窄の問題も避けられる．PCI術者としてはステントの端部の位置決めは一番の腕のふるいどころである．

❸ slow flow を起こさない

ステント血栓症の解析をすると低駆出率が必ずステント血栓症と関連があるとされる．低駆出率とステント血栓症のメカニズムは明確ではないが，推測は可能である．つまり，PCIを受ける症例の低駆出率は心筋虚血が原因であると考えられる．心拍出量の低下とともに，虚血領域の末梢循環はダメージを受けており冠動脈のフローが低下しているものと考えられる．つまり，冠動脈の流速の低下により血栓のリスクが上がるとすれば理解しやすい．とすれば，冠動脈の流速低下につながるものはすべて避けるべきである．PCI後の微量のトロポニンの増加でもPCIの予後と関連があるとされている．とすれば，待機的PCIにおけるslow flowや末梢塞栓はぜひ避けるべきである．では，術者はどうすればよいのであろうか．それは過拡張を避けることである．BMSの時代に再狭窄を避けるためツチノコのように拡張することが行われたことがあるが，現在は正しくない．IVUSにおけるmedia-to-mediaを血管径として巨大なステントを選択されたのも，現在は正しくない．もともとmedia-to-mediaには根拠がない．ヒトの冠動脈では出生前に内膜が形成されるのであり，中膜のみというのは動物の血管である．ステント径は末梢の血管内径と近位部の血管内径の平均値を取るべきであると筆者はBMSの時代から主張してきた．したがって，筆者の冠破裂の合併率は極めて低く，またslow flowも低い．slow flowを起こさないこともステント血栓症の予防，長期成績の改善の方策であり，DES時代になり「Bigger is not always better」となった．

dual antiplatelet therapy（DAPT）投与を確認する

経験的に示されたことであるが，冠動脈ステント治療後の血栓症を予防するのに，アスピリン＋P2Y$_{12}$阻害薬の2剤の抗血小板薬治療（DAPT）は，ほかのいかなる組み合わせの薬剤よりも血栓症を少なくする．

したがって，DAPTをPCIの前から内服させ定常的に効果が出ている状態でPCIを行い，ある一定期間内服を継続させることが必要である．クロピドグレルの場合には最低4日前から毎日75 mgずつ内服すると定常状態になるようである．よって待機的PCIの場合には念のため1週間前からDAPTを内服するように指導するとより安全である．

避けなければならないミスとしては，何らかの理由によりDAPTが内服されていない状況でPCIを行ってしまい，それに気付いていないことである．待機例の場合にはDAPTの内服が必ずなされていることを，二重にチェックする機構を設ける必要がある．東海大学の場合には基本的に外来主治医がPCIの予定を入れたときに必ず責任をもって

DAPT を処方する．入院後に看護師が DAPT 内服をチェックする．カテーテル室入室時に改めてカテーテル室看護師が DAPT をチェックし，カテーテル前のタイムアウト時にその情報を全員で共有するようにと，三重に確認するようにしている．

5. DAPT をいつまで続けるか？

　ステント血栓症が最も多いのは PCI 後 24 時間以内の急性期であり，次に多いのが 30 日以内の亜急性期である．DES が登場した頃に late および very late の時期のステント血栓症がフォーカスされ DAPT を永遠に続けるべきという意見が出たが，現在ではそれはどうも正しくないようである．DAPT は血栓症を予防するのは事実であるが，出血合併症を増加させるのも真実であり，両刃の剣なのである．出血性合併症の中には脳出血など致命的になる症例がある．わが国の脳神経領域で行われた脳梗塞予防における抗血小板薬使用ではそもそもアスピリン単剤での出血率が高く，脳硬塞を予防しても脳出血になることから，脳梗塞予防にはアスピリン単剤ですら強すぎるという議論がある．とすれば，DAPT は当然強すぎるのである．今後，さまざまなデータが報告されるであろう．

6. ステント血栓症に対する再 PCI

　ステント血栓症の症例は多くは STEMI となり緊急 PCI が必要となる．経験的には多量の血栓を伴い，そのままバルーンで拡張すると多くの血栓を飛散させ，no-flow または slow flow となって TIMI 3 が得られないこともある．ステント内再狭窄において極めて PCI 成功率が高いのとは反対に，ステント内血栓症の PCI 成功率は低い．もちろん血栓吸引，末梢保護などを駆使して PCI を行うことになる．レーザーも期待できる．それでも上手く再開通が得られないことも多く難物である．

　1 つの仮説として，ステント血栓はいきなり閉塞するのではなく，ステント内で血栓ができ始めたとき，未だフローがある段階では血栓ができては飛散しを繰り返し，ある程度フローが落ちてきて初めて完全閉塞になっていることが考えられる．もしその場合には，いかに術者が努力しても slow flow はすでに完成しているのでどうにもならないのかもしれない．

■メモ：Definite, Probable, Possible について
まず，この英語の意味するところに引っかかってしまうが，ある方の意見は下記の図の通りである．100%起こるのが Definite，100%から75%くらいの範囲で起こりそうなのが Probable，起こるかもしれないしそうでないかもしれないのが Possible である．

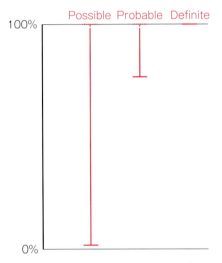

ちなみに，アメリカのスポーツ誌（プロフットボール NFL）などに選手の怪我の状態で次の試合に出られるかどうかというのを下記のように表現する．

Probable：75%の可能性で選手がプレイできる場合
Questionable：50%の可能性で選手がプレイできる場合
Doubtful：25%の可能性で選手がプレイできる場合
Out：プレイの可能性は0%

文献

1) Cutlip DE et al : Clinical end points in coronary stent trials : a case for standardized definitions. Circulation **115** : 2344-2351, 2007

Ⅹ．PCI に関連する薬剤とその使い方

02 | 抗血小板薬

1. PCI と抗血小板薬

PCI による拡張により血管内膜の損傷が必発する[1]．血管内膜の損傷部位には必ず血小板が集積する．血球細胞としての血小板はサイズが2～5μm 程度と小さい．血小板細胞の表面には膜糖蛋白（GP）Ibα が 15,000 分子ほど発現しており，血管壁に存在する von Willebrand 因子（VWF）と接着する．血管内膜損傷部位では直接 VWF が血管側に発現するとともに，血管に曝露されたコラーゲン線維にも VWF が接着する．流動する血小板はこれらの VWF を認識して血管内膜損傷部位に集積する[2]．VWF と GP Ibα の結合は物理現象であり，生物学的な血小板細胞活性化阻害などの抗血小板薬では血小板の集積は阻止できない．

PCI 施行部位で，集積した血小板が末梢塞栓を起こしても多くの場合，臨床症状は起こらない．大量の血小板塞栓により，トロンボキサン A₂，セロトニンなどの血管収縮物質を局所放出して心筋組織の大きな部位が損傷された場合，冠動脈血栓の形成が認識される[3]．PCI が血栓イベントを惹起する手技であることは PCI の黎明期から明確に認識されていた．PCI 時にはヘパリンによる抗凝固療法を施行することが必須であり，さらにステント治療では抗凝固薬に加えて抗血小板薬も必須とされた．PCI は適切な抗血栓薬の併用なしでは治療手技としては成り立ち得ない．

2. 抗血小板薬の種類と使い方

血小板細胞には核がなく，新たな蛋白質を作る機能は限局的である．止血，血栓形成において必須の要素は既に血小板細胞が保有している．血小板は代謝活力が高い．血管壁損傷部位に集積すると，ATP を消費しながら生物学的活性化反応を惹起する．血小板の形態が変化するとともに顆粒内に蓄積された生理活性物質を局所放出する．フィブリノーゲンレセプターである GPⅡb/Ⅲa の高次構造変化が起こる．これら，一連の活性化反応を阻害する薬剤が抗血小板薬として用いられている．

▌アスピリン

アスピリンは最も広く使用されている抗血小板薬である．すでに抗炎症薬としても長い使用経験がある[5]．PCI 施行後の抗血小板薬としてもアスピリンは標準的な薬剤である．

アスピリンの構造は単純である．血小板に限らず生体細胞中のシクロオキシゲナーゼ

(COX)-1 をアセチル化して酵素作用を消失させる. 血小板細胞では COX-1 がトロンボキサン A_2 産生の速度を規定している. 血小板細胞は新しい蛋白を産生する能力が乏しいのでアスピリンの作用を受けた血小板細胞では血小板寿命を通じて COX-1 によるトロンボキサン A_2 の産生が阻害される[5].

トロンボキサン A_2 は血小板活性化効果とともに血管収縮効果を有する. アスピリンによる心筋梗塞発症予防効果, PCI 後の血栓イベント発症予防効果は, 血管壁損傷部位に集積した血小板からのトロンボキサン A_2 産生阻害効果に依存している. 血小板機能検査によりアスピリンの効果を検証することは困難である.

さらに, COX-1 は血管内皮細胞では, 血管拡張, 血小板活性阻害効果を有するプロスタグランジン-I_2(PG-I_2)の産生速度を規定している. 抗炎症に用いる用量のアスピリン(300〜1,000 mg/日)を使用すると血管内皮細胞からの PG-I_2 産生も阻害されるので, 血栓イベントは増えてしまう(アスピリンジレンマ)と危惧された[5].

欧州, わが国では 100 mg/日程度の低用量の使用が一般化している. 米国では 300 mg/日が広く使用されていたが, アスピリンジレンマを危惧して減量される方向にある.

アスピリンの副作用として, 喘息を増悪させる(アスピリン喘息), 上部消化管粘膜障害を増悪させる(アスピリン潰瘍)などがある[5].

P2Y$_{12}$ 阻害薬クロピドグレル

当初, ステント血栓症予防には, 欧米で 500 mg/日のチクロピジンが使用され, アスピリンとの併用により効率的にステント血栓症を予防した[6]. しかし, チクロピジンによる血栓性血小板減少性紫斑病(TTP)が問題とされた. わが国では 200 mg/日に減量して使用されたが, わが国に特異的な肝障害では致死的となる場合もあった. その後チクロピジンと構造が類似しているが, 副作用の少ないクロピドグレル 75 mg/日が使用されるようになった. 安全性の懸念から 25 mg の錠剤も販売されているので, 欧米のように 75 mg きざみではなく, わが国では 25 mg きざみにて用量調節できる[7].

2001 年にはクロピドグレルの薬効標的として P2Y$_{12}$ ADP 受容体が単離された[8]. ヒト血小板上の P2Y$_{12}$ ADP 受容体は数百分子と少ないが, 血小板の機能調節において幅広い役割を演じている. 先天性の P2Y$_{12}$ ADP 受容体欠損症は出血性疾患であるため, 50〜60%程度を適度に阻害することが好ましいと想像されている. しかし, P2Y$_{12}$ ADP 受容体阻害率をクロピドグレル服用下にて計測した研究は極めて少ない[9].

クロピドグレル以降の P2Y$_{12}$ 阻害薬

日本企業の開発したプラスグレルと欧米企業の開発したチカグレロルが欧米の主要国において使用されている. 新薬はクロピドグレルよりも薬効のばらつきが少ないというのが両薬を通じての製薬企業の「売り文句」となった. しかし, P2Y$_{12}$ ADP 受容体阻害と抗血栓効果の関係は理解されていない. プラスグレル, チカグレロルの薬効のばらつきが少ないと言っても, 標的とすべき薬効が明確でないところに最大の問題がある.

02 抗血小板薬　303

　新薬の開発は無作為化比較試験のエビデンスに基づく．急性冠症候群を対象として，標準量のクロピドグレルとプラスグレル，チカグレロルの有効性，安全性を検証する国際共同試験が施行された[10]．1990年代から2000年代にかけて，わが国は抗血小板薬の開発において「国際協調」の時代に舵を切った．急性冠症候群におけるクロピドグレルの使用法は欧米と差異がなかった．皮肉なことに「国際協調」の時代に蓄積されたエビデンスは血栓性疾患の発症におけるわが国と欧米の差異を定量的に示す結果となった．わが国における血栓イベントの発症率は低い．血栓イベント発症率の低い国を国際共同試験に入れると試験全体において新薬の有効性を示せないリスクがある．プラスグレル，チカグレロルともに欧米を中心に施行された第Ⅲ相試験にはわが国は参加しなかった．

　プラスグレルの開発は宇部興産，第一三共が主導した．日本企業であるためわが国におけるプラスグレルの開発には特別な注意が払われた．国際共同試験ではプラスグレルは60 mgのローディングドーズと1日10 mgの維持量が選択された[11]．しかし，わが国では，プラスグレルの用量は20 mgローディング，1日3.75 mgの維持量と世界の1/3の用量が選択された[12]．わが国で施行された無作為化比較試験は仮説検証試験ではなかった．わが国における認可承認のための試験を施行して，実際に世界の1/3量にて規制当局による認可承認を取得した．つまり，チクロピジンの時代に逆戻りした．日本人の体格にあった用量を選択したと好意的に解釈することも可能であるし，無作為化比較試験による科学的仮説検証とのEBMの根幹を揺るがしたとも解釈できる．

■その他の抗血小板薬

　欧米諸国で認可されたが，わが国の試験では有効性/安全性を示すことできなかった薬剤は過去にも存在する．典型例は血小板凝集阻害効果を有するGPIIb/IIIa受容体阻害薬である[4]．GPIIb/IIIa受容体阻害薬により血小板凝集機能を完全に阻害できる．しかし，血小板凝集機能を完全に阻害しても心筋梗塞などの血栓イベントを効率的に予防できるわけではなかった．また，肺胞出血など他の抗血小板薬では経験しなかった致死的出血を惹起するリスクも認識された．わが国では一般に血栓イベントリスクが低く，出血イベントリスクが高いので，適応となる患者集団を見出すことができなかった．

3. 抗凝固薬の抗血小板効果

　PCI施行時には抗凝固薬であるヘパリンが使用される．凝固カスケードが活性化するとトロンビンが産生される．トロンビンは血小板細胞上のトロンビン受容体protease activated receptor（PAR）-1を刺激する．トロンビン産生を阻害する抗凝固薬は，PAR-1による血小板の活性化を阻害するとの意味では抗血小板薬でもある．ワルファリンは抗凝固効果発現まで時間がかかるため，PCI施行時にワルファリンを開始することは現実味が乏しかった．もともとワルファリンを使用している症例ではPCI施行時の抗血小板薬を減らすことを考えてもよい．

直接経口抗凝固薬である抗 Xa 薬は急性冠症候群の再発予防効果を示した[13]．PCI に関連するステント血栓症の発症予防効果も確認された．一般に抗血小板薬に比較して抗凝固薬使用時には出血合併症が多い．抗凝固薬と抗血小板の併用は極力減らすことを考えるべきである．

抗血小板薬リスク / ベネフィットから適応を考える

PCI 後は血栓イベントリスクが高い．PCI に伴う血栓イベント予防のための抗血小板薬は「必要悪」ともいえる．止血に必須の血小板の機能を阻害すれば重篤な出血合併症リスクは増加する．臨床的研究により重篤な出血イベントを経験した症例では近未来の血栓イベントリスクも高いことがわかっている．もともと血栓イベントリスクの高い症例が抗血小板療法の出血によりスクリーニングされているのか，出血自体が血栓イベントの原因になるのかは不明である．しかし，血栓イベントを避けるための抗血栓療法を行って，出血イベントの後に血栓イベントを起こしたのでは本末転倒である．PCI は将来の心筋梗塞予防には役立たない．急性冠症候群以外への使用は労作性狭心症の症候減少のみが目的である．医療が巨大な社会的コストになっている今日，PCI の適応決定におけるコスト判断も必須である．

文献

1) Ikeda Y et al : Von willebrand factor-dependent shear-induced platelet aggregation : basic mechanisms and clinical implications. Ann N Y Acad Sci **811** : 325-336, 1997

2) Goto S et al : Distinct mechanisms of platelet aggregation as a consequence of different shearing flow conditions. J Clin Invest **101** : 479-486, 1998

3) Goto S : Propagation of arterial thrombi : local and remote contributory factors. Arterioscler Thromb Vasc Biol **24** : 2207-2208, 2004

4) 後藤信哉，浅田祐士郎：血栓症—やさしく，くわしく，わかりやすく，南江堂，東京，2006

5) 後藤信哉：臨床現場におけるアスピリン使用の実際，南江堂，東京，2006

6) Leon MB et al : A clinical trial comparing three antithrombotic-drug regimens after coronary-artery stenting. Stent Anticoagulation Restenosis Study Investigators. N Engl J Med **339** : 1665-1671, 1998

7) Levine GN et al : Expert consensus document : World Heart Federation expert consensus statement on antiplatelet therapy in East Asian patients with ACS or undergoing PCI. Nat Rev Cardiol **11** : 597-606, 2014

8) Hollopeter G et al : Identification of the platelet ADP receptor targeted by antithrombotic drugs. Nature **409** : 202-207, 2001

9) Bal Dit Sollier C et al : Functional variability of platelet response to clopidogrel correlates with P2Y（12）receptor occupancy. Thromb Haemost **101** : 116-122, 2009

10) Wallentin L et al : Ticagrelor versus clopidogrel in patients with acute coronary syndromes. N Engl J Med **361** : 1045-1057, 2009

11) Wiviott SD et al : Prasugrel versus clopidogrel in patients with acute coronary syndromes. N Engl J Med **357** : 2001-2015, 2007

12) Saito S et al : Efficacy and safety of adjusted-dose prasugrel compared with clopidogrel in Japanese patients with acute coronary syndrome : the PRASFIT-ACS study. Circ J **78** : 1684-1692, 2014

13) Mega JL et al : Rivaroxaban in patients with a recent acute coronary syndrome. N Engl J Med **366** : 9-19, 2012

X. PCI に関連する薬剤とその使い方

トピックス | PPI 併用と CYP2C19 についての理解

1. PPI とクロピドグレル

クロピドグレルは患者集団に介入して，アスピリンに勝る有効性を示されて市場に出現した薬剤である．1997 年に使用開始され，2001 年に至るまで薬効標的さえ明確ではなかった[1]．現時点においても，1 日 75 mg の通常量のクロピドグレル服用時の $P2Y_{12}$ ADP 受容体阻害率は明確ではない．クロピドグレルはプロドラッグである．活性体の産生には肝臓の酵素が必要である．薬物代謝酵素としては，チトクローム P-450（CYP）が代表的である．チトクローム P-450 にはアイソザイムがある．クロピドグレルの活性体の産生にはCYP2C19 が主要な役割を演じると主張された．臨床医の多くは薬物代謝に精通していないので，「クロピドグレルの活性体の産生には CYP2C19 が重要」と誰かが言うと，根拠なく伝言ゲームが拡散して行く．特に，伝言ゲームを意図的にコントロールする強い力があるときに医師は弱い．わが国ではクロピドグレルの認可承認にあたって，欧米と同じ75 mg では効果が強過ぎるのではないかと懸念された．わが国で施行されたチクロピジン100 mg 1 日 2 回との比較試験を，この懸念をもって見るとクロピドグレル群にて出血が多いように見える．今度の伝言ゲームでは「オメプラゾールは CYP2C19 をクロピドグレルと競合する」ので「オメプラゾール服用時にはクロピドグレルの薬効が減弱する」と来た．

伝言ゲームをコントロールしている宣伝屋の意図通り，臨床医の一部には「オメプラゾール服用時にはクロピドグレルの薬効が減弱する」かも知れないとの懸念も持つ者も現れた．個別の医師は経験としてオメプラゾール服用中のクロピドグレル服用症例にて血栓イベントを経験するわけではないが，見えないものを恐れる医師が多数現れたのには筆者も正直驚いた．筆者は，オメプラゾールによるクロピドグレルの薬効の減弱を本当に恐れるのであれば，クロピドグレルの薬効標的である $P2Y_{12}$ ADP 受容体の占拠率に基づいた用量調節を行い，個別化医療を行えばよいと考えた．血小板凝集，VerifyNow，VASP-Pなどはクロピドグレルの薬効と関連しないわけではないが，他にも多くの影響因子がある．個別化医療を行うのであれば直接的薬効標的を指標とすべきである．オメプラゾールとクロピドグレルの合剤の開発メーカーがクロピドグレル単独群とクロピドグレル / オメプラゾール群の比較試験を行った．試験は資金的理由により中断されたが，血栓イベントには全く差異がなかった[2]．オメプラゾールより特許喪失が若干遅れたパントプラゾールなども特許喪失した今の時点では，「オメプラゾール服用時にはクロピドグレルの薬効が減弱する」と騒ぐ人はいなくなった．PPI とクロピドグレルの関係は科学ではなくて宣伝であったと筆者は理解している．

2. CYP2C19とクロピドグレル

　現在の医療者は，患者の均一性を重視して，患者集団における有効性イベント，安全性イベントの発症に注目したevidence based medicineを医学の科学としての拠り所にしている．この世界では無作為二重盲検化比較試験による臨床的仮説の検証が重視される．「個別の医師の経験よりも無作為化比較試験の結果を重視する」とEBMの世界の入り口には書いてあるが，「無作為化比較試験の集積に基づいた医療が個別の医師の経験に基づいた医療」よりもよい結果をもたらすか否かは不明である．ライフサイエンスの世界の進歩のスピードは早い．個人の設計図としてのパーソナルゲノム情報が診療の基盤となる時代が来れば，「パーソナルゲノム情報に基づいた構成論的個別化医療」の理論が確立されるかも知れない．「CYP2C19の遺伝子型に基づいて，抗血小板薬の種類と用量を決定しよう！」というのは，個別化医療へのかけ声である．しかし，残念ながら「パーソナルゲノム情報に基づいた構成論的個別化医療」の論理は確立されていない．「パーソナルゲノム情報に基づいた構成論的個別化医療っぽい雰囲気の医療をしよう！」程度のかけ声である．かけ声の裏にはクロピドグレルの築いた巨大な市場を安価な後発品のみに占められてなるものか！，というグローバル企業の宣伝戦略がある．臨床医は，科学と自らの経験とに基づいて巨大企業の宣伝戦略を見破り，個別患者へのベストの選択を考え続けなければならない．相手が巨大なので大変な仕事である．

　薬理学者でも生化学者でもない臨床医であってもCYP2C19が酵素であることは理解している．生化学の知識を思い出せば，酵素とは蛋白質でできた触媒である．触媒は化学反応の平衡への到達時間を早める．クロピドグレル活性体は反応性が高いとされる．また，クロピドグレル活性体と$P2Y_{12}$の結合は不可逆的である．CYP2C19によるクロピドグレル活性体の産生速度が遅くとも，肝臓において産生された活性体が効率的に肝循環内にて血小板の$P2Y_{12}$に不可逆的に結合するのであれば，循環血液中の血小板の$P2Y_{12}$阻害率に及ぼすクロピドグレル活性体の産生速度の影響は大きくはない[3]．

　わが国を含むアジア諸国にはクロピドグレル活性体産生速度の遅いCYP2C19の遺伝子型が多いとされる．わが国では欧米と同様量のクロピドグレル使用時の「効き過ぎ」が懸念されたのであるが，今は遺伝子型に基づく「効かなさ過ぎ」の症例が問題と騒がれている．宣伝屋は騒ぎに乗る医者が多いのを見て喜んでいるか，あるいは実態のない騒ぎに動じないわが国の医師をみて尊敬しているのか，微妙なところである．

　筆者はクロピドグレルの特許切れをめぐる一連の騒動は，最終的には「パーソナルゲノム情報に基づいた構成論的個別化医療」の論理の確立により解決すると判断している．今の時点で，どうしてもCYP2C19に限局して遺伝子型に基づいた個別化医療を行いたいのであれば，クロピドグレルの薬効を個別に判定する$P2Y_6$受容体占拠率の計測が必須と考える．

文献

1) Jackson SP, Schoenwaelder SM : Antiplatelet therapy : in search of the 'magic bullet'. Nat Rev Drug Discov **2** : 775-789, 2003

2) Bhatt DL et al : Clopidogrel with or without omeprazole in coronary artery disease. N Engl J Med **363** : 1909-1917, 2010

3) Goto S, Tomiya A : High on-treatment platelet reactivity（HPR）: what does it mean, and does it matter? Thromb Haemost **109** : 177-178, 2013

索　引

0.010 インチワイヤー　119
0.035 インチガイドワイヤー　101
2 ステント法　226
3D QCA　58, 59

欧文

A

ACT　195
active type　108
acute gain　56
acute marginal branch　8
Agatston 法　235
Amplatz L　111
angio MIP　62
arteria lusoria　189
ATP　92
AV node branch　8

B

Bland-White-Garland（BWG）
　症候群　9
blue toe 症候群　282
blush grade　240

C

CAG（coronary angiography）
　2, 7, 49, 55
calcified nodule　18, 83
CART テクニック　244
CAS（coronary angioscopy）　87
CI-AKI（induced acute kidney
　injury）　269
CIN（contrast induced
　nephropathy）　269
CK　24
conus branch　8
corrected TIMI frame count　54
COURAGE 試験　19
CPR（curved planner recon-
　struction）　61
CYP2C19　306

D

DAPT（dual antiplatelet thera-
　py）　31, 298
DEFER 試験　92
definite stent thrombosis　295
deflection control　241
diagonal branch　9

E

EBU　109
erosion　17

F

FAME 2 試験　19, 93
FFR　90
fibroatheroma　16
full moon calcium　67

G

Glidesheath Slender　99
GP Ibα　301
GP Ⅱb/Ⅲa　301
GRACE リスクスコア　31

H

HIT（heparin induced thrombo-
　cytopenia）　273
　──抗体　274

I

IABP（intra-aortic balloon
　pumping）　39
Ikari L　110, 111
Ikari R　111
IVUS（intaravascular
　ultrasound）　74, 160
　──guidance wiring　243
　──ガイド　214
　──カテーテルのスタック　292

J

J-CTO スコア　242

J

Judkins L　109
Judkins R　110
J ワイヤー　103

K

KBT（kissing balloon technique）
　221

L

late loss　56, 216
loose tissue tracking　241

M

MACD（maximum-allowance
　contrast dose）　270
malapposition　84
Medina 分類　221
Mitsudo の式　225
MSA（minimal stent aria）　215,
　216
myocardial blush grade　54
myocardial bridge　205

N

NAC（N アセチルシステイン）
　272
necrotic core　16
neoatherosclerosis　85
no-reflow　262
non-uniform rotational distortion
　79
NSTEMI（非 ST 上昇型心筋梗塞）
　1, 29

O

obtuse marginal branch　9
OCT　81, 166
OFDI　81, 166
OUCH 試験　35

P

P-S-P 法　140

P2Y12 阻害薬　25
parallel wire technique　243
passive type　108
PCI の禁忌　180
PCPS （percutaneous cardiopul-
　monary support device）　39
penetration　241
plaque erosion　83
plaque rupture　16, 83
possible stent thrombosis　296
posterior descending artery　9
postero lateral branch　9
POT （proximal optimization
　technique）　225
PPI　306
probable stent thrombosis　296
protrusion　84
provisional single-stent　221,
　225

Q
QCA （quantitative coronary
　angiography）　55
QFR （quantitative flow ratio）
　59
QT 延長　92

R
radioulnar ループ　189
retrograde approach　243
reverse CART テクニック　244
RV branch　8

S
septal perforator　9
sinus branch　8
SKS （simultaneous kissing stent-
　ing）　227
slab MIP　62
slow flow　262
STEMI（ST 上昇型心筋梗塞）　1,
　24
stent fracture　233
SYNTAX スコア　229
SYNTAX 試験　19

T
T-ステント法　226
TCFA （thin-cap fibroatheroma）
　16
TFI （transfemoral intervention）
　184
　──の欠点　187
　──利点　187
TIMI フロー　52
TRI （transradial intervention）
　25, 189
　──の欠点　194
　──の利点　193

V
V-ステント法　227
virtual X Fr　98
Voda　109
volume rendering　61
von Willebrand 因子　301

W
whipping 現象　117, 120

X
XB　109

Y
Y-ステント法　226

和文

あ
アコーディオン現象　207
アスピリン　301
　──ジレンマ　302
アデノシン　92
アドレナリン　260
アナフィラキシー　259
アプローチ（穿刺）部位　182
アルガトロバン　274
アンギオガイド　214
アングルワイヤー　102
安定狭心症　1

い
一過性心筋虚血　164
一過性心内腔拡大　70
イメージングコア　294
インフォームドコンセント　177

う
右冠動脈（RCA）　7, 50

え
エキシマレーザー　173
エクステンションワイヤー　119

お
オーバーザワイヤー　125
黄色プラーク　87
音響陰影　79

か
解析アルゴリズム　56
外弾性板　14
ガイディングカテーテル　106
ガイドワイヤー　101, 115
　──による出血　267
外膜　14, 74, 75
解離　76, 83
拡張不良　236
仮性動脈瘤　284
活性化凝固時間　195
合併症の頻度　177
カテーテル中の徐脈　197
カテーテルのねじれ　279
冠血流予備量比　90
看護師　43
冠動脈解離　2, 256
冠動脈疾患　1
冠動脈穿孔　217, 251
冠動脈造影　2, 7, 49, 55
冠破裂　34

き
気泡　80
キャリブレーション　55
急性冠症候群（ACS）　1, 154,
　238

急性冠閉塞　202
急性腎障害　269
急性ステント血栓症　199
キュロットステント法　226
狭窄度　52
狭心症　1, 23, 29

く
空気塞栓　164
クラッシュステント法　227
クロピドグレル　302, 306

け
経大腿動脈インターベンション
　184, 187
経橈骨動脈インターベンション
　25, 189, 193, 194
経皮的心肺補助装置　39
血液透析　33
血管造影装置　37
血管損傷による出血　267
血管断面積　76
血管内視鏡　87
血管内超音波　74, 160, 214,
　243, 292
血腫　76
血栓　76, 83, 169
　——吸引デバイス　149
　——吸引療法　24
　——性病変　238
血流維持型　87
血流遮断型　87
減衰　80

こ
コーティング　115
コアシャフト　115
後拡張　217
高感度トロポニン　31
抗凝固薬　183
抗菌薬　182
抗血小板薬　31, 183
抗不安薬　182
後腹膜出血　201, 267
コレステリン結晶　283

コレステロール塞栓　282

さ
再灌流時間短縮　27
最小ステント面積　215, 216
最大充血　90
サイドローブ　79
再内皮化　88
左冠動脈（LCA）　8, 51
左主幹部　229
サポートワイヤー　119

し
シース　95, 290
　——レスシステム　96
脂質　169
脂質（性）プラーク　65, 75, 83
自動注入器　41
ジピリダモール　92
脂肪線条病変　15
粥状硬化性病変　16
術前補液　272
除細動器　40
シリコンコーティング　118
心筋梗塞予防　23
心筋シンチグラフィ　69
親水コート付きシース　290
親水性コーティング　118
新生内膜　84, 88
心臓CT　61
心タンポナーデ　201
心囊水　202
心囊穿刺法　252
心不全　202

す
スキャフォールド　138, 140
スチールワイヤー　102
ステントエッジの解離　218
ステント拡張のエンドポイント
　216
ステント血栓症　295
ステントサイズ　211
ステント内再狭窄　246
ステントポジショニング　205

ストレートワイヤー　102
スプリングコイル　115

せ
生体吸収性スキャフォールド
　138
赤色血栓　83, 87
石灰化　33, 34, 169
　——のナプキンリング　220
　——病変　17, 235
　——プラーク　66, 76, 82
線維性プラーク　76, 82, 169
穿孔　102, 236
　——の重症度分類　252
全周性石灰化　34
喘息　259
先端荷重　118
前投薬　182

そ
造影剤アレルギー　259
造影剤腎症　269
側副血行路　93
疎水性コーティング　118

た
対角枝　9
大動脈解離　202
大動脈内バルーンパンピング　39
大伏在静脈グラフト　154
多枝病変　33
多重反射　79
タンデム病変　93

ち
遅延型ヨードアレルギー　202
遅発性スキャフォールド血栓症
　140
中隔枝　9
中膜　14, 74, 75, 169
超音波ガイド下低用量トロンビン
　注入　286
超音波ガイド下によるプローブ圧
　迫法　286
貼付局所麻酔薬　183

て

テーパードワイヤー 119
低血圧 198
低血糖 203
低酸素血症 203
定量的冠動脈造影 55
デバイスの不通過 236
電解質異常 203

と

橈骨動脈スパスム 288
橈骨動脈穿刺方法 192
動静脈瘻 284
糖尿病治療薬 183
動脈解離 2
動脈穿刺 2
トルクレスポンス 120
トロポニン 24

な

内腔断面積 76
内弾性板 14
内膜 14, 74
　——肥厚 15

に

ニコランジル 264
ニトロプルシドナトリウム 264
入口部病変 232

の

脳卒中 199, 203, 276
ノンスリップバルーン 128

は

ハートチーム 21

パーフュージョンバルーン 130
肺塞栓 202
ハイドロコートワイヤー 102
バイプレーン 38
白色血栓 83, 87
「裸の王様」テクニック 106
バックアップ力 107
パパベリン 92
バルーンカテーテル 125

ひ

非 ST 上昇型心筋梗塞 1, 29
光干渉断層撮影（OCT） 81, 236
非梗塞領域血管 26
びまん性病変 93
病理学的内膜肥厚 15
びらん 17

ふ

不安定狭心症 1, 29
不安定プラーク 16
プラーク断面積 77
プラスチックジャケット 118
分岐部病変 221

へ

ベアメタルステント 132
ベイルアウト 141
ヘパリン起因性血小板減少症 273
ヘパリン抵抗性 196

ほ

放射線 45
　——技師 43

補液 183
ポリグラフ 41

ま

マクロファージ 169
末梢塞栓 218, 262
末梢保護デバイス 263
末梢保護療法 154
慢性完全閉塞（CTO） 68, 241

む

無名動脈 189

も

網状皮斑 282

や

薬剤コーティングバルーン 85
薬剤溶出性ステント 134
薬剤溶出性バルーン 130

り

リバースワイヤーテクニック 124
臨床工学技士 43

ろ

ロータブレーター 143
ロングシース 96

インターベンション医必携　PCI基本ハンドブック

2017 年 7 月 20 日　発行	編著者　伊苅裕二

発行者　小立鉦彦

発行所　株式会社　南　江　堂

〒113-8410　東京都文京区本郷三丁目 42 番 6 号

☎ (出版) 03-3811-7236　(営業) 03-3811-7239

ホームページ http://www.nankodo.co.jp/

印刷・製本　横山印刷

装丁　渡邊真介

Percutaneous Coronary Intervention : Basic Handbook
© Nankodo Co., Ltd., 2017

定価はカバーに表示してあります.
落丁・乱丁の場合はお取り替えいたします.
ご意見・お問い合わせはホームページまでお寄せください.

Printed and Bound in Japan
ISBN978-4-524-26130-7

本書の無断複写を禁じます.

JCOPY 〈(社) 出版者著作権管理機構 委託出版物〉

本書の無断複写は, 著作権法上での例外を除き, 禁じられています. 複写される場合は, そのつど事前に,
(社) 出版者著作権管理機構 (TEL 03-3513-6969, FAX 03-3513-6979, e-mail: info@jcopy.or.jp) の
許諾を得てください.

本書をスキャン, デジタルデータ化するなどの複製を無許諾で行う行為は, 著作権法上での限られた例外
(「私的使用のための複製」など) を除き禁じられています. 大学, 病院, 企業などにおいて, 内部的に業
務上使用する目的で上記の行為を行うことは私的使用には該当せず違法です. また私的使用のためであっ
ても, 代行業者等の第三者に依頼して上記の行為を行うことは違法です.

〈関連図書のご案内〉　　　　＊詳細は弊社ホームページをご覧下さい《www.nankodo.co.jp》

冷凍カテーテルアブレーション治療ハンドブック
沖重薫　著　　　　　　　　　　　　　　A5判・142頁　定価(本体4,200円＋税)　2017.7.

グロスマン・ベイム 心臓カテーテル検査・造影・治療法(原書8版)
絹川弘一郎　監訳　　　　　　　　　　B5判・1,336頁　定価(本体30,000円＋税)　2017.5.

高周波カテーテルアブレーション手技マニュアル 攻略法決定版
奥村謙・沖重薫　著　　　　　　　　　B5判・294頁　定価(本体8,500円＋税)　2015.5.

達人が教える! PCI・カテーテル室のピンチからの脱出法119
村松俊哉　編　　　　　　　　　　　　B5判・590頁　定価(本体12,000円＋税)　2014.3.

インターベンションのエビデンス2 科学的根拠に基づく循環器治療戦略
NPO法人インターベンションのエビデンスを創る会　監修　　B5判・210頁　定価(本体3,800円＋税)　2014.8.

PCI・EVTスペシャルハンドブック
南都伸介・中村正人　編　　　　　　　B6変型判・290頁　定価(本体4,300円＋税)　2010.8.

心室頻拍のすべて
野上昭彦・小林義典・里見和浩　編　　B5判・352頁　定価(本体11,000円＋税)　2016.11.

心内局所電位 アブレーションに役立つ特殊電位観察法
小林義典・野上昭彦　編　　　　　　　B5判・262頁　定価(本体7,800円＋税)　2014.2.

虚血評価ハンドブック PCI・カテーテル室スタッフが知っておくべき最新の知識
中村正人・田中信大　編　　　　　　　B5判・194頁　定価(本体5,800円＋税)　2016.2.

抗凝固療法の神話と真実 適切な心房細動管理のために
石川利之　著　　　　　　　　　　　　A5判・164頁　定価(本体3,000円＋税)　2016.7.

聞きたかった!心房細動の抗凝固療法 ズバリ知りたいNOAC使用のホンネ
池田隆徳　著　　　　　　　　　　　　A5判・188頁　定価(本体3,000円＋税)　2015.4.

不整脈症候群 遺伝子変異から不整脈治療を捉える
池田隆徳・清水渉・髙橋尚彦　編　　　B5判・204頁　定価(本体6,500円＋税)　2015.4.

不整脈学 オンラインアクセス権付
井上博・村川裕二　編　　　　　　　　B5判・626頁　定価(本体15,000円＋税)　2012.9.

超・EPS・入門
村川裕二・山下武志　編　　　　　　　B5判・160頁　定価(本体3,400円＋税)　2016.6.

EPS概論
村川裕二・山下武志　編　　　　　　　B5判・404頁　定価(本体12,000円＋税)　2011.1.

循環器疾患最新の治療2016-2017 オンラインアクセス権付
堀正二　監修／永井良三・伊藤浩　編　B5判・636頁　定価(本体10,000円＋税)　2016.3.

循環器内科ゴールデンハンドブック(改訂第3版)
半田俊之介・伊苅裕二　監修　　　　　新書判・602頁　定価(本体4,800円＋税)　2013.3.

循環器内科臨床マニュアル
永井良三・小室一成　監修／東京大学循環器内科編　B6判・478頁　定価(本体4,800円＋税)　2013.4.

冠動脈疾患のパーフェクトマネジメント
伊藤浩　編　　　　　　　　　　　　　B5判・246頁　定価(本体7,000円＋税)　2013.11.

むかしの頭で診ていませんか? 循環器診療をスッキリまとめました
村川裕二　編　　　　　　　　　　　　A5判・248頁　定価(本体3,800円＋税)　2015.8.

今日の治療薬2017 解説と便覧(年刊)
浦部晶夫・島田和幸・川合眞一　編　　B6判・1,392頁　定価(本体4,600円＋税)　2017.1.

定価は消費税率の変更によって変動いたします。消費税は別途加算されます。